妊娠分娩期
新冠病毒感染防治

主编 张 蔚 孟元光 李家福

科学出版社

北京

内 容 简 介

本书详细介绍了妊娠分娩期新冠病毒感染防治重点、病理、影像、检验特点、合理用药及疫情期间住院病房管理指导等内容。书中还提供了新冠肺炎孕产妇处理流程、医护人员防护级别表等，希望能从理论和实践操作方面帮助广大妇产科医护人员迅速掌握该传染病的相关知识，从而正确进行自我防护，及时治疗孕产妇，并指导孕产妇进行自我防护，保障母婴及医护安全。

图书在版编目（CIP）数据

妊娠分娩期新冠病毒感染防治 / 张蔚，孟元光，李家福主编. —北京：科学出版社，2020.9
ISBN 978-7-03-065768-8

Ⅰ. ①妊… Ⅱ. ①张… ②孟… ③李… Ⅲ. ①妊娠期–日冕形病毒–病毒病–肺炎–防治 ②产褥期–日冕形病毒–病毒病–肺炎–防治 Ⅳ. ①R563.1

中国版本图书馆 CIP 数据核字（2020）第 137119 号

责任编辑：李 玫 / 责任校对：王 瑞
责任印制：李 彤 / 封面设计：龙 岩

科 学 出 版 社 出版
北京东黄城根北街 16 号
邮政编码：100717
http://www.sciencep.com
北京中石油彩色印刷有限责任公司 印刷
科学出版社发行 各地新华书店经销
*
2020 年 9 月第 一 版 开本：720×1000 1/16
2022 年 1 月第二次印刷 印张：14 1/2
字数：270 000
定价：75.00 元
（如有印装质量问题，我社负责调换）

编著者名单

主　审　汪　晖
主　编　张　蔚　孟元光　李家福
副主编　刘文惠　徐　丹　王　珣　易跃雄
编著者　（按姓氏笔画排序）

丁　伟	马建鸿	王　芳	王　珣	王　倩	王细文
邓鹏瀚	左　驰	卢　丹	卢　静	田　佳	白　姣
白文佩	吕琼莹	朱家永	乔　媛	邬东平	刘　亮
刘　娟	刘文惠	刘可欣	刘恒炜	刘晓燕	刘雪兰
刘媛媛	江敬红	许　成	孙黎黎	芦　琪	李一荣
李庆贤	李家福	杨美桃	杨凌云	杨桂芬	肖　浩
肖书渊	肖劲松	吴开松	吴雪春	吴婉蓉	何小艳
余　浩	余雪琛	邹琼砚	汪　莎	汪　晖	张　娟
张　蔚	张宗泽	陈　红	陈　颖	陈雨柔	陈琼荣
陈雅文	陈慧君	易跃雄	罗丽娇	周春花	庞晓萌
孟元光	赵凯迪	胡金香	柯　敏	柯剑娟	柳　毅
钟文心	段　洁	侯　炜	祝晓璐	徐　丹	高　晖
郭娟娟	郭清莲	黄　玥	黄　晶	黄凤华	黄桔园
曹　婧	龚　青	彭　翼	董迪荣	程　静	程文林
鲁志兵	游爱平	廖　菁	廖生俊	廖维靖	樊冠兰
魏　璇	魏晓燕	瞿鑫兰			

前　言

为了做好助产机构孕产妇疫情防控工作、强化孕产妇健康服务相关医疗机构医院感染防控和加强医务人员全员培训，我们在总结实践经验的基础上编写了《妊娠分娩期新冠病毒感染防治》这本专著。

参编单位武汉大学中南医院是湖北省和武汉市卫生健康委员会指定的新冠肺炎孕产妇转诊医院，在重症、影像、超声、检验、医院感染管理和护理等各个学科的新冠肺炎救治方面积累了独到的经验，效果突出；参编者均为武汉大学中南医院一线临床医师和武汉大学基础医学院教师。希望本书为妇产科住培医生、进修医生和研究生继续教育提供重要的参考资料，也可作为广大妇产科医务工作者应对妊娠和分娩期合并呼吸道病毒性传染疾病提供借鉴。

本书分别就妊娠期新冠病毒感染的防治、分娩期新冠病毒感染的防治、妊娠合并新冠病毒感染住院管理、妊娠和分娩期新冠病毒感染的病理改变、妊娠期新冠病毒感染合并心血管疾病的防治、妊娠和分娩期新冠病毒感染的实验室检查、妊娠期新冠病毒感染的影像学检查、妊娠和分娩期新冠病毒感染的药物防治等做了详尽介绍。除此之外，本书还提供了新冠肺炎孕产妇处理流程、医护人员防护级别表等，希望能从理论和实践操作方面帮助广大妇产科医护人员迅速掌握该传染病的相关知识，正确进行自我防护，及时治疗孕产妇，并指导孕产妇进行自我防护，保障母婴及医护安全。

本书编者秉承严谨认真的态度，高度认真地完成了本书的编写工作。主审汪晖教授为本书的编写、修订提出了指导性意见。在此谨向参与本书编写工作的所有学者致以诚挚的谢意，并向本书引用参考文献的作者表示衷心的感谢。

本书可能存在缺点或不足，敬请各位读者批评指正。

武汉大学中南医院

张　蔚教授

2020 年 4 月

目　录

第一章

新 冠 病 毒

新型冠状病毒肺炎（简称新冠肺炎）的传染源为新型冠状病毒（SARS-CoV-2，简称新冠病毒）感染者，新冠病毒主要通过呼吸道飞沫和密切接触的途径传播。起病以发热、干咳、乏力为主要表现，可合并鼻塞、流涕、咽痛、肌痛、腹泻等症状。多数患者预后良好，少数患者在 1 周后出现呼吸困难，严重者快速进展为急性呼吸窘迫综合征（acute respiratory distress syndrome，ARDS）、脓毒症休克、难以纠正的代谢性酸中毒和凝血功能障碍，甚至死亡。人群普遍易感。老年人及有慢性基础疾病者感染后易发展为重型甚至危重型。

第一节 病 毒 概 述

病毒（virus）是一类体积微小、结构简单、能够自我复制和严格细胞内寄生的非细胞型生物。自从 1898 年 Beijerinck 发现烟草花叶病毒以来，迄今发现并得到鉴定的病毒已超过 5000 种。病毒在人类感染性疾病中占有十分重要的地位。75%的感染性疾病由病毒引起，如病毒性肝炎、获得性免疫缺陷综合征（AIDS）、流感、严重急性呼吸综合征（severe acute respiratory syndrome，SARS）等均是严重威胁人类生存的感染性疾病。

一、病毒大小与形态

病毒是自然界最微小的微生物。一个完整成熟的病毒颗粒称为病毒体（virion）。各种病毒体的大小差别很大，最小的病毒体如细小病毒，直径约为20nm；最大的病毒为痘病毒，直径约为 300nm。由于病毒过于微小，已超出普通光学显微镜的分辨能力，因此必须用电子显微镜进行观察。病毒的形态多样，以球形或近球形多见，亦有杆状、蝌蚪状及子弹状。

二、病毒的结构与化学组成

病毒体主要由核酸及蛋白质组成，其核心为核酸（RNA 或 DNA）。根据核酸的不同可将病毒分为 RNA 病毒和 DNA 病毒。病毒核酸为病毒增殖、遗传和变异等提供信息。除核酸外，病毒核心可能存在少量非结构蛋白，多为病毒转录翻译所需的酶类。

衣壳（capsid）是包绕在核酸外层的蛋白质外壳。病毒的主要抗原成分多来源于衣壳。衣壳可保护病毒核心免受外界环境破坏。衣壳由壳粒组成，每个壳粒被称为形态亚单位（morphologic subunit）。不同病毒的衣壳中壳粒数目及排列方式不同，因此其可作为病毒鉴别和分类的依据。衣壳与核酸共同组成核衣壳（nucleocapsid）。

有些病毒外层具有包膜（envelope）。包膜是围绕在病毒核衣壳外层的脂蛋白双层膜。不同病毒包膜表面常具有特征性的凸起，称为刺突（spike）。病毒通常在出芽释放、穿过宿主细胞膜或核膜时获得包膜。因此包膜一般既含有病毒基因编码的糖蛋白，亦含有宿主细胞的成分。包膜的功能主要为保护病毒，辅助病毒吸附、穿入，并与其致病性密切相关。

三、病毒的增殖

病毒是严格细胞内寄生的，在细胞外处于静止状态。病毒通过复制（replication）的方式进行增殖。当病毒入胞后，由宿主细胞提供酶系统、原料和能量，以自身基因组为模板，复制病毒的基因组，病毒基因组则经过转录、翻译，合成病毒的结构蛋白，经过装配，最终释放子代病毒。病毒进入宿主细胞，经过基因组复制，最后释放子代病毒的过程，称为一个复制周期（replication cycle）。复制周期包括吸附、穿入、脱壳、生物合成及装配与释放 5 个阶段。

吸附（absorption）是病毒感染细胞的第一步。吸附主要通过病毒表面的吸附蛋白（病毒包膜上的包膜刺突或无包膜病毒的衣壳蛋白）与易感细胞表面特异性受体相结合。不同细胞表面有不同受体，这决定了病毒不同的组织嗜性和感染宿主范围。

穿入（penetration）是当病毒吸附到宿主细胞后，通过吞饮、融合、直接穿入等方式进入细胞的过程。无包膜的病毒多以吞饮形式入胞，即病毒与细胞表面结合后内陷入细胞，细胞膜内陷如吞噬泡，病毒整体进入细胞质。有包膜的病毒，如冠状病毒、疱疹病毒一般则以融合的方式入胞。病毒包膜与细胞膜密切接触，在融合蛋白的作用下，细胞膜与病毒包膜融合，将病毒核衣壳释放入胞。

当病毒入胞后，必须脱去衣壳，释放病毒核酸，才能进行复制，此过程称为脱壳（uncoating）。一般病毒在穿入细胞时在细胞溶酶体酶的作用下脱壳。

病毒基因组在宿主细胞内释放脱壳后，进入病毒复制的生物合成（biosynthesis）阶段。该阶段病毒利用宿主细胞提供的原料、能量和代谢系统，大量合成病毒核酸和蛋白质。生物合成阶段称为隐蔽期，此阶段不能采用血清学和电镜方法找到病毒颗粒。

子代病毒的核酸与蛋白质在细胞内合成后被组装成核衣壳的过程称为装配（assembly）。DNA 病毒（除痘病毒）均在细胞核内组装；RNA 病毒（除正黏病毒）都在细胞质内组装。释放（release）是病毒颗粒组装后由细胞内释出的过程。一般装配完成后，无包膜的病毒随宿主细胞破裂而释放出来；而有包膜的病毒则以出芽的方式释放出胞。一般出芽释放的方式不会引起细胞死亡。有些病毒如巨细胞病毒可通过细胞间桥或细胞融合的方式在细胞间传播。

四、病毒的变异

病毒在自然或人工条件下常发生变异，病毒基因组中可出现碱基序列的置换、缺失或插入，导致基因突变。当外界环境发生改变或受理化因素刺激时，病毒突变率可上升。由基因突变导致病毒表型改变的病毒株称为突变株（mutant）。病毒突变后可导致病毒颗粒形态、抗原性、组织嗜性、细胞病变及致病性发生改变。其中病毒对宿主致病性的变异称为毒力变异。例如，狂犬病毒，其野生型对人及犬毒力强，在家兔脑内连续代代后，致病力下降，不再引起人与犬类发病。而有些病毒则在人群中传播，引起流行病时，致病力可由弱变强，如禽流感病毒、SARS 病毒均可在跨物种传播后在人群中引发严重疾病。

第二节　新冠病毒

一、结构特点

新冠病毒属于冠状病毒科的 β 冠状病毒属，电镜下观察病毒颗粒多呈球形，少数呈多边形，直径为 60～140nm。病毒颗粒有明显的棘突，为 9～12nm，呈现日冕状（图 1-1）。

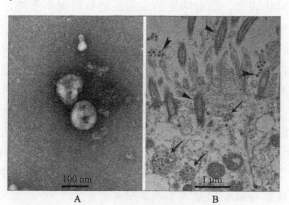

图 1-1　新冠病毒电镜形态

引自 Lu R, Zhao X, Li J, et al.Genomic characterisation and epidemiology of 2019 novel coronavirus: implications for virus origins and receptor binding . Lancet, 2020, 395(10224): 565-574.

二、生物学特性

体外分离培养时，新冠病毒 96 小时左右即可在人呼吸道上皮细胞内发现，而在 Vero-E6（非洲绿猴肾细胞系）和 Huh-7 细胞（人肝癌细胞）系中分离培养需约 6 天。

新冠病毒对紫外线和热较敏感。56℃ 30 分钟、乙醚、75%乙醇、含氯消毒剂、过氧乙酸及氯仿等均能有效灭活病毒，氯己定不能有效灭活病毒。

第三节 新冠病毒感染

一、流行病学特点

新冠肺炎患者是新冠病毒的主要传染源，无症状感染者也具有传染性，存在传播风险。经呼吸道飞沫传播和接触传播是主要的传播途径，密闭空间的气溶胶亦可传播。新冠病毒可通过与感染者间接接触而传播，通常为含有病毒的飞沫沉积在物品表面，接触污染手后，再接触口腔、鼻腔、眼等黏膜，导致感染。粪-口传播途径尚待明确。近期在确诊患者的粪便中检测到了新冠病毒，说明病毒可以在消化道复制并且存在，研究者在患者的尿液中也分离出病毒核酸，提示存在其他传播途径的可能。人体对新冠病毒无天然免疫力，人群普遍易感。

二、致病机制

作为新型的冠状病毒，新冠病毒的致病机制目前尚不清楚。目前研究多集中于冠状病毒 S 蛋白及其受体的相互作用。

此外，细胞因子风暴（炎症风暴）在新冠肺炎中的作用亦是医学家关注的重点。以往当流感、SARS 和 MERS 流行时，研究者均观察到细胞因子风暴是导致患者死亡的重要原因。细胞因子风暴是由感染、药物或某些疾病引起的免疫系统过度激活状态。该状态下，大量促炎因子分泌增加，促炎因子可以激活和招募其他免疫细胞，激活的免疫细胞进一步分泌细胞因子并形成正反馈的循环，当突破人体免疫系统能承受的阈值后，形成了细胞因子风暴。在新冠病毒感染的患者中，某些重型患者表现为起病较轻，后期病程急剧加速，迅速进入多器官功能衰竭状态，其原因可能与启动细胞因子风暴相关。

目前已知血管紧张素转换酶 2（angiotensin-converting enzyme 2，ACE2）受体在人下呼吸道高表达，当新冠病毒感染人体后，肺组织成为其主要入侵对象。新冠病毒刺激肺部免疫细胞过度活化，形成细胞因子风暴。细胞因子风暴导致大量的免疫细胞和组织液在肺部聚集，肺泡与毛细血管间的气体交换受阻，大量正常的肺细胞受损坏死，严重影响肺换气功能，导致 ARDS。而其他高表达 ACE2 的组织器官均可能因细胞因子风暴导致组织受损，最终出现多器官功能衰竭，危及生命。

三、新冠病毒感染的疾病

由新冠病毒感染导致的疾病称为 2019 冠状病毒病（Coronavirus Disease-19，COVID-19），最初因新冠病毒引起的肺炎而被大家所认识，故称为新冠肺炎而沿用至今。该病以发热、干咳、乏力为主要临床特征，临床潜伏期一般为1～14 天，多为 3～7 天。胸部影像学早期呈现多发小斑片影及间质改变，以肺外带明显。进而发展为双肺多发磨玻璃影、浸润影。严重者可出现呼吸窘迫和进行性呼吸衰竭。老年人及有糖尿病、冠心病、肺气肿等基础疾病的患者易发展为重型。新冠肺炎患者多数表现为普通型和轻型，总体上其病死率低于 SARS 和MERS。

疾病分型：目前以肺炎为主要识别特征，分为轻型、普通型、重型和危重型；主要根据呼吸氧合情况和脏器受累范围和程度予以分型。

（刘媛媛　侯　炜　孟元光）

第二章

呼吸道冠状病毒感染的防治

第一节　呼吸道冠状病毒感染

一、流行病学特点

引起呼吸道感染的主要病原体有很多，包括细菌、病毒、真菌、支原体、衣原体等。而病毒感染是导致呼吸道感染的重要原因，引起呼吸道感染的病毒包括流感病毒（influenza virus）、人鼻病毒（human rhinovirus，HRV）、人冠状病毒（human coronavirus，HCoV）、呼吸道合胞病毒（respiratory syncytial virus，RSV）、人副流感病毒（human parainfluenza virus，HPIV）、腺病毒（adenovirus，ADV）及人偏肺病毒（human metapneumo virus，HMPV）等。

呼吸道病毒感染主要引起急性呼吸道疾病，为临床常见疾病，分为上呼吸道感染和下呼吸道感染，上呼吸道感染俗称感冒。与病毒相关的急性呼吸道疾病发生率有明显的季节波动性，通过对每一种病毒在某一地区的发病季节进行动态分析，可以为临床诊断、治疗尤其是防控策略部署提供参考依据。患呼吸系统疾病的成年人中，冠状病毒的感染率也随不同呼吸道疾病的高发季节而变化。冠状病毒及鼻病毒、流感病毒和呼吸道合胞病毒，通常与老年人急性呼吸道疾病有关。

10%～15%的普通感冒是由冠状病毒感染引起的。已知的可感染人的冠状病毒包括新冠病毒在内有 7 种，其中，HCoV-229E、HCoV-OC43、HCoV-NL63 和 HCoV-HKU1，在人群中传播较为广泛。HCoV-229E 和 HCoV-OC43 主要感染上呼吸道，感染的潜伏期一般为 2～5 天。HCoV-229E 和 HCoV-OC43 致病性较弱，仅引起轻微的呼吸道症状。流行季节主要为冬春两季，各年龄段均易感。OC43 株引起的症状一般比 229E 严重。病程通常为 1 周左右，临床过程轻微，没有后遗症。

上、下呼吸道均可感染 HCoV-HKU1 与 HCoV-NL63，上呼吸道感染主要以发热、流涕、咳嗽为主，下呼吸道感染主要以发热、咳嗽、咳痰和呼吸困难为主。但幼儿、存在基础疾病的患者和老年人感染 HCoV-HKU1 与 HCoV-NL63 后会发生严重的下呼吸道感染。HCoV-HKU1 感染在全球均有报道，其感染发生率为 0～4.4%，中位发生率为 0.9%，高发季节是冬季，且大多数具有自限性，HCoV-NL63 以幼儿感染最为常见，在儿童呼吸道感染患者中的检出率高达1.0%～9.3%。HCoV-NL63 感染无明显季节性变化，呈全年流行，但是其高峰季节为冬季，且不同地区尚存在差异，如某些地区报道的感染高峰季节则为夏季、秋季。

另一类为有严重致病性的冠状病毒，包括 SARS-CoV、MERS-CoV 及新冠病毒。这三种病毒感染的典型特点是上呼吸道感染症状不严重，主要引起下呼吸道感染，导致低氧血症发生。由于人群缺乏相应抗体而普遍易感，可导致疾病迅速传播，全世界各地都可能流行，可引起大范围的恐慌。由于此类病毒导致ARDS 发生率高，致死率高，对人类健康造成了很大的影响，甚至对全球公共卫生产生危害，给世界经济造成巨大负担。

SARS 的主要传播人群为与患者密切接触的家人和医护人员。SARS-CoV 除了有暴发年份该类病毒所致疾病的发病率和患病率的记载，目前没有人际传播的数据，其传染指数为 3.01，潜伏期为 1～16 天，多为 3～5 天，致死率为 9.6%，其中孕妇 SARS-CoV 感染病死率为 25%。

而 MERS-CoV 人际间传播有限，仅限于家人、同居一室的患者及医务人员，其传染指数约为 1。感染潜伏期为 2～14 天，通常为 5 天左右。MERS-CoV感染的临床表现从无症状状态、轻微呼吸道症状，到严重急性呼吸道疾病及死亡不等，致死率为 35.5%。多数 MERS 确诊病例都患有严重的急性呼吸道疾病，主要表现为发热、咳嗽、呼吸急促。肺炎较为常见，严重时可引起呼吸衰竭和肾衰竭。胸部影像学检查表现可包括单侧或双侧片状密度或浑浊、间质浸润、实变和胸腔积液。少部分患者出现腹泻、恶心、呕吐等胃肠道症状。老年人、免疫系统功能脆弱者和患有癌症、慢性肺部疾病和糖尿病等慢性病患者易发展为重症。

新冠病毒感染潜伏期为 2～14 天，通常为 3～7 天，具有更强的传染性。迄今无孕产妇因感染此病毒死亡的病例报道。据 2020 年 2 月 24 日新冠肺炎疫情分析报告，孕妇新冠病毒感染者有 147 名，其中 64 名确诊，82 名疑似，1 名无症状，8% 的孕妇属于重型，1% 的孕妇为危重型。

冠状病毒感染疾病的传播途径主要为经呼吸道飞沫传播，病毒存在于感染者呼吸道的黏液、黏膜纤毛上皮脱落细胞中，当咳嗽、打喷嚏、大声说话时，易感者吸入飞沫而被传染；接触患者的呼吸道分泌物、消化道排泄物及其他体液是感染的另一个途径。SARS-CoV 及新冠病毒感染者的粪便中分离出病毒核酸，故消化道传播可能是一个途径；密闭空间里含有较高浓度病毒的气溶胶亦可能是传染的途径（表 2-1）。

表 2-1　SARS、MERS 和新冠肺炎流行病学特征

指标	SARS	MERS	新冠肺炎
平均（中位）潜伏期（天）	5.21（4.00～7.00）	韩国 6.9（6.3～7.5） 沙特阿拉伯 5.0（4.0～6.6）	4.75（3.0～7.2）
出现症状到入院时间（天）	3～5	4（0～16）	4～6
再生指数	2～4	0.69（0.50～0.92）	3.77（3.15～4.05）
病死率（%）	9.6	35.5	3.59（2.02～4.59）
确诊病例数（n）[*]	8096	2494	79 972
涉及国家和地区数（n）[*]	29	27	202
可能的病毒宿主	蝙蝠、果子狸	单峰骆驼	蝙蝠、穿山甲
传播途径	飞沫、接触	接触传播	飞沫、接触、气溶胶
易感人群	人群普遍易感	人群普遍易感	人群普遍易感

[*]数据统计截至 2020 年 3 月 31 日

二、临床特征

冠状病毒感染引起的临床表现依感染者的年龄、合并的基础疾病及机体的免疫状态等不同而各异。多数表现为轻症，少数人可以演变为重症甚至危及生命。各种与病毒感染相关的呼吸系统表现，可以由同一种病毒感染导致，也可能由不同的病毒感染所致。因病毒种类的差异而表现出不同的临床征象，而且，同一种症状也可能由不同的病毒感染所致。冠状病毒感染的临床表现主要是呼吸道和胃肠道的症状，症状的严重程度从轻微的自限性疾病，如普通感冒症状，到支气管炎、肺炎，甚至严重的如心脏、肝、肾等多器官损害症状。

（一）上呼吸道病毒感染

上呼吸道感染在临床中比较常见，可由多种病毒引起。临床症状主要表现为发热、鼻塞、咽喉不适、咽痛、咳嗽、流涕、头痛、乏力及肢体酸痛等。一般上呼吸道病毒感染病情较轻，病程短，可自愈，预后良好，但是具有较高的发病率，存在传染性。此外，因其病毒种类繁多，病毒表面抗原易发生突变，人体所产生的免疫力比较弱，不存在交叉免疫，因此，可反复发病。如治疗不及时，可能引起中耳炎甚至心肌炎、肺炎等严重并发症。HCoV-229E、HCoV-OC43、HCoV-NL63 和 HCoV-HKU1 主要引起上呼吸道感染，症状较轻。因此，主要需注意与其他病毒感染相鉴别。

1. 鼻炎　由病毒感染引起的鼻炎，临床症状以鼻塞、流涕、发热等为主。

起病后，鼻或鼻咽部干燥、瘙痒，有灼热感或异物感，又称急性鼻交感刺激综合征，同时有频繁打喷嚏、流涕等症状。有时可出现结膜的瘙痒刺激感，如腺病毒感染时。随着病情加剧，鼻塞进行性加重，夜间较为明显，间或有清水样鼻涕，逐渐变为黏液性或黏液脓性，不易擤出，若合并细菌感染，呈脓性。伴嗅觉减退，说话呈闭塞性鼻音，甚至伴随鼻出血等症状。需要注意的是，鼻塞具有间歇性、交替性两个特点，即白天、气温升高、活动时鼻塞减轻，夜间、寒冷或静坐时鼻塞加重；侧卧时，下侧鼻腔阻塞，上侧鼻腔通气良好。多数患者可有低热为主的发热、头痛、头晕、畏寒、倦怠、食欲缺乏等全身症状，如并发急性鼻窦炎则头痛加重。体检初期可见鼻黏膜弥漫性充血、干燥，此后出现鼻黏膜肿胀，鼻道或鼻腔底部充满水样或黏液性分泌物。由于大量分泌物和炎性反应的刺激，鼻前庭可发生红肿、皲裂。若无其他并发症，症状会逐渐缓解，然后消失，病程通常持续 7～10 天，而鼻黏膜的纤毛输送功能大约 8 周能恢复正常。从潜伏到痊愈，病程可分为三期：前驱期（数小时或 1～2 天）、卡他期（2～7 天）和恢复期。

2. 咽炎　不同病毒引起的咽炎症状各有特点。冠状病毒感染引起咽炎不多见，主要为咽痛，需与其他病毒引起的相关症状鉴别，如某些腺病毒可引起咽结膜热，其临床表现以发热、咽炎及急性滤泡性结膜炎三联征为特点，具有高度传染性。疱疹性咽峡炎主要由柯萨奇病毒 A 组和 EV-A71 型引起，临床表现多为明显咽痛、发热、食欲缺乏、呕吐、流涎等症状，查体可见咽部明显充血，咽腭弓、软腭、腭垂、咽及扁桃体表面有直径 2～4mm 大小的疱疹，周围伴红晕，破溃后形成小溃疡。口腔单纯性疱疹也可出现咽炎，典型体征为上腭、舌和咽部黏膜等处的簇集性小水疱，破溃后结痂，并有颈前淋巴结肿大，临床表现为发热、头痛、咽喉疼痛、流涎等。此外，咽炎也是急性流感的表现，其主要表现为发热、头痛、肌痛、乏力并伴有上呼吸道症状和体征，包括咽喉疼痛、干咳等咽炎症状。

另外，咽炎也可能是全身性病毒感染的表现或主要症状，如 EB 病毒导致的传染性单核细胞增多症，以发热、咽峡炎、肝脾大、淋巴结肿大为主要临床表现。发病后即可出现咽痛，查体可见咽部、扁桃体及腭垂充血及肿胀，重者可见扁桃体表面有浅表溃疡及假膜形成。咽炎以渗出性为主，伴有颈部或全身淋巴结肿大、发热、肝脾大、眼睑水肿等。此外，巨细胞病毒也可引起上述症状，人类免疫缺陷病毒感染亦可表现为咽炎伴类急性单核细胞增多症。

3. 喉炎　患者多为突然发病，起病时有发热、畏寒及全身不适等。主要临床表现为声音嘶哑，轻者发声时可表现为音质失去圆润和清亮感、音调变低且粗，重者则表现为声音嘶哑，甚至只能耳语或者完全失声。患者可有发热、咽喉疼痛、吞咽困难或咳嗽等症状，咳嗽时咽喉疼痛加重，且夜间加剧，初期阶段干燥无痰，呈痉挛性，到晚期则会有黏液性分泌物，因质地较黏稠，常不易咳出，黏附于声带表面进而加重声音嘶哑。

（二）下呼吸道病毒感染

下呼吸道病毒感染的发病率日趋增高，引起下呼吸道感染的病毒有流感病毒、呼吸道合胞病毒、腺病毒、鼻病毒、副流感病毒和某些肠道病毒，以上病毒感染起始常表现为上呼吸道感染，此后病变进展，向下蔓延，累及支气管和肺，另一类病毒如水痘病毒、麻疹病毒、巨细胞病毒、单纯疱疹病毒、带状疱疹病毒等，往往先侵犯皮肤、中枢神经系统等肺外组织，然后通过血液等途径到达肺，引起肺炎。近年发现的 SARS-CoV、MERS-CoV 及新冠病毒以感染下呼吸道为主，短期内导致肺部炎症，严重时发生低氧血症。

1. 气管炎和气管支气管炎 急性气管炎和急性气管支气管炎是一种主要由病毒直接感染导致的黏膜急性炎症反应。临床上起病较急，主要症状为咳嗽、咳痰。常先有上呼吸道感染症状，如鼻塞、咽痛，继之出现干咳。阵发性干咳也是气管支气管炎的特征表现之一，通常在夜间更为严重。或伴少量黏液痰，痰量逐渐增多，咳嗽症状加剧，偶可见痰中带血。在病程后期，也可能咳少量的清痰或白痰。不能根据痰的性状判断病原体是病毒还是细菌。咳嗽和咳痰可延续 2～3 周才消失，通常 <30 天；但有研究显示，约 1/4 的患者咳嗽持续时间 >30 天。在咳嗽数天之后，可有胸壁或腹部的肌肉不适。如果伴有支气管痉挛，可出现程度不同的胸闷、气促。全身症状一般较轻，可有轻到中度发热，多在 3～5 天后降至正常。伴随症状还包括头痛、肌肉酸痛、疲乏无力和厌食等。胸部 X 线片常见肺纹理增粗。

气管炎以气管压痛为特征，可由环状软骨下气管前壁的轻微压力导致。患者可有吸气时和阵发性干咳时胸骨后不适。体检通常无特异性体征，两肺呼吸音多粗糙，伴或不伴干、湿啰音，啰音部位不固定，偶尔可听到哮鸣音，咳嗽后可减少或消失，无支气管呼吸音增强、胸膜摩擦音或局部叩诊浊音，部分患者亦无明显体征。

最典型的气管支气管炎由 A 型或 B 型流感病毒所致。单纯疱疹病毒也可引起非免疫抑制患者的坏死性气管支气管炎，常伴有难治性支气管痉挛。

2. 毛细支气管炎 除了引起气管炎或气管支气管炎，病毒在气管和支气管的感染也可能导致毛细支气管炎。毛细支气管炎的主要症状与病理生理缺陷——呼气性气流阻塞有关。其早期表现为病毒性上呼吸道感染症状，包括鼻部卡他症状、咳嗽、低至中度发热（>39℃高热少见），后出现阵发性咳嗽、下呼吸道梗阻症状、喘息、呼气性呼吸困难，严重时出现口周和口唇发绀、面色苍白、烦躁不安等。体格检查可见体温升高、呼吸浅而快、呼气相延长、可闻及呼气相哮鸣音及中细湿啰音，叩诊可呈过清音，严重时可出现发绀、心率加快（可达 150～200 次/分）、脱水、三凹征及鼻翼扇动等。重度喘憋者可有动脉血氧分压（PaO_2）降低、动脉血二氧化碳分压（$PaCO_2$）升高。

3. 病毒性肺炎　是指由病毒感染所致的肺实质和（或）肺间质部位的急性炎症，病原体大体可分为两类，包括冠状病毒和疱疹病毒。

一般起病相对较急，多先有发热、头痛、鼻塞、流涕、咽痛、倦怠、全身肌肉酸痛等全身症状，后出现咳嗽，早期以干咳为主，偶有少许黏痰或泡沫痰，病情较重时可见粉红色痰，偶有咯血、胸闷，极少数人可发生胸腔积液。此外，可有结膜炎和鼻炎，气管可有一定程度的触痛。肺实变通气不足、胸痛及毒血症常引起呼吸困难，呼吸快而浅，严重时影响气体交换，使动脉血氧饱和度下降。此外，患者还可有寒战、高热等症状，年老体弱者可为低热。患者多有剧烈外侧胸痛。严重原发性病毒性肺炎的典型特征还包括明显的发绀和低氧血症。一般来说，病毒性肺炎的症状较轻，病程为 10～14 天，大多数患者可治愈。但儿童、老年人、免疫力低下或合并基础疾病者，以及某些病毒如巨细胞病毒、SARS-CoV、MERS-CoV、新冠病毒等感染的病毒性肺炎患者易发展为重症肺炎，表现为呼吸困难、发绀、嗜睡、精神萎靡，甚至发生休克、心肺功能衰竭或 ARDS 等并发症。胸部体征少而不明显，常缺乏特异性，可有呼吸浅速、心率增快、发绀、弥散性湿啰音和哮鸣音，偶尔叩诊呈浊音，呼吸音低，散在啰音。胸部 X 线片表现多样，最典型的表现是弥漫性双侧间质浸润，呈磨玻璃状。但是，目前的影像学方法尚不能明确鉴别细菌性肺炎和病毒性肺炎。相较细菌性肺炎，病毒性肺炎患者痰相对较少、多形核白细胞通常不增多、革兰氏染色细菌数极少。

近些年来，新的变异病毒不断出现，如 SARS-CoV、H7N9、MERS-CoV、新冠病毒等引起的肺炎可出现暴发及流行，传播迅速、传播面广。这些新的变异病毒引起的病毒性肺炎的临床表现和病情严重程度差异很大。2003 年的 SARS 及 2012 年的 MERS 在临床表现上大致相同，其常见的早期症状是发热、畏寒、咳嗽、身体不适、肌肉疼痛和头痛等，而两者之间的区别也很明显，MERS 相对于 SRAS 出现消化道症状及急性肾损伤的比例更高，在 MERS 患者中约有 1/3 的患者出现消化道症状，且在其危重症患者中，一半出现了急性肾损伤。对于新冠肺炎，Huang 等研究发现大部分新冠肺炎患者在发病早期最常见的症状为发热、干咳、肌肉疼痛和疲劳，少见咳痰、头痛及咯血，而仅有 1 名患者出现消化道症状，随疾病的进展出现胸闷和呼吸困难。Chan 等的研究也发现，新冠肺炎患者具有发热、咳嗽、乏力、鼻塞、流涕、咽痛、胸痛及腹泻等症状。但是，也有研究发现，部分患者从确诊到观察结束仅有胸部计算机断层扫描（computed tomography，CT）的影像学表现，而未出现任何临床症状，称为无症状感染者。同样，在 Chen 等的研究中，99 例核酸确诊新冠肺炎的患者临床特征也包括发热、咳嗽、呼吸困难、肌痛、昏睡、咽痛、流涕等。患有新冠肺炎的孕产妇病情与同龄患者相近，儿童病例症状相对较轻，部分儿童及新生儿病例症状可不典型，表现为呕吐、腹泻等消化道症状或仅表现为反应差、呼吸急促。新冠肺炎的临床症状在人群中出现的比例如图 2-1 所示。

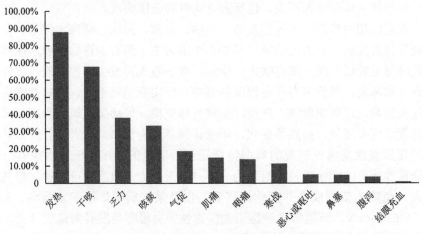

图 2-1　55 924 例新冠肺炎患者临床症状所占比例

数据来源于 2020 年 2 月 29 日国家卫健委发布《中国-世界卫生组织新型冠状病毒肺炎（COVID-19）联合考察报告》

4. 其他部位感染　呼吸道病毒导致的感染，不仅可引起呼吸系统症状，亦可累及心血管系统、消化系统、泌尿系统等。

肠道病毒、呼吸道合胞病毒、流感病毒、腺病毒等嗜心肌病毒，可导致以心血管系统损害为主的肺外并发症，主要为心肌炎、心包炎。前驱症状随着个体差异而变化较大，有心悸、胸闷、呼吸困难、乏力、肌肉酸痛、呕吐、腹泻等，体检可见与发热不相称的窦性心动过速、心脏扩大等。病毒性心肌炎的临床表现主要取决于病变的广泛程度与部位，其机制是由于病毒的直接损伤作用，或诱发自身免疫反应进而导致心肌受损、心肌坏死或者心肌组织的超微结构发生改变，从而影响心肌细胞的活力与功能，使心肌细胞的自律性、兴奋性和传导性发生改变，导致多种复杂且易变的心律失常，如室性期前收缩、房性期前收缩、房室传导阻滞及扩张型心肌病等，严重影响患者疾病的转归。

腺病毒、巨细胞病毒、EB 病毒、流感病毒等多种呼吸道病毒可导致肾脏损害，其临床表现形式多样，且轻重不一，可表现为单纯性血尿，也可表现为血尿伴蛋白尿，或仅有蛋白尿，少数合并水肿、高血压，严重者可导致急性肾损伤、急性肾小球肾炎、急性间质性肾炎等。发病机制包括病毒直接侵犯、自身免疫损伤、病理生理反应等。肾脏损害的组织病理改变主要为系膜增生性肾小球肾炎，免疫复合物、C3、C4 沉积较少。

呼吸道病毒感染可引起肝功能异常，病毒种类包括巨细胞病毒、柯萨奇病毒、肠道病毒、呼吸道合胞病毒及腺病毒等。临床表现有转氨酶异常升高、黄疸、肝大等，可为一过性表现，多数预后良好，但也可发展至肝衰竭。病毒引起肝功能异常的机制尚不明确，主要考虑与病毒的直接损伤及间接免疫损伤有关。此外，进展为重症肺炎或 ARDS 的患者，体内缺氧明显，以致机体产生的代谢产物、细胞和化学毒素、氧自由基等释放，对肝细胞产生破坏作用，造成肝损伤。笔者所在医院确诊的第一例新冠肺炎孕妇以肝功能受损为首发表现。

综上所述，病毒对患者组织器官的损伤的机制可能有两个方面：一方面是病毒破坏机体细胞导致的直接损伤，造成靶细胞损伤，甚至死亡，从而导致组织器官的损伤和功能障碍；另一方面是破损的细胞组织引起的间接免疫损伤，包括所谓的细胞因子风暴而产生的全身炎症反应。细胞因子是由免疫细胞或某些非免疫细胞受诱导而合成或分泌的一类生物活性小分子蛋白。常见的细胞因子有白细胞介素（IL）、趋化因子、干扰素（interferon，IFN）、肿瘤坏死因子等。当免疫系统对抗病原体时，细胞因子引导免疫细胞前往受感染处。同时，细胞因子也会激活这些免疫细胞，被激活的免疫细胞则会产生更多的细胞因子。通常来说，机体可自动监视并控制好这个反馈循环从而快速清除病毒。但是在某些情况下，机体失控，导致某些部位聚集过多被激活的免疫细胞。细胞因子风暴也是对急性或者慢性损伤的免疫应答，可能由疾病本身引起，或是通过针对潜在疾病的治疗引起，结果是引起脓毒症样反应，并可能使细胞因子压倒性释放，导致多器官功能衰竭甚至死亡。有推测这可能是免疫系统对新的、高致病性的病原体产生的过激反应，对人体组织和器官产生严重的打击和损伤。对于新冠病毒感染，当其发生在肺时，过多的免疫细胞和组织液将在肺部积聚，导致肺换气功能障碍，机体缺氧，严重时可能导致机体死亡。促炎和抗炎机制的平衡对于维持肺免疫稳态至关重要。若对新冠病毒感染诱发炎症因子风暴的关键细胞因子进行削弱或者阻断，将大大降低炎症反应对患者肺组织和多器官的损伤。

（吴婉蓉　刘文惠　李家福　孟元光）

第二节　冠状病毒感染的防治

一、预防

HCoV-229E、HCoV-OC43、HCoV-NL63 和 HCoV-HKU1 在人群中传播较为广泛，主要引起普通感冒，应在流行季节从各环节预防。下面着重讲述 SARS、MERS、新冠肺炎的预防。

（一）管理传染源

1. 疫情报告　2003 年 4 月和 2020 年 1 月我国分别将 SARS、新冠肺炎纳入

《中华人民共和国传染病防治法》规定的乙类传染病，且新冠肺炎采取甲类传染病的预防、控制措施。并纳入《中华人民共和国国境卫生检疫法》规定的检疫传染病管理。当发现疑似病例后，应当立即进行隔离治疗，进行网络直报，立即将疑似病例转运至定点医院。做到早发现、早报告、早隔离、早治疗。

2. 隔离治疗患者 疑似或确诊病例应在具备有效隔离条件和防护条件的定点医院隔离治疗。达到出院条件后方可考虑出院。

3. 隔离观察密切接触者 对医学观察病例和密切接触者，如条件许可应在指定地点接受隔离观察，为期 14 天。在家中接受隔离观察时应注意通风，避免与家人密切接触。

（二）切断传播途径

1. 社区综合性预防 加强科普宣传，号召公众减少聚会，保持公共场所通风换气、空气流通；注意空气、水源、下水道系统的处理消毒。进行人群体温监测，发热患者筛查等。

2. 保持良好的个人卫生习惯 尽量避免出行及聚会，避免去往人流密集地区、疫情高发区。做好个人防护与卫生，正确佩戴一次性医用外科口罩，减少接触公共场所的公共物品和部位。勤洗手，尤其是在咳嗽或打喷嚏后、就餐前或接触污染环境后要洗手。做好个人及家庭成员的健康监测，若出现可疑症状（包括发热、咳嗽、呼吸困难等），应及时就医。

3. 严格隔离患者 医院应设立预检分诊、发热门诊，建立本病的专门通道。收治病区应设有无交叉的清洁区、潜在污染区和污染区；病房、办公室等均应通风良好。疑似病例应单人单间隔离治疗，确诊病例可多人收治在同一病室，同一病室不能超过 4 人，床间距大于 1.1m。如果条件允许，可采用负压隔离系统进行隔离。住院患者应戴口罩，不得随意离开病房。患者不设陪护，不得探视。病区中病房和办公室等各种建筑空间、地面及物体表面、患者用过的物品、诊疗用品，以及患者的排泄物、分泌物均须严格按照要求分别进行充分有效的消毒。医护人员及其他工作人员进入病区时，应严格执行感染防护措施，做好个人防护。须戴医用防护口罩、帽子和护目镜，以及戴双层手套、穿鞋套等，穿好防护衣，以期无体表暴露于空气中。接触过患者或被污染的物品后，应洗手消毒。此外，疾病流行期，医疗机构还须根据疾病病原学特点针对性地做好普通诊区、病区的感染防控工作。

4. 实验室条件要求 具备生物安全防护条件的实验室才能开展患者人体标本或病毒株的检测或研究工作，以防病毒泄漏。同时实验室研究人员必须采取充分的个人防护措施。

（三）保护易感人群

均衡饮食、改善营养、锻炼身体、充足休息等措施均可增强体质和免疫力，易感人群应避免与患者接触致交叉感染等。医务人员从事诊疗活动期间均应佩戴医用防护口罩，根据医疗操作可能传播的风险，做好个人防护、手卫生、病区管理、环境通风、物体表面的清洁消毒，以及医疗废弃物管理等医院感染控制工作。

目前尚无 SARS、MERS、新冠肺炎的有效疫苗。SARS-CoV、MERS-CoV、新冠病毒囊膜上的刺突蛋白（S 蛋白）负责结合受体，决定病毒入侵宿主的能力及组织特异性，是开发预防及治疗冠状病毒引发疾病的药物或疫苗的重要靶向物。目前已有研究利用 S 蛋白作为"探针"，从感染了新冠病毒并成功康复的新冠肺炎患者中分离出抗体，以实现新冠病毒感染的有效治疗。此外，利用 MERS-CoV S 蛋白制备的亚单位疫苗已在小鼠体内诱导产生 MERS-CoV 中和抗体。

二、治疗

目前临床上针对冠状病毒感染尚无特效治疗，以对症支持、提高机体免疫力和针对并发症的治疗为主。针对新冠病毒感染，建议给予以下治疗。

（一）一般治疗与病情监测

卧床休息，监测症状及生命体征，及时监测血气分析、血常规、尿常规、肝肾功能、电解质和胸部影像学检查等，密切观察指氧饱和度。

（二）对症治疗

对症治疗措施：①体温高于 38.5℃，给予酒精擦浴等物理降温措施。效果不佳者可使用解热镇痛药。②避免剧烈咳嗽，咳嗽咳痰剧烈者给予止咳祛痰药物。③大量出汗者注意补液及纠正水、电解质失衡。④有心、肝、肾等器官功能损害时，应进行相应的处理。⑤及时给予有效氧疗措施，包括鼻导管、面罩给氧和经鼻高流量氧疗。

（三）抗病毒治疗

目前尚无有效的抗病毒药物，可考虑使用利巴韦林、干扰素等抗病毒药物，早期应用可能有缩短病程、减轻症状的作用，但因利巴韦林及磷酸氯喹有致畸作用，孕妇禁用，故不推荐妊娠期女性使用。临床常用的抗病毒药物主要有以下几种类型。

1. 广谱抗病毒药物 利巴韦林，能够干扰 RNA 代谢，从而抑制病毒复制。阿比多尔（arbidol），非核苷类抗病毒药物可通过抑制病毒复制、早期膜融合发挥抗病毒作用。

2. α-干扰素 能阻止病毒进入细胞，故对防止病毒的扩散，控制病情发展具有一定效果。

3. 蛋白酶抑制剂 洛匹那韦/利托那韦（lopinavir/ritonavir）是一种复方制剂，是治疗 HIV 感染的常用抗病毒药物。洛匹那韦通过阻断 Gap-Pol 聚蛋白的分裂而干扰病毒合成。低剂量利托那韦可抑制肝脏代谢洛匹那韦而提高其血药浓度，故两者在治疗病毒感染方面具有协同增效作用。

4. 干扰病毒复制 磷酸氯喹可以干扰包括冠状病毒在内的多种病毒的感染和复制，亦可调节免疫应答，缓解自身过度免疫反应，减少急性炎症反应所致的急性肺损伤或 ARDS 的发生。

5. 糖蛋白抑制剂 阿比多尔主要用于治疗 A 类、B 类流感病毒引起的流行性感冒，可诱导干扰素的生成，提高机体免疫力。该药物属于病毒包膜上的刺突样糖蛋白抑制剂，通过抑制病毒在宿主细胞表面的吸附融合作用，阻止病毒进入细胞进行复制，因此其对 RNA 病毒的作用强于 DNA 病毒的作用。研究发现，阿比多尔对呼吸道合胞病毒、冠状病毒、副流感和鼻病毒也均有抑制作用。

注意上述药物的不良反应、禁忌证及与其他药物的相互作用等问题。孕产妇患者应考虑妊娠周数，尽可能选择对胎儿影响较小的药物，以及是否终止妊娠后再进行治疗等问题，并知情告知。

（四）免疫调节治疗

胸腺肽（thymosin，又称胸腺素）、丙种球蛋白（gamma globulin）等非特异性免疫增强剂可酌情使用。

（五）抗菌药物的使用

避免盲目或不恰当使用抗菌药物。合并细菌感染者，应立即给予经验性初始抗菌药物治疗，抗菌药物尽量覆盖可能的致病菌。后续根据病原体针对性使用头孢菌素、大环内酯类或喹诺酮类等抗菌药物。

（六）中医中药治疗

可使用连花清瘟胶囊等抗病毒中药制剂。或者辨证施治，选择中药汤剂治疗。

（七）重型肺炎治疗

当轻型或普通型新冠肺炎患者出现以下预警指征时，应按重型、危重型处理：①外周血淋巴细胞进行性下降；②外周血炎症因子如 IL-6、C 反应蛋白（C-reactive protein，CRP）进行性上升；③乳酸进行性升高；④肺内病变在短期内迅速进展。治疗原则：在对症治疗的基础上，积极防治并发症，治疗基础疾病，预防和治疗继发感染，及时进行器官功能支持。

1. 病情监测　加强对生命体征、出入液量、动脉血气、电解质、感染指标等血液生化指标及重要脏器功能的监测。定期复查胸部影像学。

2. 对症支持治疗　重视营养支持，可采用肠内营养与肠外营养相结合的方法，注意预防和治疗胃肠功能衰竭。在合并脓毒症尤其需要液体复苏时，可考虑应用白蛋白作为液体复苏的治疗手段之一。

3. 呼吸支持治疗　密切监测危重型患者动脉血气，评估呼吸功能，若出现低氧血症，应及时提供氧疗。

氧疗：对于重型肺炎病例，即使在休息状态下无缺氧表现，也应予以持续鼻导管吸氧。使 SpO_2 维持在93%或以上，尽量避免脱离或缩短氧疗时间的活动。

无创正压通气（non-invasive positive ventilation，NIPV）应用指征：①呼吸频率＞30 次/分或自觉呼吸窘迫；②面罩吸氧（流量＞5L/min），SpO_2＜93%或动脉血氧分压≤65mmHg。

有创正压通气应用指征：①不能耐受 NIPV 治疗，或 NIPV 治疗情况下呼吸困难无改善，PaO_2＜70mmHg，氧合指数进行性下降，并有病情恶化趋势；②出现危及生命的临床表现或多器官功能衰竭，需要紧急进行气管插管抢救。

体外膜肺（extracorporeal membrane oxygenation，ECMO）：当引起重症 ARDS，常规有创机械通气支持不能改善氧合的情况下，ECMO 可作为挽救和维持生命的呼吸支持措施。其应用相关指征：①FiO_2＞90%时，氧合指数＜80mmHg，持续 3～4 小时以上；②气道平台压≥35cmH$_2$O。单纯呼吸衰竭者，首选 VV-ECMO 模式；若需要循环支持，则选用 VA-ECMO 模式。在基础疾病得以控制，心肺功能有恢复迹象时，可开始撤机试验。

4. 糖皮质激素的应用　符合下列情况之一者考虑应用糖皮质激素：①持续高热≥39℃，同时肺部影像学出现多发或大片实变和（或）阴影，短期内进展迅速；②有明显呼吸窘迫，达到急性肺损伤或 ARDS 诊断标准。应用糖皮质激素以减轻肺渗出、损伤，并改善肺的氧合功能。

5. 继发感染的预防和治疗　危重型患者尤其是使用糖皮质激素者，应密切监测并及时给予相应抗菌药物治疗继发感染。

6. 其他治疗　合并休克时予以相应抗休克治疗，出现其他脏器功能损害时给予相应支持治疗。

患有重型或危重型新冠肺炎的孕妇建议积极终止妊娠，以剖宫产为首选。

7. 康复治疗　疾病恢复期尽早施行呼吸功能康复和运动康复等措施。

（吕琼莹　吴婉蓉　吴开松　陈　红　邓鹏瀚）

第三章

妊娠和分娩期新冠病毒感染的管理

第一节　产科隔离病区管理

对于需要产科干预的妊娠合并新冠病毒感染的疑似或确诊患者可收入产科隔离病区治疗。

（一）隔离防护

1. 产科隔离病房的管理　所有疑似或确诊的新冠病毒感染的孕产妇均应尽量收住单间病房进行隔离。如果床位紧张，确诊的孕产妇可收治在同一间隔离病房，但是患者床位应至少相隔 1.1m，并以屏风或布帘相间隔。疑似孕产妇应收治在单间进行隔离，不能与确诊孕产妇收治在同一病房。病房确保通风良好，在保证患者保暖的情况下保持通风，关闭中央空调并密封空调风口。隔离病房持续使用移动式空气消毒机或紫外线灯消毒，每天消毒 2 次，每次 1 小时。隔离病房物体表面使用 1000mg/L 含氯消毒液擦拭消毒，每天至少 3 次。患者出院或转出后应进行终末消毒：二氧化氯雾化/喷洒/熏蒸、过氧化氢雾化/熏蒸、过氧乙酸雾化/喷洒/熏蒸 2 小时，所有物体表面使用 1000mg/L 含氯消毒液擦拭消毒后采样（空气和物体表面），检测结果合格后方可收治新患者。隔离病房产生的所有垃圾应全部收集在病房内的黄色医疗垃圾袋中，集满后封口再套一层黄色医疗垃圾袋送出病房处理。尽量使用专人专用一次性物品，隔离病房的床单、被套及衣物均不能带出病房，按医疗垃圾处理。

2. 陪护制度　隔离病房内所有孕产妇只允许 1 名固定家属陪护，该家属应身体健康状况良好且无慢性疾病，陪护前应接受防护知识培训，能够正确选择并佩戴防护口罩，正确实施手卫生。陪护期间不能随意外出，在病房内接受医院统一配餐，并与孕产妇分开分时就餐。如需购置物品，可由其他人代购后由护士送入隔离病房。隔离病房内不得探视，对于病情危重必须探视的患者，探视者必须按照规定的时间，沿指定路线，采取严格的防护措施后方能进入隔离病房探视。

3. 检查器械的管理　隔离病房的孕产妇应配置专人专用的检查器械，如体温计、血压计、胎心监护仪、心电监护仪等，所使用过的物品均按照《医疗机构消毒技术规范》进行清洗消毒。治疗车、诊疗工作台、仪器设备台面、床头柜、新生儿暖箱等物体表面使用清洁布巾或消毒布巾擦拭。擦拭不同患者单元的物品之间应更换布巾。各种擦拭布巾及保洁手套应分区域使用，用后统一清洗消毒，干燥备用。

4. 加强产褥期管理　疑似感染新冠病毒或者确诊感染的产妇在产褥期应加强体温监测，暂停母乳喂养。确诊新冠病毒感染患者应在产后 24～48 小时由医院多学科诊疗小组[multiple disciplinary team，MDT，包括妇产科、感染科、麻醉科、呼吸内科、重症监护病房（intensive care unit，ICU）]、中医科、康复科、检验科、病理科、放射影像科等多学科医师]评估后，尽快转至感染科或集中隔离病区继续隔离治疗，尽可能缩短孕产妇在产科隔离病房的时间。对于核酸检测阴性，但是肺部 CT 阳性的高度可疑孕产妇，产后如持续 3 天以上体温正常，呼吸道症状明显好转，连续 2 次（取样时间至少间隔 24 小时）核酸检测阴性，肺部 CT 提示急性渗出性病变明显改善，则予以办理出院。如仍不能确诊，建议居家隔离 14 天。

（二）新生儿防护

1. 疑似感染新冠病毒或者确诊感染的孕妇，产后在病情未痊愈之前应暂停母乳喂养。

2. 新冠病毒是否可以通过胎盘垂直传播尚不明确，如母亲核酸检测阳性，新生儿隔离观察至少应当达到 14 天。如疑似感染产妇连续 2 次核酸检测为阴性，新生儿可转出隔离观察病区，实施母婴同室或居家护理；确诊感染产妇分娩的新生儿，应当转至新生儿科，在隔离观察病区观察至少 14 天。

3. 在新生儿隔离观察期间，需固定一位照顾新生儿的家属（无基础疾病、体质佳者），应严格要求其戴外科口罩、洗手和消毒，每次喂养、更换尿不湿、洗澡前尤其注意手卫生，注意房间通风；特殊情况下，可以将新生儿暂时收治在新生儿科的隔离观察病房。

4. 如分娩前母体有高热及低氧血症等症状，妊娠期发生胎儿窘迫、早产等可能性大，新生儿出生后发生呼吸暂停等风险增加，应及时将新生儿转至新生儿科，在严密监护下进行隔离治疗，并采取相关检测判断新生儿是否感染新冠病毒，转运过程需注意防护隔离。

（三）隔离病房医护人员的防护

1. 戴 KN95/N95 以上级别的医用防护口罩。

2. 戴护目镜或防护面罩/防护面屏（非一次性耗材，在 2000mg/L 含氯消毒液中浸泡 1 小时后再用流动水冲洗，待干）。

3. 进出隔离病房穿防护服。

4. 进入房间穿一次性鞋套。

5. 进行抽血等操作时戴双层橡胶手套。

6. 医护人员进行鼻咽拭子采集或吸痰操作时，需实施三级防护，即在二级防护基础上，戴全面型呼吸防护器或正压生物头套。

7. 与确诊或疑似新冠病毒感染的孕产妇密切接触的医护人员应当主动隔离，避免到处走动，广泛接触其他人员。每天监测体温及呼吸系统症状，当出现发热、咳嗽、气短等症状时，应立即隔离，进行肺部 CT 检查，并进行核酸试剂检测，上报医务处。无明确结果之前，应主动自我隔离，直到排除感染。

8. 医护人员结束隔离病区工作后，应当做鼻咽拭子检查、血常规、C 反应蛋白、红细胞沉降率（erythrocyte sedimentation rate，ESR）及血清新冠病毒特异性抗体检查，并建议进行肺部 CT 检查，有异常者应当接受严格隔离观察；无异常者经普通隔离观察 2 周后方可上岗工作。

（王 芳 钟文心 周春花）

第二节 医院防护物资管理

一、防护物资的类型

经呼吸道飞沫传播及密切接触传播是新冠病毒的主要传播途径，如在相对密闭空间内长时间暴露在高浓度的气溶胶的环境还有气溶胶传播的可能，同时还要注意粪便和尿液造成污染所致的气溶胶传播和接触传播。新冠病毒具有很强的传染性，有效防护极其重要。现有观点认为，新冠病毒对热及紫外线较为敏感，如病毒在 56℃下持续 30 分钟则很难存活，同时 75%乙醇、乙醚、含氯消毒剂、过氧乙酸及氯仿等脂溶剂处理都可以有效将病毒灭活。因此在院内工作期间可采取以上消毒物品及一些防护措施有效预防新冠病毒的感染。

院内所需防护物资主要包括 75%乙醇、速干手消毒剂（75%乙醇）、含氯消毒剂、一次性工作帽、一次性乳胶手套、一次性鞋套、防护口罩、隔离衣、防护服、护目镜、防护面罩、全面型呼吸防护器或正压生物防护头套等。按照国家卫生健康委员会《新型冠状病毒感染的肺炎防控中常见医用防护用品使用范围指引（试行）》中的要求，本节具体介绍速干手消毒剂、一次性乳胶手套、防护口罩、隔离衣、防护服、护目镜、防护面罩及正压生物防护头套。

（一）速干手消毒剂

医务人员在进行诊疗操作的过程中，如手部没有肉眼可见的污染则可使用速干手消毒剂。全院所有的病房、诊室、预检分诊区、发热门诊、隔离观察病区（房）、隔离病区（房）及重症监护病区（房）都应配备。

（二）一次性乳胶手套

在预检分诊区、发热门诊、隔离观察病区（房）、隔离病区（房）及重症监护病区（房）时应佩戴一次性乳胶手套，离开诊疗区时应脱下手套或更换干净手套。穿脱时应注意正确方法，及时更换，清洁面不要碰触污染面。

（三）防护口罩

口罩能够有效预防经呼吸道飞沫传播的疾病，它可以过滤进出口鼻的空气，有效阻挡空气中的飞沫、粉尘及有害气体，起到保护身体健康的作用。其防护原理主要是口罩的过滤颗粒对空气中不同大小的颗粒物采取不同的拦截方式，包括重力沉降、惯性拦截、直接拦截、扩散拦截、静电拦截等。虽然我国很早就有防护口罩，但刚开始并没有严格意义上的医用防护口罩，且防护效果没有得到充分的验证。进入 21 世纪以来，先后发生 SARS、高致病性禽流感和 MERS 等严重传染病的流行，使得个体生物防护装备在传染病防控和突发公共卫生事件应急处置中迅速应用，国内外都投入大量人力物力开展了个人防护装备的研究，并很快颁布实施了多部涉及生物防护器材的标准，其中关于防护口罩的标准有 GB19083—2010《医用防护口罩技术要求》、YY0469—2011《医用外科口罩技术要求》等。同时，国内还开展了生物防护装备检测评价平台的建设，专门用于各类生物防护器材性能的评价，确保产品的质量。

1. 口罩的类型

（1）按形状分类：口罩的形状多样，不同形状的口罩各有利弊。最常见的为平板式口罩，便于携带，但密合性差；折叠口罩携带较为方便；杯状口罩呼吸空间大，但不方便携带。

（2）按佩戴方式分类：①头戴式，适合长时间使用人员佩戴，但佩戴麻烦；②耳戴式，佩戴方便，适合经常戴脱，但长时间使用耳背有疼痛等不适；③颈戴式，用 S 钩、一些软质材料连接件，通过连接耳带而转换成颈带式，减轻耳戴式长期佩戴时的不适感，适合长时间佩戴。

（3）按制作材料分类：口罩的制作材料有很多种，不同材料制作的口罩效果大大不同，包括棉纱布、无纺布、纸、聚丙烯高效过滤材料及活性炭等辅助材料。棉纱布口罩最大的特点是可以避免冷空气直接刺激呼吸道，尤其是在寒冷的冬季，可以起到保暖的作用，同时有良好的透气性，中间的夹层滤片具有一定的过滤作用。缺点是防尘防菌效果很差，因为棉纱布孔隙大，对于体积较小的细菌，尤其是病毒几乎没有效果。无纺布口罩孔隙小，可以阻挡较大的粉尘颗粒，同时其表面携带有静电荷，具有吸附作用，对于细小粉尘颗粒和微生物颗粒，乃至细菌、病毒都有一定的过滤效果，能够有效防止致病菌感染。且无纺布滤料很薄，呼吸阻力也很低，透气舒适，医用外科口罩等许多更高级别的医用口罩都是应用无纺布制作。

（4）按标准分类：根据不同使用范围，国家制定了各类口罩的标准，主要包括日常防护型口罩，即普通人群在日常生活中使用的防护型口罩。颗粒物防护口罩，适用于各类颗粒物的防护。一次性使用医用口罩，为医护人员一般防护的一次性使用口罩。医用外科口罩，医护人员在临床上进行有创操作等过程中佩戴的一次性使用口罩。医用防护口罩，可以过滤空气中的颗粒物，起到阻隔飞沫、血液、体液、分泌物的作用。

2. 不同类型口罩的标准与性能

（1）日常防护型口罩：为普通人群在日常生活中所佩戴的防护型口罩，在空气污染环境下可滤除颗粒物。其防护效果有 A、B、C、D 四个级别。A 级：适用的空气质量指数为严重污染，防护效果≥90%；B 级：适用的空气质量指数为严重及以下污染，防护效果≥85%；C 级：适用的空气质量指数为重度及以下污染，防护效果≥75%；D 级：适用的空气质量指数为中度及以下污染，防护效果≥65%。

（2）颗粒物防护口罩：包括防护口罩和防护面罩等呼吸器，主要针对各类颗粒物，如粉尘、烟、雾及微生物等。根据过滤物是否具有油性分为两大类，即 KN 类和 KP 类，其中 KN 类可过滤非油性颗粒物，KP 类可过滤油性及非油性颗粒。字母后面的数字表示对颗粒物的过滤率，其中 90 代表过滤率≥90%，95 代表过滤率≥95%，100 代表过滤率≥99.97%，如 KN90、KN9、KN100 及 KP90、KP95、KP100。

（3）一次性使用医用口罩：也称普通医用口罩或医用护理口罩，为无纺布制作，是适用于医护人员一般防护的一次性使用口罩，在普通医疗环境佩戴，对于密合性和血液的阻隔都没有要求，因此这类口罩在防护致病性微生物上的作用极其有限。

（4）医用外科口罩：是临床医护人员进行有创操作等过程中佩戴的一次性使用口罩，多在门诊、实验室及手术室等有体液、血液飞溅风险的环境中使用。医用外科口罩制作材料也是无纺布，由阻水层、过滤层和抗湿层组成，上端有鼻夹，密封效果更好。其中阻水层为外层，可起到将飞沫阻挡在口罩外面的作用；过滤层为中层，对颗粒物的阻留率高，能阻挡 90% 以上直径≥5μm 的颗粒；抗湿层为内层，贴近口鼻，起到吸收湿气的作用。

（5）医用防护口罩：主要为临床医护人员在医疗工作环境下使用，有内、中、外 3 层，能够过滤空气中的颗粒物，还可以有效阻隔空气中的飞沫、血液、体液及分泌物，包括各种传染性病毒等，能有效预防某些呼吸道传染性微生物的传播。内层为棉纱布或无纺布，中层为超细聚丙烯纤维熔喷材料层，外层为无纺布或超薄聚丙烯熔喷材料层，这种结构对于微小带病毒的气溶胶或有害微尘有显著的过滤效果，同时具有一定防水性，疏水透气性强，防护等级高。医用防护口罩分为口罩面体和拉紧带两个部分，佩戴较为舒适。

（6）国外防护口罩：多数发达国家都很重视防护口罩的研制和生产，制定了不同的防护口罩标准，尤其是欧美和日本等国家，一般分为医用口罩、工业口罩及民用防护口罩。以下根据不同国家/地区标准分别讲述。美国：防护口罩的技术要求是美国国家职业安全卫生研究所（National Institute for Occupational Safety and Health，NIOSH）制定的（42CFR84-1995），根据滤网材质可以分为 N、R、P 3 个系列，每个系列依据过滤效率测定指标不同，又分为 95、99、100 三个级别，分别代表过滤效率测定指标≥90%、95%和 99.97%。其中 N 系列代表防护非油性悬浮颗粒（not resistant to oil）；R 系列代表防护耐油性颗粒物（resistant to oil），可防护非油性悬浮颗粒及油性悬浮颗粒，在防护油性悬浮颗粒时防护时间不超过 8 小时；P 系列代表防护油性颗粒物（oil proof），可防护非油性悬浮颗粒及油性悬浮颗粒，在防护油性悬浮颗粒时防护时间一般可超过 8 小时。例如，在本次新冠肺炎疫情中，N95 口罩代表的就是该口罩可阻隔 95%的非油性悬浮颗粒，它是一类口罩的标准，而不是口罩的型号，是所有认证等级中最基本的一种。但 N95 口罩不一定就是医用防护口罩，医用 N95 防护口罩要求更高，它在 NIOSH 制定的要求的基础之上，还要达到美国食品药品监督管理局（Food and Drug Administration，FDA）的标准，在普通 N95 防护口罩的基础上还具有表面抗湿性和血液阻隔能力。欧洲：依据欧洲标准化委员会（Comité Européen de Normalisation，CEN）呼吸防护装具认证标准（EN149）制定的 FFP 系列防护口罩，根据过滤效率≥80%、≥94%和≥97%的标准分为 FFP1、FFP2 和 FFP3 系列，该口罩与面部的紧密性好，质感柔软，佩戴舒适度较高。日本：主要依据日本 JIST8151-2018 呼吸保护装置的标准，将防护口罩编制型号主要分为 DS 系列，根据过滤效率分为 DS1（≥80%）、DS2（≥99%）和 DS3（≥99.9%）。

在此次新冠肺炎疫情期间，口罩的选择有一定的要求：①一般出门，没有与新冠肺炎疑似或确诊患者直接接触时，或是医院普通病区（房）、普通诊室等区域可佩戴医用外科口罩；②医院的发热门诊、隔离观察病区（房）、隔离病区（房）、重症监护病区（房）、转运患者的医护人员，以及新冠肺炎疑似或确诊患者应佩戴医用防护型口罩，达到 KN95 或 N95 以上级别的医用防护级口罩均可使用。

（四）隔离衣与防护服

1. 隔离衣　主要用于避免感染性的物质，如血液、体液、分泌物及排泄物等污染医务人员，或需要严密隔离、接触隔离和保护性隔离的患者的防护用品。此类患者主要包括：具有传染性的感染性疾病患者，如多重耐药菌感染患者、传染病患者等；需要保护性隔离的患者，如白血病患者、大面积烧伤患者等。因此隔离衣既可防止医务人员被感染，又可以避免患者被感染，属于双向隔离。隔离衣的材料是 100%高密度聚乙烯材料，既能阻隔微细粉尘和液体穿透，又能允许水汽透出，起到透气、透湿的作用，同时还具有轻盈、坚韧、防止静电蓄积、本身不产尘和良好的滤尘性等特点。在新冠肺炎疫情期间，如在预检分诊、发热门诊等区域可使用普通隔离衣，而在隔离观察病区（房）、隔离病区（房）、重症监护病区（房）等区域应使用防渗一次性隔离衣，不得穿隔离衣离开以上区域，其他区域根据是否接触病患酌情使用。隔离衣无须无菌处理，有一次性使用和多次使用的类型，一次性隔离衣不能重复使用，可重复使用的隔离衣使用后应按规定消毒后再使用。

2. 防护服 医用防护服比隔离衣有更高的要求，透湿性能和阻隔性好，既能透气防水，又能抵抗血液、体液、细菌、酒精及空气中的粉尘微粒的渗透，起到隔离病菌、酸碱溶液、有害的超细粉尘的作用。其可以有效保护穿着者避免交叉感染。医用防护服是临床医务人员在接触甲类传染病或是按甲类传染病管理的传染病患者时使用的一次性防护用品，不得重复使用，主要用于医务人员的防护，属于单项隔离。另外，防护服还要有使用安全方便、穿用舒适、手感好、抗拉力强等特点，袖口及脚踝处应为弹力收口。隔离观察病区（房）、隔离病区（房）、重症监护病区（房）等区域必须使用防护服，不能戴医用防护口罩和穿防护服离开上述区域，其他区域可以不使用防护服。防护服的穿脱不同于普通隔离衣，具体穿脱流程如下。

（1）穿防护服流程（图 3-1）

1）手卫生：严格按照七步洗手法，用流动水冲洗双手 20 秒。

2）戴工作帽：将帽子从前额或脑后罩于头上，完全遮盖全部头发。头发较长者应先将头发束起，刘海向上梳起，全部塞入帽子内。

3）戴口罩：将口罩的鼻梁金属条向上，一手托住口罩的暴露面，另一手拉住口罩上端系带放于头后，戴上口罩，使口罩紧贴面部，不留空隙，然后拉住口罩下端系带绕过头部，放于颈后，适当调校至舒适位置。双手轻压鼻梁金属条并向两边移动，直至金属条紧贴鼻梁。最后检查口罩的密闭性，如口罩的密封垫处有空气漏出应调整口罩的位置，如口罩的四周有空气漏出应调整系带的位置。

4）戴第一层医用橡胶手套。

5）穿防护服：选择大小合适的防护服，将防护服抖顺，拉开拉链；绷住脚尖将双腿依次伸入防护服裤腿中；上拉防护服，将双手伸入防护服袖子中，戴上防护服帽子，拉上拉链，撕掉拉链门襟的粘贴条封住拉链。

6）穿鞋套，戴第二层医用橡胶手套，并将防护服袖口扎在手套内。

7）戴护目镜或防护面罩：将护目镜或防护面罩松紧带放于头后，适当调整，将面部完全遮住，同时注意双手不要触碰面部。

8）检查防护服的合适性：穿好防护服后可做一些抬举双臂、下蹲等动作评估防护服是否合适。

（2）脱防护服流程（图3-1）

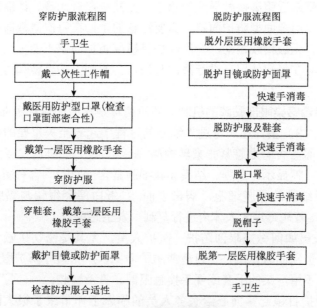

图3-1　穿脱防护服流程

1）手卫生后脱外层手套，注意脱的过程中不要让内层手套接触外层手套的外表面，以免污染内层手套。

2）脱防护面罩：拉住头后的护目镜/防护面罩松紧带向上向前提起绕过头顶，取下护目镜/防护面罩，放置于指定位置，然后进行快速手消毒。

3）脱防护服：双手抓住防护服帽子外侧，脱下帽子，注意不要将帽子外面碰触面部；撕掉拉链门襟上的粘贴胶条，拉开拉链；将防护服从衣领开始外翻脱下，注意从内向外逐渐翻脱，不要使防护服的外面碰触自己；防护服脱到脚踝处时将鞋套一起外翻脱掉，将防护服放置于指定位置后再次进行快速手消毒。

4）脱口罩：一手拉下口罩下端的颈部系带并固定，防止因口罩摆动而接触口罩外面，另一手拉下头部系带，从面部移开口罩后再次快速手消毒。

5）脱帽子，提起帽子顶端并脱掉。

6）脱内层手套，将手套外翻脱掉放置于指定位置，注意不要接触手套外面。

7）最后一次手卫生，方法同上。

（五）护目镜与防护面罩

目前已有多篇文献报道，部分新冠肺炎患者首先表现为眼部红肿刺痛，眼泪和结膜分泌物样本中存在病毒核酸。多项研究及调查均表示，传染性泪液和体液可以通过眼结膜感染人体。使用护目镜或防护面罩可以有效避免患者血液、体液及分泌物因喷溅或近距离接触导致的感染，尤其是在有血液、体液及分泌物喷溅的情况下，应使用全面型防护面罩。需要注意的是，在每次佩戴前都需检查护目镜或防护面罩有无破损或松动，一次性护目镜或防护面罩不能多次使用，如为可重复使用者则应在每次使用后进行清洁与消毒。原则上护目镜和防护面罩不需同时使用。

1. 新冠病毒感染眼部黏膜的机制　新冠病毒是典型的冠状病毒，其 RNA 基因编码的刺突（S）蛋白在病毒进入细胞的过程中起着至关重要的作用。研究发现，新冠病毒需与含有血管紧张素转换酶 2（ACE2）的细胞完成受体结合进而进入细胞。有文献显示，角膜、结膜黏膜细胞富含 ACE2。含有新冠病毒的体液一旦接触到眼结膜的黏膜细胞，病毒表面 S 蛋白便会很快与黏膜细胞表面的 ACE2 结合，接着病毒进入人体内进行复制，发生感染。

2. 医务人员如何做好眼部防护　医护人员，尤其是密切接触新冠病毒感染患者的医护人员需同时佩戴好护目镜或防护面罩，严格遵守防护服的穿脱相关标准流程。确保不用污染的手套或裸手接触眼部、鼻及口腔。

非防雾型护目镜起雾问题给医务人员的临床工作带来了很大困扰。根据经验，我们提出几种防止护目镜或防护面罩起雾的方法：①洗手液涂抹法，洗手液涂抹在镜片或面罩内面，清水冲洗干净，护目镜镜片或面罩即具备防雾功能；②洗洁精涂抹法，洗洁精涂抹在护目镜镜片或面罩内面，涂抹后晾干、待用；③碘伏涂抹法，碘伏溶液涂抹在护目镜镜片或面罩内面，注意不要涂抹太厚，以不影响视线、不染色为宜，涂抹后晾干、待用；④涂肥皂法，肥皂水涂抹在护目镜镜片或面罩内面，纸巾轻轻擦去湿水。以上方法均能有效防止护目镜或防护面罩起雾，医护人员可根据具体工作环境进行选择。

（六）正压生物防护头套

当医护人员在对可能发生气溶胶传播的传染病患者进行气管插管、吸痰、拔管等有创操作时，需采用正压生物防护头套或全面型呼吸防护器。正压生物防护头套的工作原理是净化环境中的空气，达到除菌和去除病毒效果后通过送风系统传输到头套内，形成自上而下的清洁空气流，并在头套内形成正压，防止头套外部未经净化的空气进入头套内，从而起到预防作用。正压生物防护头套对生物气溶胶的防护效率＞99.999%，采用锂电池，工作时间不超过 4 小时，使用前需注意观察剩余电量是否足够，如在使用过程中电量报警，应尽快撤离污染区，使用后要及时充电，保证下次使用。正压生物防护头套可采用 2000mg/L 次氯酸消毒液进行消毒，头套可以浸泡消毒，管道、背带及空气过滤器可采用擦拭消毒，一般在三级防护时使用。

二、防护物资的管理

每次疫情暴发时，最重要的措施就是进行有效防护，因此防护物资是必不可少的。然而大多数的疫情都具有突发性、暴发性，在短时间内筹集大量防护物资存在一定困难，当疫情发展到一定程度后，社会的多方捐赠不均衡或是一些不良商贩售卖假冒伪劣物资，都可导致防护物资的管理混乱，因此，防护物资的统一管理尤为重要。具体应从以下几个方面管理。

（1）以科室为单位制定防护物资的消耗及供求表，医院统一申请、统一采购，避免各科室发生防护物资供不应求导致的医务人员感染风险增加或供大于求导致防护物资的堆积浪费。医院根据各科室的数据在防护物资的原产地或总代理单位进行统一采购，避免购置假冒伪劣产品。

（2）科室安排专人管理防护物资，对每种物资的使用和发放数量进行分类登记，规范物资的出入库、核销、使用和注意事项。以免发生在物资短缺情况下，一些人因私利而囤积物资甚至销售物资。

（3）规范物资的统一管理，保障物资的现场使用和应急物资的储备量，防止物资使用的杂乱无序状态出现，达到防治有效的目的。

（4）保障物资的供应，确保物资的现场使用和应急物资的储备量。

（5）科学保管物资，避免发生因管理不当导致的防护物资受潮、损坏，甚至引发火灾等情况。

（王　珣　柯　敏　丁　伟　祝晓璐　王　倩）

第三节　疫情数据管理

孕产妇中感染新冠病毒病例的及时发现和报告，有助于了解特定群体中的疾病特征和暴露史，使疫情分析精细化。根据国家卫生健康委员会《新型冠状病毒肺炎防控方案（第六版）》，新冠肺炎被纳入《中华人民共和国传染病防治法》中规定的乙类传染病，按照甲类传染病管理。各级各类医疗机构及疾病预防控制机构须按照《新型冠状病毒肺炎病例监测方案（第四版）》开展新冠肺炎病例和无症状感染者的监测、发现和报告工作。

一、上报流程

（一）病例报告

各级各类医疗机构的医务人员发现符合前述定义的疑似病例后，应立即给予单人单间隔离治疗，院内专家/主诊医师会诊，如仍考虑疑似病例，须在 2 小时内行网络直报，同时采集标本行病原学检测，并在确保转运安全的前提下立即转运至定点医院。发现新冠肺炎疑似病例、确诊病例及无症状感染者时，应于 2 小时内进行网络直报。传染病报告卡中现住址应填写病例发病时的居住地，需细化至村、组及社区、门牌号等可以随访到的详细信息。当地疾病预防控制机构在接到报告后，应立即调查核实，并在 2 小时内通过网络直报系统完成上报信息的三级确认审核。不具备网络直报条件的医疗机构，应立即向当地县（区）疾病预防控制机构报告，并在 2 小时内寄出填写完整的传染病报告卡；当地疾病预防控制机构在接到报告后，应立即进行网络直报，按照《新型冠状病毒肺炎病例监测方案（第五版）》的要求，根据辅助检查和病情进展，及时订正病例分类和临床严重程度等信息。传染病报告卡填表说明见表 3-1。

（二）突发事件的发现与报告

各县（区）首例新冠肺炎确诊病例，以及聚集性疫情（14 天内在小范围内，丈夫、子女及新生儿等，发现 2 例及以上的确诊病例或无症状感染者，且存在因密切接触导致的人际传播的可能性，或因为共同暴露而感染的可能），辖区疾病预防控制中心应于 2 小时内经突发公共卫生事件报告管理信息系统进行网络直报，事件严重级别可暂选择"未分级"。卫生健康行政部门根据事件调查及后续进展，依据风险评估结果对事件定级后，可对事件级别进行相应调整。

（三）流行病学资料上报

疾病预防控制机构收到上报的新冠肺炎疑似病例、确诊病例、无症状感染者，以及聚集性疫情，应按照"新冠肺炎病例个案调查表"（表 3-2）于 24 小时内完成流行病学调查。

县（区）级疾病预防控制机构完成确诊病例和无症状感染者的个案调查后，应当于 2 小时内将个案调查表通过传染病网络报告信息系统进行上报，同时将流行病学调查分析报告报送本级卫生健康行政部门和上级疾病预防控制机构。

表 3-1 　《中华人民共和国传染病报告卡》填卡说明

卡片编码	由报告单位自行编制填写
姓名*	填写患者或献血员的名字,姓名应该和身份证上的姓名一致
家长姓名	14 岁及以下的患儿要求填写患者家长姓名
有效证件号	必须填写有效证件号,包括居民身份证号、护照、军官证、居民健康卡、社会保障卡、新农合医疗卡。尚未获得身份识别号码的人员用特定编码标识
性别*	在相应的性别前打√
出生日期*	出生日期与年龄栏只要选择一栏填写即可,不必同时填报出生日期和年龄
实足年龄	对出生日期不详的用户填写年龄
年龄单位	对于新生儿和只有月龄的儿童,注意选择年龄单位为天或月
工作单位(学校)	填写患者的工作单位。学生、幼托儿童须详细填写所在学校及班级名称
联系电话	填写患者的联系方式
病例属于*	在相应的类别前打√。用于标识患者现住地址与就诊医院所在地区的关系
现住地址*	至少须详细填写到乡镇(街道)。现住址的填写,原则是指患者发病时的居住地,不是户籍所在地址。如患者不能提供本人现住地址,则填写报告单位地址
职业*	在相应的职业名前打√
病例分类*	在相应的类别前打√
发病日期*	本次发病日期;病原携带者填初检日期或就诊时间;采供血机构报告填写献血者献血日期
诊断日期*	本次诊断日期,需填至小时;采供血机构填写确认实验日期
死亡日期	病例的死亡时间
疾病名称	在作出诊断的病名前打√
其他法定管理及重点监测传染病	填写纳入报告管理的其他传染病病种名称
订正病名	订正报告填写订正前的病名
退卡原因	填写卡片填报不合格的原因
报告单位	填写报告传染病的单位
填卡医生	填写传染病报告卡的医生姓名
填卡日期	填写本卡日期
备注	用户可填写文字信息,如最终确诊非法定报告的传染病的病名等

注:报告卡带"*"部分为必填项目

表 3-2 新冠肺炎病例个案调查表（第四版）

问卷编号：_____ **身份证号：**_____

一、基本信息

以下项目与大疫情传染病报告卡相同，相关信息直接转入个案调查信息系统，不需要在信息系统中重新录入。如调查信息与大疫情传染病报告卡信息不一致，请核对后在大疫情传染病报告卡中修改

1. 姓名：_____；若为儿童，则监护人姓名_____

2. 性别：□男　　　□女

3. 出生日期：____年____月____日，年龄（如出生日期不详，则实足年龄：____岁或____月）

4. 现住址：_____省_____市_____县（区）_____乡（街道）_____村（小区）

5. 联系电话：

6. 发病日期：____年____月____日

7. 诊断日期：____年____月____日

8. 诊断类型：□疑似病例□确诊病例□阳性检测（无症状感染者）

9. 临床严重程度：□无症状感染者□轻型□普通型□重型□危重型

二、密切接触者情况

姓名	性别	与病例关系	联系方式1	联系方式2	现住址	备注

三、发病与就诊

10. 症状和体征：□发热：最高温度____℃

　　　　　　　□寒战　□干咳　□咳痰　□鼻塞　□流涕　□咽痛

　　　　　　　□头痛　□乏力　□肌肉酸痛　□关节酸痛

　　　　　　　□气促　□呼吸困难　□胸闷　□胸痛　□结膜充血

　　　　　　　□恶心　□呕吐　□腹泻　□腹痛　□其他_____

11. 有无并发症：□有□无

如有，请选择（可多选）：□脑膜炎　□脑炎　□菌血症/脓毒症

□心肌炎　□急性肺损伤/ARDS　□急性肾损伤　□癫痫

□继发细菌性肺炎　□其他_____

12. 血常规检查是否检测：□否□是

若是，检测时间：____年____月____日（若为多次检测者填写首次检测结果）

检测结果：WBC（白细胞计数）____×10^9/L；L（淋巴细胞计数）____×10^9/L

L（淋巴细胞百分比）____%；N（中性粒细胞百分比）____%；

13. 胸部 X 线检测是否有肺炎影像学特征：□未检测　□无　□有

如有，检测时间____年____月____日

14. 胸部 CT 检测是否有肺炎影像学特征：□未检测　□无　□有

如有，检测时间____年____月____日

15. 发病后是否就诊：□否　□是

续表

如是，首次就诊日期：___年___月___日，就诊医院名称_____

16. 是否隔离：□否　□是，如是，隔离开始日期：___年___月___日

17. 是否住院：□否　□是，如是，入院日期：___年___月___日

18. 是否收住 ICU 治疗：□否　□是，如是，入 ICU 日期：___年___月___日

四、危险因素与暴露史

19. 患者是否是以下特定职业人群：□医务人员　□医院其他工作人员　□病原微生物检测人员
　　□野生动物接触相关人员　□家禽、家畜养殖人员　□其他_____

20. 患者是否为孕妇：□是　□否

21. 既往病史（可多选）：□无　□高血压　□糖尿病　□心脑血管疾病
　　□肺部疾病（如哮喘、肺源性心脏病、肺纤维化、矽肺等）　□慢性肾病
　　□慢性肝病　□免疫缺陷类疾病　□其他_____

发病或检测阳性前 14 天内是否有以下暴露史：

22. 是否有新冠病毒感染病例地区或社区的旅行史或居住史：□旅行史　□居住史　□否

23. 是否接触过来自新冠病毒感染病例地区或社区的发热或有呼吸道症状的人：□是　□否

24. 是否接触过有新冠病毒感染病例地区或社区的旅行史或居住史的人：□是　□否

25. 是否有确诊病例或无症状感染者的接触史：□是　□否

26. 患者同一家庭、工作单位、托幼机构或学校等集体单位是否有聚集性发病：□是　□否　□不清楚

27. 是否有医疗机构就诊史：□否　□是

五、实验室检测

28. 标本采集与新冠病毒检测情况（可多选）

标本类型	采样时间（年月日）	检测结果（阳性/阴性/待测）
咽拭子		
鼻拭子		
痰液		
气管分泌物		
气管吸取物		
肺泡灌洗液		
血标本		
粪便		
其他（填写标本名称）		
未采集（不填写采样时间和结果）		

调查单位：_____　调查者签名：_____　调查时间：___年___月___日

二、报告管理

（一）医疗机构报告职责

疫情各项数据的上报执行首诊负责制，各级各类医疗机构的医务人员在接诊后须依法依规及时报告，并负责落实以下传染病信息报告管理要求。

1. 制订疫情上报的工作程序，明确各相关科室在疫情上报管理工作中的职责。

2. 建立健全新冠肺炎的诊断、登记、报告、质量管理、培训和自查等制度。

3. 指定具体部门和人员负责疫情上报管理工作。二级及以上的医疗机构须配备两名或以上负责人员，二级以下的医疗机构至少配备一名负责人员。

4. 一级及以上的医疗机构需配备疫情上报专用计算机和相关网络设备，以保障疫情报告及管理工作。

5. 负责定期、及时地对本单位相关医务人员培训更新的新冠肺炎的诊断标准和信息报告管理技术等内容。

6. 负责疫情上报的管理、审核、网报（数据交换）和质量控制，定期对本单位报告的疫情数据及报告质量进行分析汇总并通报。协助疾病预防控制机构开展疫情调查和信息报告质量的考核与评估。

基层医疗卫生机构履行上述职责的同时，还须负责收集并报告责任范围内的疫情信息，并在县（区）级疾病预防控制机构的指导下，承担辖区内不具备网络直报条件的责任报告单位的疫情数据网络报告工作。

（二）数据管理

1. 审核 医疗机构内疫情上报的负责人员须对收到的纸质传染病报告卡或电子病历及电子健康档案系统中提取的电子传染病报告卡的信息进行错项、漏项和逻辑错误等的检查，对于有疑问的内容必须及时向填卡人核实。

县（区）级疾病预防控制机构疫情上报负责人员需每天对辖区内上报或数据交换的疫情信息进行审核，对于存在疑问的内容需及时反馈给报告单位或与报告人核实。对于误报和重报的信息应及时删除。对于 2 小时内通过网络完成报告的信息进行三级确认审核。

2. 订正 发生报告病例的诊断变更、已报告病例因该病死亡，以及填卡错误时，应由上报的医疗卫生机构及时地订正报告，并重新填写传染病报告卡，或提取电子传染病报告卡，卡片类别选择"订正项"，注明原报告病名。对已报的疑似病例，应及时根据标准进行排除或确诊。发现填卡信息有误或排除病例时，应于 24 小时内进行订正。具备电子病历和电子健康档案数据自动提取交换功能时，需以唯一身份标识进行个案报告及数据动态管理。不具备条件的单位，应当及时在传染病报告信息管理系统中完成相关信息的动态订正，以保证数据的一致性。

3. 补报　责任报告单位在发现年度内的漏报病例时，应及时进行补报。

4. 查重　县（区）级疾病预防控制机构，以及具备网络直报条件的医疗机构需每天对上报的信息进行查重，对于重复报告的信息进行删除。

（陈　颖　刘雪兰　许　成）

第四节　科普宣传与伦理管理

一、科普宣传

为加强新冠病毒感染疫情期间科普宣传工作，强化管理机制，加强对科普工作的指导和协调，加强中青年医师科普工作的服务意识，结合妇产科实际情况，笔者所在科室进行了以下工作。

（一）组织建设

为加强新冠病毒感染疫情相关科普知识的宣传，妇产科成立科普宣传工作领导小组，由妇产科主任担任组长，各亚专科主任为副组长，明确领导小组成员的工作分工及具体内容。每周定期组织一次视频会议，按计划研究布置落实科普工作任务；检查、督促及审校各工作小组成员所分派科普任务的执行情况；加强沟通，做好各工作小组之间的协调、联系工作。

（二）制度建设

为使新冠病毒感染疫情期间科普宣传工作规范化和制度化，特制定科普工作管理相关制度。

（1）明确科普宣传小组组员的工作职责与任务分派，实行组员责任制。

（2）建立科普工作档案管理制度，所有制作形成的科普材料应及时归档、保存。

（3）建立激励制度，鼓励小组成员充分发挥积极主动性，创作有指导价值的科普作品。

（三）团队建设

目前武汉大学中南医院已成立妇科、产科及妇产科门诊科普宣传小组，抽调选取各亚专科内部写作能力较强、具有丰富宣传工作经验的中青年骨干医护人员作为组员，负责撰写与本专业密切相关的新冠病毒感染科普宣传材料，并及时审校、发布。

（四）加强配套设施建设

为有效开展科普宣传活动，科室申请经费进一步完善配套设施，包括会议室、笔记本电脑、投影仪、数码摄像机、打印机等设备用于日常素材采集及科普创作。通过加强科普配套设施建设，科普服务能力进一步得到提升。

（五）丰富科普内容及形式

为避免新冠肺炎疫情期间人群聚集，造成交叉感染，因此科普宣传采取线上宣传为主，线下教育为辅的宣传模式。线上宣传通过微信公众号、微博、好大夫网站、抖音、今日头条等新媒体平台发布内容丰富的科普文章、科普小视频，以及进行在线义诊。线下宣传主要针对门诊和住院患者，门诊通过电子屏幕持续播放新冠肺炎科普短片，发放相关科普知识传单；住院患者采取床旁宣教和发放科普读物的方式开展科普宣传，向患者及其家属进行新冠病毒相关知识科普。目前武汉大学中南医院妇产科已在微信公众号上发布《新冠肺炎特殊时期孕妈妈怎么办？》《新型冠状肺炎来袭，准妈妈们应该怎么做？》《新冠肺炎期间产检怎么办？》等科普文章，获得观看者的点赞与好评。此外，笔者所在科室撰写的《武汉大学中南医院妇产科"新冠肺炎孕产妇管理实用指导"》，取得良好的科普效果，被包括优医酷在内多个公众号转载，得到医疗界和群众普遍认可。

（六）科普经费管理

设立新冠肺炎科普专项经费，并制定"妇产科新冠肺炎科普专项经费管理细则"，本着公开公正、专款专用、择优补助、配套激励的原则，科普专项经费的管理实行个人申请、科室审核、合理使用、全程监管等程序，做到投入产出成正比。

二、伦理管理

作为传染性强的新发疾病，由于有一定的重症发生率和致死率，为控制疫情、挽救生命，医务人员及科研人员正在积极探索和研究疾病特征及治疗方法，对监测疾病发生发展、诊断方法、治疗效果及病原学特征、传播方式等方面进行全方位研究，对受试者（患者或其家属甚至医护人员），需要遵守伦理法规，依法依规进行研究活动。

（一）新冠病毒感染相关临床研究的患者知情同意

知情同意权是患者最基本的权利，集中体现了医生对患者和患者自主权的尊重，是指患者有知情并做出判断、选择的权利。但同时也表明，医生有对患者说明的义务。疫情期间对新冠病毒感染患者进行特殊治疗时，需要事先用通俗易懂的语言告知患者及其家属他们应该了解的相关信息，确保告知内容准确无误，避免强迫性或误导性信息。只有患者完成知情并同意的基础上，才能进行下一步的检查及治疗。严格遵守知情同意原则，能够最大限度地维护患者权益，提高患者依从性，构建良好医患关系，保证各项临床诊疗措施顺利进行。因此，在新冠肺炎疫情期间必须进一步加强知情同意管理。

1. 无论新冠病毒感染患者在临床知情同意过程中的依从性及参与程度如何，各项目负责人都应确保对人体组织标本及临床数据在科学研究中的使用与其知情同意书一致。

2. 各医疗机构针对知情同意过程应制订具体规定细则，涵盖获取知情同意的时间、方式等内容。

3. 若临床研究中涉及采集受试者人体组织样本，不能对知情同意时间进行强制性规定，而应根据具体情况决定知情同意执行时间，以维护患者权益为准则。

4. 应在知情同意书中指明所有研究参与人有权随时退出研究过程。同时各医疗机构应制订相关细则，对退出研究者的临床样本及临床信息进行剔除及相关处理。

5. 签署知情同意的患者在治疗期间发生任何非人为因素导致的意外（如病故），都应以最初参与者签署的知情同意为准，且与患者最初表示愿意继续保存人体组织标本的医院保持一致（部分或者完全退出）。

（二）新冠病毒感染相关研究中涉及人体生物样本和临床信息的管理

1. 研究人员在收取、存储、使用新冠病毒感染临床样本及其相关临床信息时，应通过编码等方式进行。

2. 在进行临床研究过程中将患者姓名等个人数据进行编码、加密处理，并单独管理。

3. 科研相关科研人员应签署保密协议，不得泄露患者的个人资料及相关信息。

4. 新冠病毒感染者样本的采集、运输、使用和处理需遵循《中华人民共和国传染病防治法》及感染性生物样本安全处理相关条例。

5. 仅科研项目研究人员具有查阅患者的身份及医疗的、遗传的、社会的和个人病史信息的权限。

（三）生物样本库和数据的应用管理

1. 课题团队成员在使用患者生物样本如血液、咽拭子、胎盘、羊水、脐带血等，以及临床数据时需先向课题负责人提出申请，并进行审核，获得批准后方能使用。

2. 项目研究成员在使用患者生物样本和临床数据时，严禁泄露给课题组以外的第三方，若恶意泄露造成不良后果应追究其相关责任。

3. 若研究团队成员在生物样本及临床数据使用方面出现利益冲突，由所在医院伦理委员会进行调解。

（刘恒炜　许　成　周春花）

第四章

新冠病毒感染疫情期间妇产科门诊管理

第一节　医务人员职责及设置

（一）医务人员职责

1. 门诊部负责人在分管门诊业务的副院长、科室主任的领导下，对门诊部范围内的行政管理负责，制订疫情期间工作计划（包括岗前新冠肺炎的防控相关知识培训、质量控制管理方案等）并组织落实。

2. 妇产科门诊分管主任及护士长负责做好疫情期间科室质量控制督查及感染控制工作，发现问题及时解决，确保妇产科门诊医疗服务质量和安全。

3. 妇产科门诊分管主任负责妇产科门诊诊疗工作的领导、组织和检查，对急危重症患者和疑难患者进行会诊和抢救。疑似或确诊新冠病毒感染的患者，应及时报告有关上级部门（妇产科主任、门诊办公室、医院感染管理办公室、医务处）并采取相应防护及隔离处理措施。

4. 妇产科门诊分管护士长负责门诊秩序管理工作，在保证防护到位的前提下尽可能为患者提供更加简化的就诊程序，方便患者就医，并不断提高护理质量，严格防止护理相关的差错和事故发生。

5. 新冠肺炎疫情期间，医务人员仍应坚守岗位，端庄仪表，佩戴胸牌，遵守医德医风规范。

6. 准备个人防护装备，做好个人防护。普通的接诊医生及护理人员采用一级防护装备，正确佩戴医用防护口罩、手套、一次性鞋套、一次性工作帽、隔离衣等防护用具。重视手卫生及消毒，在对患者进行体格检查的前后、佩戴口罩的前后都需要进行手卫生及消毒。可以采用含氯消毒剂、75%乙醇、过氧乙酸等消毒剂。

7. 设立门诊预检分诊台，提高医务人员的警惕性。所有患者进入诊疗区域之前首先进行预检分诊。重视流行病学史的采集，对所有就诊患者，应常规询问流行病学史，并进行详细记录，包括 14 天内有无新冠病毒感染病例地区或有病例报告社区居住史或旅行史、14 天内有无新冠病毒感染病例地区人员接触史、有无新冠病毒感染者（核酸检测阳性）接触史、有无聚集性发病史。通过问诊认真筛选出高危人群，有助于患者的早期诊断和医护人员的自身防护。对符合发热门诊分诊条件的患者，帮助协调各部门之间的多学科诊疗小组，以确保在新冠肺炎疫情期间门诊部医疗服务的正常运转。

8. 咨询室内各种仪器和设备都保持摆放整齐状态，随时备用，室内环境保持干净卫生。门诊护士长需要负责门诊的医疗秩序和环境的管理工作，以实现整洁安全的工作环境，各项工作井然有序，并按照医院感染防控要求定期监测。

9. 提高疾病识别能力。新冠肺炎患者的典型表现为发热伴有咳嗽等呼吸道症状，但以恶心、腹泻等为首发症状的患者也偶有发生，可能缺乏新冠肺炎的典型表现。此类患者极易漏诊或误诊，因此所有接诊医护人员都应该反复学习并加强对新冠病毒感染的认识，提高警惕性。

10. 严格把握诊疗指征，正确评估病情。原则上对符合发热门诊分诊条件的患者，应指引患者到发热门诊就诊。运送人员需准备个人防护装备，做好个人防护，转运用车辆在使用后需要消毒。若遇需急诊处理或生命体征不平稳的疑似或确诊患者，应马上启动二级以上防护，采取隔离措施，并上报医院的有关上级部门，以联合感染科、呼吸科、麻醉科、重症医学科、中医科等进行多学科诊疗。

11. 合并新冠病毒感染的孕产妇均纳入高危妊娠孕产妇处理，其产检资料转入"高危妊娠门诊"管理诊治。

12. 做好疫情防治期间相关的科普工作，加强疫情期间线上及线下的妊娠期保健及科学合理的健康教育咨询与指导。

13. 指定专人做好各种疫情期间资料的收集、整理、分析和上报工作。

（二）门诊设置

1. 妇产科门诊设置　在门诊入口处设预检分诊台：分诊人员按一级防护直接与患者交流，与患者保持 1m 以上距离。要求由经过专门防控知识培训的医护人员担任分诊人员。疫情期间妇产科门诊布局如下。

门诊分三个区域：①污染区，设诊室、门诊手术室、观察室、抢救室、厕所、污物处理室、患者出入口及污物出口；②潜在污染区，设处置室（室内放置空气净化器）；③清洁区，应当为医护人员设置更衣室、休息室、值班室、浴室及储藏室。

应安排两个以上的诊室进行交替消毒及使用。诊室内需配备空气净化器；观察室应一人一室；诊室、处置室、观察室等均设感应洗手池（以上地点每 4～6 小时消毒 1 次）。具体设置如图 4-1 所示。

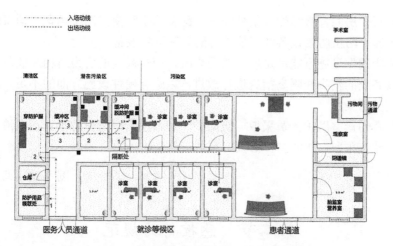

图 4-1　武汉大学中南医院妇产科门诊设置

2. 门诊设置原则

（1）妇产科门诊需增设预检分诊台，有序引导疑似及确诊新冠病毒感染患者前往发热门诊就诊。发热门诊可增设妇产科会诊室（备齐妇检床、产检床、胎心监护仪等妇产科检查所需的物品），保持会诊电话 24 小时通畅，及时联系。

（2）针对无症状感染者，建议建立严格的防护区域，严格区分人员流动和物流的清洁和污染路径，采取安全的隔离措施，避免交叉污染和院内感染的发生。根据医院感染分区划分的原则，将诊疗区分为三个部分——污染区、潜在污染区及清洁区，而且需要设置一个缓冲在清洁区和潜在污染区之间。

（3）应当分别设置患者和医务人员专用的出入口及对应通道，并设置清洁、污染物品的出入口及对应通道；每个出入口及对应通道均应设有醒目的标志。

（4）医务人员应在清洁区穿着防护用品之后经过缓冲间到潜在污染区，再经过缓冲间到污染区；医务人员结束工作后从污染区进入清洁区时，应在与污染区相邻的缓冲间内开始脱防护具（除口罩、帽子），再进入潜在污染区脱帽子、口罩，再进入与清洁区相邻的缓冲区戴上新的口罩，最后进入清洁区。清洁区、潜在污染区及污染区的三区划分明确，设置醒目的标志，保证区域之间相互无交叉。

（5）禁止使用以下空调系统：没有新风且无法开窗的空调系统；带循环回风的空调系统；带有绝热和加湿装置的空调系统。在门诊的各个区域都应该尽量采用自然通风。如果自然通风不良，则应安装足够的机械通风设施以强制通风。非就诊室的所有外窗均应打开，应保持室内空气流通。

（6）废水、污水和其他废物的处理，必须严格按照《医院消毒技术规范》《医疗机构污水排放要求》《医疗废物管理条例》《医疗卫生机构医疗废物管理办法》等卫生法规、标准和规范的要求进行处理。

（7）每个房间都必须配备紫外线灯，配备非手触摸式洗手设备、消毒箱，安装纱门纱窗、防虫防鼠设备及其他消毒隔离和卫生设备。

（8）当硬件设施不能满足所有的需求时，应尽最大的努力对相关的制度、流程，以及各处的消毒和隔离措施进行改进，以弥补硬件设施方面的不足，防止发生院内交叉感染。

（9）普通诊室医护人员采取一级防护，门诊手术室操作由于存在血液喷溅的可能性，建议采取二级防护，必要时采取三级防护。

（余雪琛　庞晓萌　刘　娟　马建鸿）

第二节　感控行为规范

根据国家卫生健康委发布的《新型冠状病毒肺炎防控方案（第六版）》中对于特定人群个人防护的指南及特定场所消毒技术的规定，将妇产科门诊防护行为规范如下。

一、防护级别

1. 普通门诊　采取一级防护，防护用品包括一次性工作帽、医用外科口罩、护目镜或防护面罩、工作服、一次性隔离衣、鞋套、乳胶手套。

2. 急诊、发热门诊、门诊手术室　采取二级防护（必要时三级防护），防护用品包括一次性工作帽、医用防护口罩（KN95/N95 及以上）、护目镜或防护面罩、全面型呼吸防护器、工作服、防护服、工作鞋或胶靴、防水靴套、双层手套。必要时，可加穿防水围裙或防水隔离衣。

在诊疗工作和穿脱个人防护用品过程中，严格执行手卫生。

二、日常消毒

1. 空气消毒　工作诊室采取通风措施（自然通风或机械排风），保持室内空气流通。每天通风 2～3 次，每次不少于 30 分钟；并做好空气消毒，可以使用紫外线灯或空气消毒机每天消毒至少 2 次，每次 1 小时。在库房或空置房间等无人的条件下，每天紫外线灯照射至少 2 次，每次 1 小时以上。也可选择二氧化氯、过氧化氢、过氧乙酸等消毒剂，采用超低容量喷雾法进行消毒，建议使用 3%的过氧化氢或 5000mg/L 过氧乙酸或 500mg/L 二氧化氯经超小体积喷雾器喷洒消毒，20～30ml/m^3。如果空调系统为独立设置则可以使用，否则应将其关闭并密封空调风口。

2. 环境物体表面和地面的消毒

（1）地面、墙壁：有肉眼可见污染物时，应先完全清除污染物后再消毒。清除肉眼可见污染物后，采用 1000mg/L 含氯消毒液或 500mg/L 二氧化氯消毒剂擦拭或喷洒消毒。地面消毒先由外向内喷洒一次，喷药量为 100～300ml/m^2，在室内消毒完毕后，再次由内向外重复喷洒一次。消毒作用时间应不少于 30 分钟。

（2）物体表面：在消毒前，应将诊疗设施和设备表面，家具、门把手、办公用品等表面的可见污染物完全清除。当无肉眼可见污染物时，用 1000mg/L 含氯消毒液或 500mg/L 二氧化氯消毒剂喷洒、擦拭或浸泡，30 分钟后擦拭干净。

（3）污染物（患者血液、呕吐物、分泌物和排泄物）：当有大量污染物时，应使用含吸水成分的消毒粉或漂白粉完全覆盖，或使用一次性吸水材料完全覆盖后用足量的 5000～10 000mg/L 含氯消毒液浇在吸水材料上，作用 30 分钟以上，或能达到高水平消毒的消毒湿巾/干巾小心清除污染物。

若为少量污染物，可使用一次性吸水材料（抹布、纱布等）蘸取 5000～10 000mg/L 的含氯消毒液，或能达到高水平消毒的消毒湿巾/干巾小心清除污染物。

患者的排泄物、分泌物、呕吐物等应收集在专用容器内，用 20 000mg/L 含氯消毒剂，按污染物、药物比例 1∶2 浸泡消毒 2 小时。

去除污染物后，应对受污染的环境物体表面进行消毒。含有污染物的容器可在 5000mg/L 含氯消毒剂溶液内浸泡 30 分钟，然后进行清洁。

3. 医疗器械用品消毒　严格选用一次性医疗器械、器具和物品。可重复使用的诊断设备、电器和物品的清洗、消毒或灭菌，应按照《医疗机构消毒技术规范》进行处置。

（1）听诊器、血压计、输液泵、胎心监护仪等常用物品每次使用后，使用 1000mg/L 含氯消毒剂进行彻底清洗和消毒；每次使用后，体温计用 1000mg/L 含氯消毒剂浸泡 30 分钟，清洗干燥后备用。

（2）可重复使用的诊疗仪器、器具及一般用品等用后立即用 1000mg/L 有效氯消毒剂浸泡 30 分钟，呼吸管等用后立即用 2000mg/L 有效氯消毒剂浸泡 30 分钟，采用双层白色塑料袋包装封闭，做好标识，随后立即运往消毒供应中心进行处理，并做好交接记录。

三、终末消毒

根据国家卫生健康委员会发布的《新型冠状病毒肺炎防控方案（第六版）》中对于特定场所消毒技术的规定，终末消毒对象包括病例和无症状感染者排出的污染物（血液、分泌物、呕吐物、排泄物等）及其可能污染的物品和场所。对于病例和无症状感染者短暂活动过的无明显污染物的场所，无须进行终末消毒。

妇产科门诊的终末消毒措施如下。

（1）空气消毒：使用紫外线灯照射后至少开窗通风 1 小时，并做好记录；建议使用 3% 的过氧化氢或 5000mg/L 过氧乙酸或 500mg/L 二氧化氯经超小体积喷雾器喷洒消毒，20～30ml/m³，消毒 2 小时。消毒时关紧门窗，并严格按照使用浓度、剂量、消毒时间和操作方法喷洒消毒然后充分通风后才可使用。

（2）环境物体表面和地面清洁消毒：诊疗设备、器具和用品的消毒同上述。

四、织物的消毒

应按照《医院医用织物洗涤消毒技术规范》（WS/T508—2016）处置可重复使用的医疗用织物。

（1）在收集时应避免产生气溶胶，建议按医疗废物集中处理。

（2）肉眼没有可见污染物时，若需要重复使用，可以使用循环蒸汽或煮沸消毒 30 分钟；或先用 500mg/L 含氯消毒液浸泡 30 分钟，按常规清洗；或使用橙色可溶包装袋封闭包装，做好标识，立即运送到洗涤中心洗涤消毒，并做好交接记录。贵重衣物可选用环氧乙烷法进行消毒处理。

五、转运消毒

1. 术语和定义 转运（transportation）：医疗废物运送者（或称为处置者）采用专用车辆按照规范要求，将医疗废物从各个医疗废物产生单位，通过"车对车""箱对箱"或通过中转点，运送到集中处置场所的过程。周转箱（transfer container）：在运送医疗废物过程中，盛装经初级包装的医疗废物的专用硬质容器。收运人员：在医疗废物转运过程中驾驶员和装卸工的统称。

2. 医疗废物转运技术要求

（1）设备要求

1）医疗废物转运过程中使用的容器应符合《医疗废物专业包装袋、容器和警示标志标准》（HJ421—2008）规定。

2）医疗废物转运中使用的容器（下称周转箱）不可以露天存放，医疗废物在医疗卫生机构内暂时储存时间不得超过 48 小时。

3）医疗废物周转箱应该装有射频识别（radio frequency identification devices，RFID）电子标签。

4）医疗废物转运车应符合《医疗废物转运车技术要求（试行）》（GB19217—2003）的规定，并装载全球定位系统（global position system，GPS）、行车记录仪和对讲机，配置手持 RFID 读卡器。

5）医疗废物转运车厢中不得装载除医疗废物及其容器以外的其他物品。

（2）人员要求

1）每辆医疗废物转运车配备 1 名驾驶员和至少 1 名装卸工。

2）驾驶员在医疗废物转运全过程中不得接触医疗废物及其容器。

（3）数据信息技术要求

1）医疗废物转运单位应有一套医疗废物转运管理软件系统，实现对业务范围内所有医疗机构整个医疗废物收运过程中收运流、信息流、资金流的监控和管理。

2）基础数据信息应包括车辆档案信息；车辆驾驶员档案信息；医疗机构档案管理等。

3）收运数据功能应在调度单配载完成后，根据车辆每天实际"运送登记单"，形成医疗机构产生医疗废物历史数据。

4）费用管理信息功能应根据收运基本信息（医疗机构动态床位数、医疗废物收运业务量数据），实现以下功能：自动制作开票依据；对医疗机构处置费进行动态跟踪；自动比对医疗机构缴费和欠费情况，生成各类应收款报表。

5）数据分析功能应根据医疗废物收运的业务量数据，形成以下信息和文件：车辆成本消耗数据信息；对员工工作质量的考核信息；对医疗机构医疗废物产生、应收账款的分析形成各类报表。

6）监控管理功能应对 GPS 监控数据、行车记录仪数据、RFID 医疗废物跟踪技术、车辆转送过程中运营安全，实施计算机控制和管理。

7）办公和客服数据信息应包括医疗机构客户满意度调查；客户投诉数据；环保和卫生部门监管数据；处置单位内部自动化办公数据管理信息。

3. 医疗废物转运作业流程　如图 4-2 所示。

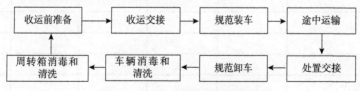

图 4-2　医疗废物转运作业流程

4. 医疗废物转运操作规程

（1）收运前准备

1）医疗废物收运人员应现场领取经消毒处理的防护用品，穿戴好工作服、医用级防护口罩、一次性工作帽、双层手套、防护服、工作鞋、护目镜或防护面罩/防护面屏，二级防护。

2）驾驶员在出发前应确认收运车辆车容车貌、技术状况等符合《医疗废物转运车技术要求（试行）》（GB19217—2003）。

3）根据收运的情况，车辆需配有收运所需洁净的转运周转箱、对讲机、手持 RFID 读卡器等转运或其他随车附属设备。

4）按规定时限及规定路线，顺序出车收运医疗废物。

5）带好"医疗废物运送登记卡"（表 4-1）及"危险废物转移联单（医疗废物专用）"（表 4-2）。

表 4-1 医疗废物运送登记卡

年　月　日　　　　运送车辆车牌号码：　　　　运送车辆负责人：

医疗卫生机构名称	感染性废物及其他		损伤性废物		医疗卫生机构交接人员签名
	体积（箱）	重量（kg）	体积（盒）	重量（kg）	
总计					

处置厂医疗废物接收人员声明：我声明，我已接收上述数量的医疗废物，包装、标识状态良好。若有问题，在此注明：

接收时间：　年　月　日　时　分　　　　接收人员签名：

日期	感染性废物及其他		损伤性废物		医疗卫生机构交接人员签名	医疗废物运送人员签名	车牌号码	交接时间
	体积（箱）	重量（kg）	体积（盒）	重量（kg）				
1								
2								
3								
4								
5								
6								

表 4-2　危险废物转移联单（医疗废物专用）

医疗卫生机构名称：　　　　　　区县：　　　　　　编号：

医疗废物处置单位：　　　　　　时间：　　年　　月　　日

日期	感染性废物及其他		损伤性废物		医疗卫生机构交接人员签名	医疗废物运送人员签名	车牌号码	交接时间
	体积（箱）	重量（kg）	体积（盒）	重量（kg）				
1								
2								
3								
4								
5								
6								
7								

（2）与产生医疗废物单位的医疗废物收运交接：交接操作规程如下。

1）医疗废物交接采用随车的"医疗废物运送登记卡"和由医疗废物产生单位保管并填制的"危险废物转移联单（医疗废物专用）"进行记录、管理。

2）车辆到达医疗废物产生单位后，直接停靠在医疗废物暂时储存设施旁，不得打开车厢门。

3）收运人员应对所收运医疗废物的包装及标识进行检查，核对其种类、数量、标识与"危险废物转移联单（医疗废物专用）"是否相符，包装及周转箱是否密封。

4）通过 RFID 读卡器确认装有医疗废物的周转箱种类，并同步上传到医疗废物的收运调度中心。

5）当发现医疗废物的数量、标识、种类与"危险废物转移联单（医疗废物专用）"不符时，收运人员应要求该医疗单位更正。

6）当出现以下几种情况时，收运人员应拒收：①医疗废物包装袋破损；②医疗废物的数量、标识、种类与"危险废物转移联单（医疗废物专用）"不符且拒不更正；③医疗废物包装袋被污染。

7）检查核对无误后，双方在"医疗废物运送登记卡""危险废物转移联单（医疗废物专用）"上签字确认。

（3）医疗废物的规范装车：医疗废物规范装车操作规程如下。

1）驾驶员、收运人员及装卸工均应实施二级防护。

2）驾驶员按规程操作车辆的提升装置（如有），然后装卸工打开车厢门，将盛装医疗废物的转运周转箱装入车内，同时将等量的清洁转运周转箱放入医疗废物暂时储存设施内。

3）装卸工关闭车厢门，扣紧门保险装置，驾驶员对其确认。

4）驾驶员用随车携带的按规定配制的消毒液喷雾器将车厢门拉手、车门拉手等主要废物可能接触部位进行喷洒消毒。

5）驾驶员用随车携带的按规定配制的消毒液喷雾器对装卸工进行喷洒消毒后，装卸工按照脱防护服的顺序脱下防护用品，并放入密封袋内。

6）驾驶员和装卸工在医疗单位进行手卫生消毒。

7）离开该医疗废物产生单位，按顺序进入下一家单位的医疗废物暂时储存设施，重复前面操作。

（4）医疗废物的途中运输：医疗废物途中运输应符合下列要求。

1）医疗废物转运车在行驶中不得随意停车。

2）医疗废物转运车在运输途中应关闭车厢门，确保安全，不得遗散、丢弃医疗废物和打开包装取出医疗废物。

3）遇车辆故障或发生污染和泄漏、流失、扩散事故时，驾驶员在报告调度中心同时，应按应急处置预案处理。

4）如驾驶员在运输途中发现全球 GPS 故障，立即向调度中心报告，调度中心应及时记录并调整。

5）医疗废物转运应合理安排收运单位及路线，一般不宜超过 8 小时。

（5）与医疗废物处置单位的医疗废物处置交接及规范卸车：操作规程如下。

1）医疗废物交接采用"医疗废物运送登记卡"进行记录管理。

2）车辆进入医疗废物处置单位后，停靠在指定医疗废物卸料区，不得打开车厢门。

3）驾驶员、收运人员及装卸工均实施二级防护。

4）在处置单位交接人员监看下，由驾驶员按规程操作车辆的提升装置（如有），装卸工打开车厢门，将转运周转箱卸下。

5）驾驶员与处置单位交接人员按"医疗废物运送登记卡"上记载的医疗废物情况，共同核对医疗废物的种类及转运周转箱数量。

6）核对无误后，处置单位人员在"医疗废物运送登记卡"上签字，通过RFID 确认入库待处置。

（6）医疗废物转运车及收运人员的消毒和清洗：按如下要求操作。

1）卸车后车辆按指定路线进入消毒清洗区，收运人员对车辆进行消毒清洗。

2）驾驶员用随车携带的按规定配制的消毒液喷雾器对装卸工进行喷洒消毒后，装卸工按照脱防护服的顺序脱下防护用品，放入密封袋内，将密封袋放入指定位置。

3）收运人员运送完毕后应在处置单位进行手卫生消毒。

4）消毒和清洗完成后由驾驶员在"医疗废物运送登记卡"上登记。

5）驾驶员在确认"医疗废物运送登记卡"填写完整后，签字并上交存档。

6）收运人员按规定将工作服脱下并放入指定位置，洗浴后才可离开。

（7）周转箱的消毒和清洗：按如下要求操作。

1）周转箱按指定线路放入指定位置。

2）用按规定配制的消毒液对周转箱内外进行喷洒消毒。

3）在周转箱内保留消毒液至少 30 分钟。

4）用清水将周转箱内外冲洗干净，放入指定储存点存放。

5. 管理要求

（1）应急预案管理

1）医疗废物转运单位应根据自身特点对医疗废物流失、扩散、泄漏、车辆故障、交通事故、处置不及时等制订相应的应急预案。

2）应急预案应定期培训和演练，并按要求严格执行。

（2）"医疗废物运送登记卡"管理

1）"医疗废物运送登记卡""危险废物转移联单（医疗废物专用）"应指定专门部门或专人按照流程发放、回收和归档。

2）"医疗废物运送登记卡"和"危险废物转移联单（医疗废物专用）"归档后应保存 5 年。

（3）调度管理

1）应设立调度管理部门，负责医疗废物转运全过程协调及指挥。

2）遇异常情况，调度部门应及时与收运人员沟通，掌握现场状况。

3）如遇调度部门无法独立处置的问题，应立即向上级领导汇报或向相关应急机构求援。

4）所有调度操作均应有书面或录音记录，并保存 3 年。

调度部门应根据 RFID 即时信息及时调整运输能力和灵活安排收运路线，通过信息化工具与处置点加强沟通联系，确认每天转运医疗废物入库处置情况。

六、医疗废物的处理

1. 术语和定义　医疗废物（medical waste）：医疗卫生机构在医疗、保健、预防及其他相关活动中产生具有直接或者间接感染性、毒性及其他危害性的废物。

2. 五大分类方法　医疗废物的成分复杂，根据《医疗废物分类目录》，医疗废物主要分为以下 5 类。

（1）感染性废物：携带病原微生物并具有引发感染性疾病的传播危险的医疗废物。

1）被患者血液、体液、排泄物污染的物品：①棉签、棉球、纱布、引流棉条及其他各种敷料；②使用后的一次性使用医疗用品、一次性使用卫生用品及一次性医疗器械；③废弃的被服；④其他被患者体液、血液、排泄物污染的物品。

2）医疗机构收治的隔离传染病患者和疑似患者产生的生活垃圾。

3）病原体培养基、各种废弃医学标本和菌种、毒种保存液。

4）废弃的血液、血清。

（2）病理性废物：诊疗过程中产生的人体组织废弃物和医学实验动物尸体等。

1）手术及其他诊疗过程中产生的废弃人体组织、器官等。

2）医学实验的动物组织、尸体。

3）病理切片后废弃的人体组织、病理蜡块等。

（3）损伤性废物：能够割伤或者刺伤人体的废弃的医用锐器。

1）医用针头、缝合针。

2）各类医用锐器：手术刀、备皮刀、手术锯等。

3）载玻片、玻璃安瓿、玻璃试管等。

（4）药物性废物：过期、变质、淘汰或者被污染的废弃药品。

1）废弃的一般性药品，如抗生素、非处方类药品等。

2）废弃的细胞毒性药物或遗传毒性药物：①致癌性药物，如硫唑嘌呤、萘氮芥、苯丁酸氮芥、环孢素、环磷酰胺、美法仑、三苯氧氨、司莫司汀、硫替哌等；②可疑致癌性药物，如顺铂、丝裂霉素、苯巴比妥、阿霉素等；③免疫抑制剂。

3）废弃的疫苗、血液制品等。

（5）化学性废物：具有毒性、易燃易爆性、腐蚀性的废弃化学物品。

1）医学影像室、实验室废弃的化学试剂。

2）废弃的戊二醛、过氧乙酸等化学消毒剂。

3）废弃的水银血压计、水银温度计。

3. 医疗废物的处理办法

（1）应急处置管理要求

1）完善应急处置协调机制。地方各级环境主管部门在本级人民政府统一领导下，按照"统一管理与分级管理结合、分工负责与联防联控结合、集中处置与就近处置结合"的原则，协同卫生健康、住房城乡建设、交通运输、工业和信息化、公安等主管部门，共同组织好新冠肺炎疫情医疗废物的应急处置工作。

2）统筹应急处置设施资源。以设区的市作为单位摸排调度医疗废物的应急处置能力情况，将可移动式医疗废物处置设施、生活垃圾焚烧设施、危险废物焚烧设施、工业炉窑等纳入新冠肺炎疫情医疗废物应急处置资源的清单。各设区的市级环境主管部门应做好医疗废物的处置能力研判，在满足卫生健康主管部门提出的卫生防疫要求情况下，向本级人民政府提出启动应急处置建议，经本级人民政府同意后，启用应急处置设施。对存在医疗废物处置能力缺口的地市，也可以通过省级疫情防控工作小组和联防联控工作机制或者在省级环境主管部门指导下，协调本省其他地市或邻省具有富余医疗废物处置能力的相邻地市建立应急处置跨区域的协同机制。

3）规范应急处置活动。各医疗废物产生、收集、储存、转运、应急处置单位应在当地人民政府及卫生健康、生态环境、交通运输、住房城乡建设等主管部门指导下，妥善管理和处置医疗废物。处置的过程应严格按照医疗废物处置相关技术规范操作，保证处置效果，保障污染治理设施正常稳定运行，确保水、大气等污染物达标排放，防止疾病传染和环境污染。应急处置单位应定期向所在地县（区）级以上地方环境和卫生健康部门报告医疗废物应急处置情况，根据形势发展和需要可实行日报或周报。

4）及时发布应急处置的信息。地方各级环境主管部门应根据本级人民政府有关要求做好相关信息的发布工作。

（2）应急处置技术路线

1）科学选择应急处置方式。各地可根据本地区的情况，因地制宜地选择肺炎疫情医疗废物应急处置技术路线。新冠病毒感染的患者产生的医疗废物，宜采用高温焚烧方式处置，也可以采用高温蒸汽消毒、化学消毒、微波消毒等非焚烧方式处置，并确保处置效果。

2）合理确定定点的应急处置设施。应急处置医疗废物的机构，应优先使用本行政区内医疗废物集中处置设施。当区域内的现有处置能力无法满足新冠肺炎疫情医疗废物的应急处置需要时，应立即启动应急预案，由列入应急处置资源清单内的应急处置设施来处置医疗废物，并实行定点管理，或按照应急处置跨区域协同机制，转运至邻近的地区医疗废物集中处置设施来处置。因特殊原因、不具备集中处置条件的，可根据当地人民政府确定的方案来对医疗废物进行就地焚烧处置。

3）推荐分类分流管理。应急处置期间，推荐将新冠肺炎疫情防治过程中产生的感染性医疗废物和其他医疗废物实行分类、分流管理。医疗废物集中处置设施、可移动医疗废物处置设施应优先用于处置肺炎疫情防治过程产生的感染性医疗废物。其他医疗废物可分流到其他应急处置设施进行处置。

4）便利医疗机构就地应急处置。医疗机构自行或在邻近医疗机构中采用可移动式医疗废物处置设施来应急处置医疗废物，可豁免环境影响评价及医疗废物经营许可等手续，但应合理设置处置点，避让水源保护区、集中居住区等环境敏感区，并向设区的市级卫生健康和环境主管部门报备。可移动式医疗废物处置设施供应商应确保废物处置效果满足相关标准和技术规范要求。

（3）应急处置技术要点

1）收集与暂存：收治新冠肺炎患者定点医院应加强医疗废物分类、包装和管理。建议在卫生健康主管部门指导下，对新冠肺炎疫情防治过程中产生的感染性医疗废物进行消毒处理，严格按照《医疗废物专用包装袋、容器和警示标志标准》包装，再置于指定周转桶（箱）或一次性专用包装容器中。包装表面应印或粘贴红色"感染性废物"标识。损伤性医疗废物装入利器盒，密闭后外套黄色双层医疗垃圾袋，以免造成包装物破损。医疗废物需要交由危险废物焚烧设施、工业炉窑、生活垃圾焚烧设施等应急处置设施处置时，包装尺寸应符合相应上料设备尺寸要求。有条件的医疗卫生机构可对肺炎疫情防治过程中产生的感染性医疗废物暂时储存场所实行专场存放、专人管理，不与其他医疗废物或生活垃圾混放、混装。储存场所应按照卫生健康部门要求的方法和频次消毒，暂存时间小于 24 小时。储存场所冲洗液应排入医疗卫生机构内医疗废水消毒、处理系统处理。

2）转运：新冠肺炎疫情防治过程中产生的感染性医疗废物的运输要使用专用医疗废物运输车辆，或使用参照医疗废物运输车辆要求临时改装的车辆。医疗废物转运过程可根据当地情况运行电子转移联单或者纸质联单。转运前应确定好转运路线和交接要求。运输路线尽量避开人口密集地区，运输时间避开上下班高峰期。医疗废物应在小于 48 小时内转运至处置设施。运输车辆每次卸载完毕，应按照卫生健康部门要求的方法和频次进行消毒。有条件的地区，可安排固定专用车辆，单独运输新冠肺炎疫情防治过程产生的感染性医疗废物，不与其他医疗废物混装、混运，并与其他医疗废物分开填写转移联单并建立台账。

3）处置：医疗废物处置单位优先收集、处置新冠肺炎疫情防治过程中产生的感染性医疗废物。可适当增加医疗废物收集频次。运抵处置场所的医疗废物尽量做到随到随处置，在处置单位的暂时储存时间应小于 12 小时。处置单位内必须设置医疗废物处置隔离区，隔离区应有明显标识，无关人员不得进入。处置单位的隔离区必须由专人负责，按照卫生健康主管部门要求的方法和频次对地面、墙壁、物体表面进行喷洒或拖地消毒。

4）其他应急处置设施的特殊要求：危险废物焚烧设施、工业炉窑、生活垃圾焚烧设施等非医疗废物专业处置设施在开展新冠肺炎疫情医疗废物应急处置活动中，应按照卫生健康主管部门要求切实做好卫生防疫工作。应针对医疗废物划定专门卸料接收区域、清洗消毒区域，增加必要的防雨防淋、防泄漏措施，对医疗废物运输的车辆规划专用行车路线，并配置专人管理。接收现场应设置警示、警戒限制。进料方式采用专门输送上料设备，防止医疗废物和其他焚烧物接触造成二次交叉污染。注意做好医疗废物和其他焚烧物的进料配伍，保持工艺设备运行平稳可控。技术操作人员均应接受必要的技术培训。

5）人员卫生防护。医疗废物收集、储存、转运、处置过程中均应按照卫生健康主管部门有关要求，加强对医疗废物与相关设施的消毒，以及操作人员个人防护和日常体温监测工作。有条件的地区，可安排医疗废物收集、储存、转运、处置的一线操作人员集中居住。

（段　洁　王细文　马建鸿　邹琼砚）

第三节　门诊接诊流程

（一）预检分诊

设立妇产科预检分诊台，所有孕产妇进入诊疗区域之前首先了解有无新冠病毒感染或疑似患者密切接触史，有无流行病学史，是否有发热、咳嗽、咽痛等临床症状，通过体温测量、病史询问等进行预检分诊。

（二）分诊流程

经过预检分诊排查无异常者进入常规产检流程，无须产科干预者可继续常规产检，需产科干预者可办理入院，至产科普通病房住院。发热孕产妇（体温≥37.3℃）由专人引导至发热门诊就诊。发热门诊详细询问孕产妇的临床症状，以及流行病学史（如起病前 14 天内有无与确诊或疑似患者密切接触等），并完善以下检查，血常规、C 反应蛋白、血清学新冠病毒特异性抗体及胸部 CT（强调低剂量的 CT 筛查），告知孕产妇进行胸部 CT 的必要性，取得知情同意后给予必要的腹部防护措施。同时排查呼吸道病原学八项（包括支原体、衣原体、腺病毒、嗜血军团菌、乙型流感病毒、呼吸道合胞病毒、立克次体、甲型流感病毒八项病原体）及新冠病毒核酸咽拭子（注意：感染新冠病毒后仍可能同时出现流感病毒感染、支原体感染及混合感染可能）。特别需要注意的是，在确诊病例中，一些疑似患者具有非典型症状，仅表现出疲劳、肌肉酸痛、腹泻、咳嗽等症状，或仅有生化指标如转氨酶和（或）乳酸脱氢酶升高，故有条件者可同时检测血生化指标。发热门诊需请产科医生会诊并进行产检、胎心监护、超声检查等以评估胎儿宫内安全性。若为新冠肺炎确诊或疑似病例，无须产科干预且无临产或急诊手术指征者，则建议上报病例后转至感染科或转至新冠肺炎定点医院就诊，轻型者还可转至方舱医院治疗（图 4-3，图 4-4）。

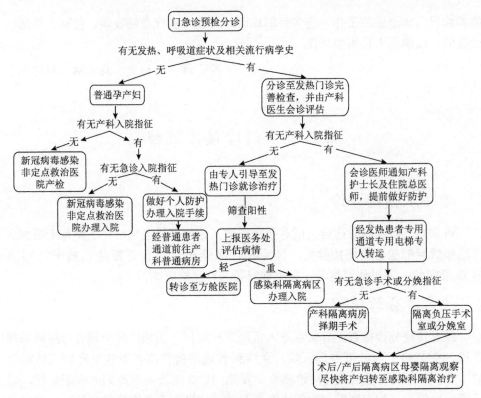

图4-3　孕产妇定点救治单位就诊预检分诊流程

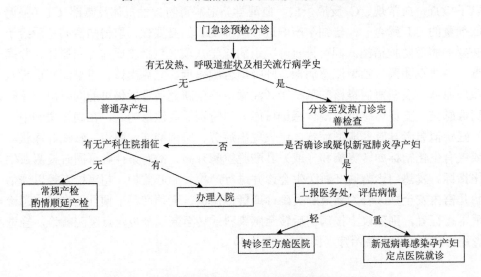

图4-4　非定点新冠肺炎孕产妇救治医院预检分诊流程

（三）急诊转运流程

新冠病毒感染确诊或疑似孕产妇已临产或有急诊入院指征者，由会诊医生联系产科护士长及产科值班总住院医师，收到通知后由发热门诊护士长联系住院病房分诊台，启用发热患者专用隔离通道（与普通患者通道区别明显）及专用隔离电梯，由专人负责转运至产科隔离病房，并与值班医护人员交接，尽可能减少家属陪护，专用隔离通道及电梯在使用前后由专人定时消毒。

（四）产检安排

孕产妇若无发热或呼吸道症状，无其他高危合并症及并发症，可酌情延长产检时间。

（五）新冠病毒感染孕产妇收治流程

急诊科内设立产科诊室，安排一位产科医生轮值，了解可收床位数目，对就诊孕产妇进行预检分诊，把孕产妇分为"确诊""疑似""筛查阴性"三类。

1. 疑似及确诊患者

（1）首诊医生引导疑似或确诊新冠病毒感染孕产妇到发热门诊进行进一步评估，开具入院证，完善相关检查。

（2）发热门诊医生联合妇产科医生评估该孕产妇是否需要立即终止妊娠，必要时通知手术室、产房、感染科、产科医生及助产士，做好相应准备工作。

（3）所有收治的新冠病毒感染孕产妇按要求收入隔离病房，确诊病例可收治在同一病室。有条件者应收入负压隔离病房，疑似孕产妇必须单人单间隔离诊治。

2. 筛查阴性者

（1）根据发热、咳嗽、接触史、CT 检查、核酸检测，如排除孕产妇为新冠病毒感染患者，则开具入院证，并在入院证上注明就诊楼层，指导患者经普通患者通道前往普通病区住院治疗。

（2）首诊医生电话通知病房准备床单位，医生准备接诊患者。

（3）无须紧急处理的普通孕产妇，建议前往非定点新冠病毒感染孕产妇救治妇幼保健机构就诊。

（六）武汉大学中南医院住院部大楼管理

（1）住院部大楼 1 楼门口设置双门禁，同时设置指引员，指导疑似或确诊患者通道方向。

（2）住院部大楼入口处设置入院预检分诊台，并设置专用隔离通道、专用隔离电梯，由大楼外围通道进入，与普通急诊患者的通道及等候电梯分区隔离。

（3）指引员须凭借孕产妇手中开具的入院证，对患者实行指引，若无入院证，则指导孕产妇前往门诊进行预检分诊。

（4）确诊或疑似新冠病毒感染孕产妇，经专用隔离通道和隔离电梯进入隔离病区。

（七）妊娠期检查管理

根据 2018 年发布的《孕前和孕期保健指南》，常规产检的建议孕周分别为妊娠 $6\sim13^{+6}$ 周、$14\sim19^{+6}$ 周、$20\sim24$ 周、$25\sim28$ 周、$29\sim32$ 周、$33\sim36$ 周、$37\sim41$ 周等，共 $7\sim11$ 次。有妊娠相关高危因素者，酌情增加产检次数。在新冠肺炎疫情流行的特殊时期，为了减少新冠病毒暴露和感染的机会，可以适当推迟部分产检。对于有时间限制而又不能错过的重要产检，孕妇在去医院前需要进行适当的自我防护。

1. 妊娠早期（妊娠 14 周以前） 如果孕周小于 14 周，没有特殊不适时，可以尽量在家中休息观察，避免去人群过于密集的区域。如果出现少量的阴道出血，不要惊慌，先暂时观察。如果阴道出血增多，伴腹痛等症状，要做好自我保护，并就近就诊。

特殊及重要检查：妊娠 $11\sim13^{+6}$ 周是检测妊娠早期胎儿颈后透明层厚度（nuchal translucency，NT）值的重要时间。在此时间范围内，可以根据疫情，做好自我保护后安排产检时间。有行无创产前 DNA 检测（noninvasive prenatal testing，NIPT）要求者可在 NT 检查后一同检查。

2. 妊娠中期（妊娠 14～28 周） 特殊及重要检查：如果选择进行唐氏筛查，则可在妊娠 16～18 周时就近进行产检，注意做好个人防护。妊娠 20～24 周是 B 超排查胎儿系统畸形的最佳时机，应该按照既定时间来院检查，注意做好个人防护后到就近医院检查。妊娠 24～28 周是进行口服葡萄糖耐量试验（OGTT）检查排除妊娠期糖尿病的时间。如果产检没有特殊情况，可以适当延长例行检查时间。例如，妊娠 24～28 周的 OGTT 检查可以适当推迟到妊娠 28 周左右。如果由于担心增加暴露风险而不愿接受 OGTT 测试，则应根据妊娠期糖尿病孕妇的要求进行自我管理，糖尿病饮食，有条件者可自我监测手指血糖。

3. 妊娠晚期（28 周后） 妊娠 28 周之后要开始自计胎动数，如果胎动正常并且没有特殊不适，则可以适当减少胎心监护的频率，也可以选择远程胎心监护仪在家中进行自我管理和检测胎儿宫内情况。妊娠满 36 周，胎动正常且没有妊娠合并症/并发症的孕妇，可以酌情推迟产检的时间；妊娠满 36 周，有妊娠合并症或并发症的孕妇可以做好个人防护，并按照医生建议的时间完成产检。

特殊及重要检查：通常，在妊娠 36～37 周时需要进行 B 超检查和胎心监护，以初步确定之后的分娩方式。此次产检十分重要，建议孕妇做好个人防护，并按照医生建议的时间完成产检。

4. 妊娠期健康管理　根据《国家卫生计生委关于加强母婴安全保障工作的通知》要求，妊娠期妇女在首次建档时就应进行妊娠风险的筛查和评估。在新冠肺炎疫情期间，可适当推迟建档时间，但应以不遗漏重要产检项目为前提。建档时根据妊娠风险评估分为"绿色（低风险）、黄色（一般风险）、橙色（较高风险）、红色（高风险）、紫色（传染病）"，实行五色管理。对于"橙色"以上风险级别的孕妇，应落实专人、专册、专案精准管理工作并根据具体情况增加随访频率，并实行预约分段产检。通过医院官网、微信公众号、电话、QQ、网上在线就医咨询等方式对孕妇进行健康管理，孕产妇应掌握自我检测血压、体重、胎动计数、宫缩等基本知识，能及时发现妊娠期异常并及时就诊。如在妊娠期间出现下列异常情况，孕妇应在做好个人防护后及时到就近医院就诊：①发生频繁的腹痛、大量阴道出血或阴道流液者；②妊娠晚期感觉出现胎动异常者；③有合并症或并发症者（如妊娠期高血压病、妊娠期糖尿病患者）。

（八）产前诊断策略

若产检期间发现胎儿 B 超异常，或有其他指征需要行产前诊断者，请先于当地医院产前诊断门诊，向具有资质的医生咨询后决定是否需要完善辅助检查或需进行侵入性检查（如羊水穿刺），必要时转上级医院进一步咨询治疗。若所在地无产前诊断中心，由于疫情原因无法转诊，可使用线上咨询方式咨询上级医院产前诊断中心，了解后续处理意见。

在进行侵入性检查前（绒毛活检、羊水穿刺或脐血穿刺），除常规穿刺前检查外，必须按照国家卫生健康委员会发布的《新型冠状病毒肺炎诊疗方案（试行第七版）》完善流行病学病史采集（是否有发热、咳嗽或疑似病毒性肺炎患者接触史，疫情地旅游、居住史及聚集性发病史等）和体温测量。筛查阳性者转至发热门诊完善检查，排除新冠病毒感染。对于筛查阴性者建议行血常规、C 反应蛋白、呼吸道病原学八项、新冠病毒的 IgM 和 IgG 抗体检查和防护下低辐射剂量胸部 CT 检查。尽管目前暂无支持新冠病毒母婴垂直传播的文献证据，但进行侵入性检查前需充分告知穿刺可能带来的病毒传播风险，在知情同意的情况下实施一级防护行侵入性产前诊断检查。对于新冠肺炎疑似或确诊患者应立即上报并隔离检查及治疗，暂缓侵入性产前诊断检查。如因病情需要确需行侵入性产前诊断检查，应在患者知情同意后严密防护下进行操作，医护人员实施三级防护（若条件有限可行二级防护），患者应佩戴医用防护级口罩。穿刺时应尽量避开胎盘，取适量羊水送检。

产前筛查如无创产前 DNA 检测（妊娠 $12\sim22^{+6}$ 周）或传统血清学唐氏筛

查（早期唐氏筛查：妊娠 11～13^{+6} 周；中期唐氏筛查：妊娠 16～18 周）应在规定时间进行，行充分防护后于当地产前筛查机构就诊检查。

（瞿鑫兰 余雪琛 段 洁 王 珣）

第四节 门诊手术室管理

在新冠肺炎疫情期间，择期手术应适当后延，但是一些计划生育手术不宜等待过久，建议按预约制进行。对于新冠肺炎疑似或确诊患者需要进行计划生育手术者，应在住院病房负压手术室进行相关操作。根据中华医学会计划生育学分会制定的《新型冠状病毒肺炎疫情下终止早期妊娠的专家指导建议》，对于新冠肺炎筛查阴性的患者，可以在做好防护措施的前提下按预约时间来院进行手术，并对手术室的操作流程、术后管理和消毒做好相应措施。

（一）门诊手术的接诊流程

新冠肺炎疫情期间，门诊手术的接诊流程如图 4-5 所示。

1. 预检分诊 需要进行计划生育手术的患者由一名家属陪同，陪同家属与患者一起首先在门诊预检分诊台进行分诊，根据有无新冠肺炎疑似或确诊患者接触史，有无流行病学史，有无发热、咳嗽等症状，通过测量体温和病史问诊进行预检分诊。

有发热、咳嗽等临床症状或体征、流行病学史的患者分诊至发热门诊进一步检查，如为新冠肺炎疑似或确诊患者，由妇产科医师会诊确定其有无急诊手术指征。没有急诊手术指征者由专人陪同经专用隔离通道转至感染科或新冠肺炎定点救治医院治疗；有急诊手术指征者由专人陪同经专用隔离通道转至妇产科隔离病区，在负压手术室进行手术，术后转至感染科或新冠肺炎定点救治医院治疗。对于体温正常、筛查阴性的患者，可在妇产科门诊进行手术相关检查的完善、治疗方案的选择和后续治疗方案的制定。

2. 完善术前检查 所有患者需做计划生育常规要求的血常规、凝血功能、白带常规、心电图、传染病四项（乙型肝炎、丙型肝炎、梅毒、艾滋病）、妇科B 超检查，还必须做 C 反应蛋白、呼吸道病原学八项和新冠病毒核酸咽拭子检查、血清新冠病毒特异性抗体检测、胸部 CT 检查，根据患者的病情需要可酌情加做其他相应检查。检查结果以当日为最佳，建议不超过 48 小时。血常规检查要注意白细胞和淋巴细胞计数。做妇科检查和妇科 B 超时，严格执行一人一垫单的原则，且 B 超建议采取腹部 B 超检查，避免做阴道 B 超发生阴道分泌物的污染，B 超探头应一人使用一个 B 超探头套，B 超探头和心电图检查前后都应用

75%乙醇消毒。

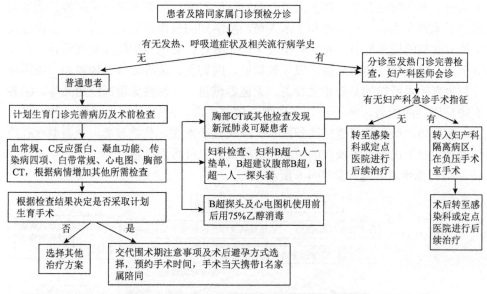

图4-5　新冠肺炎疫情期间门诊手术的接诊流程

3. 预约手术　经门诊预检筛查阴性、术前检查已完善，符合接受门诊手术要求者，可预约手术时间。原则上尽量减少手术流产的数量，门诊医生尽量劝诫患者继续妊娠，如实在不能继续妊娠者应根据患者病情的轻重缓急合理安排每天手术量。由于药物流产患者需要反复来院就诊，且观察时间长，因此建议在新冠肺炎疫情期间避免选择药物流产。对于稽留流产、不全流产患者尽可能在家进行期待治疗或药物治疗，但在家观察过程中有感染、阴道大出血等风险，需向患者强调如有腹痛加重、阴道大出血等情况须立即来院处理，必要时需行清宫手术。

4. 术后宣教　新冠肺炎疫情期间应减少人群聚集，因此人工流产后关爱（post-abortion care，PAC）中的集体宣教内容应暂停，以电话咨询、网上在线咨询、QQ、微信等方式开展，并告知患者重视流产后计划生育，避免再次妊娠。

（二）新冠肺炎疫情期间门诊手术的管理

1. 门诊手术室的设置要求　门诊手术室的设置应符合以下要求：①门诊手术室应有"三区三通道"或进行相应改造。"三通道"即医护人员出入通道、患者进出手术室的通道和污物通道，尽量做到相互隔离，避免交叉感染。②手术室的"三区"必须严格划分，包括限制区、半限制区和非限制区。非限制区属于污染区，设在最外侧，包括患者信息登记处、患者休息区、患者卫生间、标本台等；半限制区为过渡区，设在中间，包括手术器械和敷料准备室，医护人员穿戴防护用品区等；限制区为清洁区，设在最内侧，包括各个手术操作间、洗手区、无菌物品和药物储存室，医护人员办公室、配餐室、医护人员卫生间等。③尽量减少手术室内物品，精减参与手术人员，疫情期间暂停培训人员进入。室内最基本的、必需的设施配备应有妇科检查床、无影灯、心电监护仪和氧气设备、负压吸引器、输液架、急救药物，以及敷料柜、踏脚凳、废弃物桶、钟表等，还需有计划生育手术所需的必要相关设备、无菌器械包、一次性无菌医疗用品等。④各类防护用品的配备，如一次性工作帽、橡胶手套、N95 及以上级别口罩、隔离衣、医用防护服、护目镜或防护面罩、一次性手术衣、长款鞋套、全面型呼吸防护器等。对于进行手术操作的医护人员应做好三级防护措施。

2. 门诊手术流程 如图 4-6 所示。

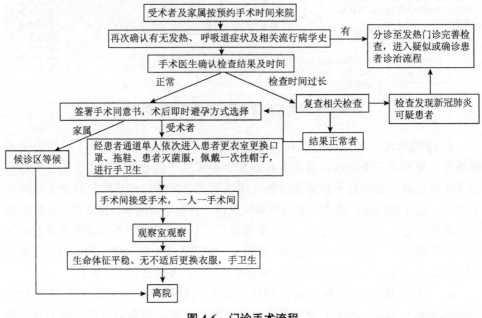

图 4-6 门诊手术流程

（1）对于符合门诊手术要求的患者，按预约时间由一位家属陪同来门诊接受手术。手术当日患者与家属一起在门诊再次接受体温检测、流行病学史及病史问诊，并双人签字确认。

（2）手术医生再次确认患者检查结果及时间，进行手术知情同意签字和相关病历文书的书写，并告知患者及其家属围术期注意事项，包括术中采取新冠肺炎的预防措施流程，术后即时采取避孕措施的必要性和方式选择，以及术后观察和咨询方式等。

（3）受术者应逐个接受手术，家属在候诊区等候。受术者经手术室的患者通道进入手术室，在患者更衣室更换口罩、拖鞋、患者灭菌服，佩戴一次性圆帽，进行手卫生消毒后进入手术室。受术者应一人一手术间，并单人依次更衣。为避免受术者发生眼部感染，术前可给受术者双眼滴入抗病毒眼药水，如患者选择无痛手术，在麻醉后还可以给双眼贴上保护膜。术中麻醉建议采取局部麻醉，如双氯芬酸钠栓塞肛、宫颈局部注射利多卡因、宫颈及操作者器械涂抹盐酸丁卡因凝胶等方式局部镇痛。如需行无痛手术，应做好防护措施，避免气管插管、喉罩等呼吸道操作。手术过程中为防止受术者血液、体液、分泌物等喷溅，医护人员实施二级防护措施。

（4）术后受术者在观察区进行观察，应单人单间观察，如条件不允许，建议床位间隔在 1.5m 以上。受术者经观察后，待生命体征平稳、无其他不适后更换衣服，由家属陪同离院。

（5）对于需要接受急诊手术的患者，应先在门诊预检分诊处进行分诊。筛查阴性者可按上述流程进行门诊急诊手术。对于新冠肺炎疑似或确诊患者，应立即联系住院部妇产科隔离病区、手术室及感染科，由专人护送，经专用隔离通道、专用隔离电梯转至负压手术室接受手术，术后转至妇产科隔离病区或感染科，由手术医生及感染科医生共同进行后续治疗，如在新冠肺炎非定点救治医院进行急诊手术。术后确诊新冠肺炎患者则由专人护送，转运至新冠肺炎定点救治医院进行后续治疗。

（6）术后开通电话咨询或网上在线咨询，并做好流产后避孕的指导工作，避免再次意外妊娠。尽量减少术后复诊次数，复诊时以就近复诊为原则，做好个人防护。如有腹痛或阴道出血增多等症状随时就诊。如有人工流产不全、宫内残留等情况建议酌情选择药物治疗，必要时来院行二次手术。

（7）计划生育手术室的消毒参照国家卫生健康委《新型冠状病毒肺炎防控方案（第六版）》中的规定执行，具体详见本章第二节。注意在两个手术之间，应对空气和物体表面进行消毒和清洁，严格终末消毒。

总之，在新冠肺炎疫情期间，要加强对新冠肺炎相关知识和防护措施的宣传教育，严格做好消毒隔离措施，科学有效地进行门诊手术。

（王　珣　邬东平　刘　娟　邹琼砚）

第五章

妊娠期新冠病毒感染的防治

第一节　妊娠期新冠病毒感染的特点

新冠病毒是一种新发现的病原体，人群普遍缺乏免疫力，孕产妇是特殊易感人群，且妊娠期受雌激素的影响，上呼吸道（鼻、咽）黏膜增厚，易发生上呼吸道感染。而妊娠期由于免疫功能处于相对抑制状态，尤其是妊娠中晚期，孕妇的肺通气量增加，耗氧量增加，且本身能量代谢旺盛，机体对病毒感染后的免疫应答能力下降，从而使病情进展加快，有演变为重型的可能。

一、妊娠及分娩期呼吸系统的生理变化

妊娠期膈肌上升使胸腔纵径缩短，胸廓周径加大，同时肋骨向外扩展，肋膈角增宽，胸廓横径和前后径增宽，但胸腔总体积不变，肺活量不受影响。妊娠期子宫增大，以及需氧量增加，可影响孕妇的呼吸功能。妊娠晚期，孕妇以胸式呼吸为主，呼吸深大，潮气量增加 40%，残气量减少 20%，耗氧量比妊娠中期增加了 10%~20%，每分钟肺通气量约增加 40%，这种过度通气使动脉血氧分压（PaO_2）升至 92mmHg，二氧化碳分压（$PaCO_2$）降至 32mmHg，有利于供给孕妇及胎儿所需的氧，通过胎盘排出胎儿血中的二氧化碳。呼吸次数与妊娠期相比变化不大，每分钟不超过 20 次，但呼吸较深大。受雌激素影响，上呼吸道（鼻、咽）黏膜增厚，轻度充血、水肿，呼吸道抵抗力下降，易发生呼吸道感染。

分娩期第二产程时的深吸气、屏气及过度换气可能加重产妇的低氧血症。

孕妇妊娠期患呼吸道疾病，使母体呼吸功能降低，妊娠期和分娩期可能发生母体和胎儿气体交换和利用的紊乱，从而影响母儿安危。且由于妊娠期免疫系统的应激反应减弱，一旦发生肺炎，病情较重，危险性增加，易发生呼吸衰竭，因而临床上应该特别重视。

二、妊娠及分娩期新冠病毒感染特点

(一) 母体感染

理论上，孕产妇为呼吸道病原体的特殊易感人群，因为：①妊娠期处于免疫抑制状态，这种改变虽然对维持妊娠有利，但同时会减弱机体处理感染的能力；②妊娠期生理性的适应性改变，包括子宫增大、膈肌抬高，呼吸道黏膜增厚，轻度充血水肿，清除呼吸道分泌物的能力下降，局部防御能力下降。既往报道也显示，孕妇对多种呼吸道病原体易感。从目前笔者所在医院收治的超过 50 例新冠肺炎孕产妇实际感染途径来分析，有的患者家庭聚集性非常明显，孕妇是在行常规胸部 CT 检查时无意发现的；有的患者是做好适度防护后，仅去医院做一次产检感染。因而，在相对密闭的环境中，孕妇如果长时间暴露于含有高浓度病毒的气溶胶的情况下，容易被感染；或者通过密切接触而感染。由于妊娠人群外出活动较普通人群少，且孕妇自身防护意识比较强，故而妊娠期新冠病毒感染发病率低于普通人群且多为轻型或普通型。

(二) 胎儿及新生儿感染

一般母婴垂直传播最主要的途径有如下三种。

1. 子宫内感染 ①经胎盘感染，当孕妇患感染性疾病时，某些进入母体血液的病原微生物，可直接穿过胎盘屏障感染胚胎或胎儿，如风疹病毒、水痘病毒；还有一些病原体，如细菌、原虫、梅毒螺旋体等，可在胎盘部分形成病灶、破坏胎盘，继而感染胚胎。②上行感染宫腔，病原体还可经生殖道上行，从孕妇阴道到达绒毛膜或胎盘引起胎儿宫内感染。目前的证据并不支持新冠病毒可导致宫内垂直传播。首先，新冠病毒直径 60~140nm，透过胎盘屏障的可能性不大。此外，笔者所在医院收集了 6 例处于感染急性期患者的羊水、脐血及新生儿咽拭子标本，其中均未检测到新冠病毒。但上述病例均为妊娠晚期，有关妊娠早期、中期对病毒感染的影响，尚待进一步研究。

2. 产时感染 分娩过程中胎儿暴露于感染的产道，可由于接触母体血液、宫颈阴道分泌物，通过皮肤、黏膜、呼吸道被感染，如疱疹病毒可通过这种方式传播。临产后宫口开大、胎膜破裂、肛周分泌物污染产道、反复内诊或有创性产科操作均可增加产时感染风险。目前已证实，在粪便及尿中已分离到新冠病毒，另外妊娠合并新冠病毒感染患者阴道分泌物中是否存在病毒尚未见相关报道。陈慧君、郭娟娟已报道的 9 例妊娠合并新冠病毒感染患者均为剖宫产分娩，9 例新生儿咽拭病毒核酸检测为阴性，阴道分娩是否增加母婴传播风险，有待进一步研究证实。

3. 出生后感染 根据目前已发现的新冠病毒传播途径分析，分娩时产妇唾液、血液、呼吸道飞沫甚至气溶胶等均有导致新生儿感染的可能，因而出生后的防护非常重要。笔者所在医院 9 例妊娠合并新冠病毒感染剖宫产患者中的 6 例，术后第 2～3 天取乳汁进行病毒核酸检测未发现新冠病毒，但该结果尚需长期随访观察。目前普遍认为，新冠病毒感染产妇，其新生儿需常规给予隔离 14 天观察。

三、临床表现及辅助检查

（一）临床表现

根据目前的流行病学调查，妊娠期新冠肺炎与普通人群一样，潜伏期 1～14 天，多为 3～7 天，感染后导致不同程度的临床症状。病程长短不一，但很少在 1 周内痊愈，重型者可持续 1 月余。新冠肺炎的临床症状是非特异性的，从无症状到重型肺炎和死亡不等。患有新冠肺炎的孕产妇临床过程与同龄患者相近，典型症状和体征如下。

1. 发热 是新冠肺炎患者最常见的症状，77%～98.6%的患者在病程中有发热，但发病早期发热者仅占 43.8%。尤其是轻型患者可能没有发热，或者大部分为低热，故而容易被忽视，从而错过疾病诊断的最佳时间，成为感染原。此次笔者所在医院收治的多例妊娠期新冠肺炎多数为妊娠晚期患者，就诊时主诉无发热，但体温监测波动于 37.3℃左右。发热没有明显规律性，持续时间不定，短则仅一过性发热，长则持续 3～7 天，如病情迁延不愈，则可在间隔数天后再次出现发热。一项 138 例新冠肺炎患者的调查研究显示，34%患者体温超过 39℃，而 54%的重型患者体温波动在 38.1～39℃。因而体温的高低与疾病严重程度不成正比。重型、危重型患者病程中可为中低热，甚至无明显发热。

2. 呼吸道症状 新冠肺炎患者通常在感染后平均 5～6 天出现轻度呼吸道症状，研究显示，有 67.7%～76%的患者伴有咳嗽，59.4%为干咳，无明显咳痰，或者痰液黏稠难以咳出。而重型患者中85%的患者都伴有咳嗽。病毒感染后，可能直接损害呼吸道上皮，致使呼吸道反应性增高，出现刺激性咳嗽，也有可能与病毒感染后释放的炎性因子、组胺增多诱发咳嗽有关。咳痰却并不常见，仅 28%～33.4%的患者有咳痰，可能与新冠肺炎主要为下呼吸道感染、痰液不易排出有关。笔者目前收诊的妊娠期新冠肺炎患者多数为轻型，仅 44.4%伴有咳嗽，而有咳痰症状的患者则更少。

咽痛也是仅次于发热和咳嗽之后比较常见的症状，可能与病毒损害上呼吸道上皮有关。咽痛的发生率为 13.9%～44.4%。部分患者并发流涕、打喷嚏等流感症状，4.8%的患者伴有鼻塞。还有 0.9%的患者有咯血的表现。

轻型患者一般很少有胸闷、呼吸困难等症状，普通型患者呼吸困难的发生率为55%，而重型患者多在发病 1 周后出现呼吸困难，如不及时治疗，则病情呈进行性加重。呼吸困难的发生率在重型患者中高达 92%。有报道从发病到出现呼吸困难的时间平均为 5~13 天，最长 17 天。有 62% 的 ICU 重型患者呼吸频率增快，大于 24 次/分。因此，呼吸困难可以作为重型患者的示警。妊娠期的呼吸困难通常发生于妊娠早期，而接近足月时会逐渐好转，并且不影响正常活动，休息时很少发生，可能与妊娠中晚期呼吸系统的生理特点有关。例如，笔者收治了 1 例妊娠 36 周的新冠肺炎患者，同时合并子痫前期，虽伴有胸闷、活动后气促不适、血氧饱和度下降，需要持续吸氧治疗，但并未出现显著的呼吸困难。

3. 消化系统症状　腹泻虽然也是新冠肺炎患者的临床表现，但很少见，仅 3.7%。妊娠期消化系统的生理性改变为胃肠平滑肌张力下降，贲门括约肌松弛，胃内酸性内容物可反流至食管下部，产生"烧心"感。同时胃蠕动减弱，排空时间延长，容易发生便秘，反而不容易发生腹泻。因而如果出现上呼吸道症状同时伴有腹泻，反而更有助于诊断妊娠期新冠肺炎。部分患者因长期低热会出现食欲缺乏，重型患者中有 66.7% 伴有食欲缺乏。笔者所在医院收治的妊娠期新冠肺炎患者中，1 例以腹泻、低热为主要表现，1 例在产后出现胃痛、腹泻症状，大便不成形，每天 2~3 次，伴有食欲欠佳，予以双黄连和胃肠黏膜保护剂治疗后好转。此外，世界卫生组织（WHO）报道中有 5% 的患者伴有恶心、呕吐症状。

4. 心血管系统症状　有报道部分患者有心悸、胸闷、胸痛不适等心肌缺血的表现，WHO 报道的我国新冠肺炎有 18.6% 的患者有气促，还有报道 26.1% 的患者出现心律不齐。尽管如此，目前笔者收治的妊娠期新冠病毒感染患者中偶有主诉心悸、胸闷者，这与妊娠期生理性的心排血量和血容量增加，心率生理性增快有一定关系，但是胸痛症状比较少见。可能与收治的孕妇病情较轻有关。

另有 8%~13.5% 的患者有头痛症状，推测可能与该病毒的 S 蛋白与 ACE2 受体结合后激活肾素-血管紧张素系统有关，该受体系统对心脏、血管、肾、肾上腺和神经系统均有广泛的调节作用，推测其可促进血管平滑肌收缩，导致颅部血管舒缩功能障碍而出现头痛。

5. 全身症状　乏力也是新冠肺炎的主要表现，约有 44% 的患者可以出现乏力、疲倦。部分患者可出现肌肉酸痛或关节痛，据 WHO 的报道显示，肌肉酸痛发生率为 14.8%。肌肉酸痛可能与低氧血症导致电解质代谢紊乱，酸碱平衡失调，机体乳酸释放增多有关。还有 11.4% 的患者伴有寒战。新冠肺炎流行早期的一项研究数据显示，ICU 患者中疲倦的发生率为 54%，笔者所在医院收治的所有非妊娠重型患者中，疲倦的发生率高达 69.6%。笔者所在医院收治的妊娠期新冠肺炎患者肌肉酸痛的发生率为 33%，乏力的发生率为 22%，但都属于轻型患者。偶有不明原因的极度乏力是患者唯一的临床表现。

6. 眼部症状　部分患者有结膜炎的表现，可为单眼或双眼发病；早期为一般的结膜充血（0.8%），分泌物较少，为水样、稀薄黏液样，偶见小片状结膜出血等。已发现可能因未戴护目镜与新冠肺炎患者接触，导致以结膜炎为首发表现的新冠肺炎病例。笔者收治 1 例疑似产妇，居家隔离 1 个月，肺部 CT 提示新冠肺炎影像学改变，追问病史，疫情流行早期，外出产检后 3 天曾出现眼部充血、痛痒，分泌物增多，自以为结膜炎，症状持续 2 天后自愈。柯敏教授团队于 2020 年 2 月 11 日发表在《医学新知》杂志上的"新型冠状病毒肺炎与眼的关系及对普通人群和医务人员的防护建议"一文中指出，一定浓度的新冠病毒可通过眼感染人体，很可能是飞沫传播或气溶胶传播的一种形式，这就提示了疫情期间要注意眼部的防护，强调佩戴护目镜或防护面屏的重要性。有报道新冠病毒感染的潜伏期最长可有 24 天，这种情况较少见。笔者所在医院收治的多例妊娠期新冠肺炎患者，均是住院分娩前行胸部 CT 表现出典型的肺部影像学改变。追问病史和流行病史，虽然至少有 2 周甚至 1 个月无外出史，且其家人无感染者，但是在疫情暴发之前均有外出产检史。因而笔者大胆猜测，这些疑似新冠肺炎孕妇均是新冠病毒疫情流行早期产检时感染，但因有一定程度上的防护，感染较轻，或为无症状感染者。有 1 例妊娠期新冠病毒感染孕妇于妊娠 35 周出现发热、咳嗽，1 周后查咽拭子新冠病毒核酸阳性，居家隔离，口服抗感染和抗病毒药物治疗后 10 天，发热、咳嗽症状缓解，2 周后间隔 1 天 2 次复查咽拭子新冠病毒核酸阴性。然而发病第 33 天住院分娩时行肺部 CT 检查仍提示双肺磨玻璃影，而咽拭子新冠病毒核酸阴性，产后 3 天复查肺部 CT 提示肺部病变仍存在。故而笔者认为病毒感染后病程较长，尤其是肺部改变长期存在，是否整个病程期间均有传染性仍需要更多的临床证据。

根据 WHO 发布的对 55 924 例新冠肺炎病毒疫情调查分析报告显示，新冠肺炎轻型患者从临床发病到痊愈的中位时间为 2 周，重型或危重型患者为 3～6 周。

（二）实验室检查

1. 血常规、尿常规 发病早期，外周血白细胞总数正常或减少，可见淋巴细胞计数减少，严重者血淋巴细胞进行性减少。

妊娠期血常规中白细胞可以出现轻度升高，但很少超过 $15×10^9/L$，合并细菌感染时白细胞明显升高。63.0%～70.3%的患者出现淋巴细胞计数减少，尤其是 ICU 重型患者，其淋巴细胞计数$<1.0×10^9/L$ 的比例高达 85%。因而相对来说，淋巴细胞计数减少比较有诊断意义，且能反映疾病的进展情况，如果经治疗后淋巴细胞上升则代表疾病好转，如淋巴细胞计数持续下降，则提示疾病进展，若很快出现全血细胞减少，则有可能发展为重型。笔者所在医院收治的妊娠期新冠肺炎患者多数属轻型患者，仅 55.6%孕妇出现淋巴细胞计数减少。

轻型患者血小板计数一般不受影响。普通人群中仅有 5%的患者出现血小板减少，危重型患者中也仅有 8%患者出现血小板减少。笔者收治 1 例疑似新冠肺炎孕妇，术前血常规检查正常，术后突然出现进行性血小板和淋巴细胞减少，胸部 CT 检查也显示肺部病灶进展，因此，笔者有理由认为，除外其他原因出现的血小板和淋巴细胞进行性减少是新冠肺炎病情进展的早期实验室表现。

疾病早期，尿常规一般无特征性异常改变。但是重型患者出现肾功能受累时也可以出现尿蛋白和血尿。

2. 凝血功能　轻型患者凝血功能一般不受影响，严重者 D-二聚体升高。虽然有报道 58% 的患者凝血酶原时间（prothrombin time，PT）轻微延长，但无明显临床意义。重型患者 D-二聚体明显升高，可高达 2.4g/dl。笔者所在医院收治的疑似和确诊的妊娠期新冠肺炎患者，入院时 PT 和部分凝血活酶时间（activated partial thromboplastin time，APTT）均无明显改变。其中 1 例确诊孕产妇，足月阴道分娩后第 2 天，肝功能明显异常，肝酶和胆红素同步升高，肾功能正常。凝血功能明显异常，纤维蛋白原降低，报危急值，似可排除妊娠期急性脂肪肝，以危重型新冠肺炎转入 ICU 抢救治疗。虽然妊娠期本身也可以出现 D-二聚体的升高，但是合并新冠肺炎时，D-二聚体升高仍然较正常孕妇明显，有一定的临床意义。

3. 生化检测　37% 的患者可以出现肝功能异常，表现为谷草转氨酶（又称天冬氨酸转氨酶，aspartate aminotransferase，AST）轻度升高。重型患者中 62% 出现 AST 升高。笔者所在医院确诊的第 1 例妊娠合并新冠肺炎患者，就是不明原因的肝功能异常，后因术后发热，进行新冠肺炎筛查时确诊为新冠肺炎。该患者转氨酶升高 10 倍以上，并且伴有胆红素轻度异常，表明病毒可在一定程度上造成肝细胞损害，使转氨酶中重度升高。

还有部分患者可出现乳酸脱氢酶、肌酶和肌红蛋白增高，有研究报道了 138 例患者中 39.9% 出现乳酸脱氢酶升高。部分危重型患者可见肌钙蛋白增高。笔者所在医院一项研究提示，病毒感染对心肌可能造成一定的损伤，损伤的原因可能与病毒感染后引发炎性因子和细胞因子大量释放，诱发对心肌细胞的免疫攻击而造成心肌损伤有关。笔者所在医院收治的妊娠期新冠肺炎患者中，有 2 例孕妇出现肌钙蛋白显著升高，而这 2 例患者均为妊娠合并高血压患者。因而推测有妊娠合并症时，如患有妊娠期高血压疾病的孕妇感染新冠病毒时可能出现心肌损伤。

多数患者 C 反应蛋白和红细胞沉降率升高，而降钙素原（procalcitonin，PCT）多数正常。笔者所在医院收治的妊娠期新冠肺炎患者 C 反应蛋白轻度升高的发生率为 66.7%，也有降钙素原轻度升高，但一般不会超过 0.5ng/ml。笔者所在医院收治的疑似和确诊的妊娠期新冠肺炎患者红细胞沉降率均有升高，但红细胞沉降率升高对妊娠期新冠肺炎患者的诊断意义尚需统计学分析。

4. 细胞及免疫学检测　轻型患者一般细胞因子及免疫学检查大致正常，多数妊娠期新冠肺炎患者可以出现 IL-6 轻度升高，轻型患者一般未进行细胞因子和免疫学检查，重型、危重型患者常伴有炎性因子的升高。笔者对疑似的孕妇进行淋巴细胞亚群检测发现，有部分患者 CD3$^+$ T 淋巴细胞升高，CD3 阳性、CD4

阳性辅助/诱导性 T 淋巴细胞升高，而 CD19 阳性 B 淋巴细胞，以及 CD16 阳性、CD56 阳性自然杀伤（natural kill，NK）细胞数量减少，目前数据尚缺乏统计学分析，但也在一定程度上解释了细胞因子风暴、免疫系统紊乱的推论。当然，这需要更深入的研究才有指导意义。

5. 病原学及血清学检测 在抗病毒或抗感染治疗前收集血培养标本以判断是否存在引起肺炎的细菌和脓毒血症的病原体。同时收集上呼吸道（包括鼻咽和口咽）和下呼吸道的标本（包括痰液、气管内吸出物），可通过反转录聚合酶链反应（reverse transcription polymerase chain reaction，RT-PCR）方法进行新冠病毒检测。另外，在血液、粪便等标本中可检测出新冠病毒核酸。除非呼吸道的标本难以获得，我们才选取血液或粪便的标本进行病毒的核酸检测。

为提高核酸检测的阳性率，可尽量留取痰液标本进行检测，对实施气管插管患者可采集下呼吸道分泌物，必要时可搜集肺泡灌洗液进行检测，检测下呼吸道标本（痰或气管内吸出物）更加准确。标本采集后需要尽快送检。但是任何一种核酸检测均不可能有 100% 的阳性率，这与患者呼吸道中病毒载量的浓度、疾病的不同时期相关。例如，在发病极早期或者恢复期，病毒量少，且无症状，干咳、无痰，病毒量少，很难采集到合适的标本，给样本检测带来难度。

因而阴性结果也不能排除新冠病毒感染，需要排除可能产生假阴性的因素，如口咽等部位的呼吸道样本质量差，样本收集过早或过晚，样本保存、运输和处理不当，实验室技术本身存在的问题，病毒变异、PCR 抑制等。

核酸检测存在假阴性，可能出现漏诊的病例。且病毒感染后恢复期咽拭子病毒核酸检测阴性，但是患者是否有传染性却不可知。故而，也有研究采用胶体金法测量血清或血浆中新冠病毒的 IgG 和 IgM 抗体，视窗 C 为控制线。G 为 IgG 线，M 为 IgM 线。如果仅为 C 线阳性，则代表未感染，如果 C 线和 IgG 线双阳性，则代表疾病感染的恢复期，如果 C 线和 IgM 线阳性，则代表仍处于病毒感染的急性期。新冠病毒特异性 IgM 抗体多在发病 3～5 天后开始出现阳性，IgG 抗体滴度恢复期较急性期有 4 倍及以上增高。目前《新型冠状病毒肺炎诊疗方案（试行第七版）》已经将该血清学检查作为确诊的诊断标准之一。临床上采用该方法对肺部 CT 提示典型影像学表现的确诊新冠肺炎孕妇进行检测，结果显示 C 线和 IgG 线双阳性或 C 线和 IgM 线阳性，或 C 线和 IgG 线、IgM 线均阳性，而正常的人群检测仅为 C 线阳性。因而，笔者认为推广该方法可以协助诊断新冠肺炎，避免咽拭子核酸检测阴性导致的漏诊。

（三）胸部影像学检查

胸部 X 线检查是诊断呼吸道疾病最常用的检查方法，妊娠期间，胎儿也会接受一定量的自然背景辐射，剂量约为 1mGy。电离辐射对胎儿的影响与孕周和辐射剂量相关。胚胎发育早期若暴露于非常高剂量（超过 1Gy）的辐射环境，可导致胚胎死亡。在受精后 5～28 周，中枢神经系统对电离辐射特别敏感。胎儿剂量超过 100mGy 可以造成可证实的智力降低。当剂量超过 100～200mGy 时，应当考虑与中枢神经系统异常、畸形、生长发育迟缓和胎儿死亡有关的危险。在受精后 8～15 周胚胎受到 1000mGy 的辐射剂量，辐射诱发智力显著降低和造成的智力障碍上升到大约 40%。目前尚无辐射剂量低于 50mGy 造成胎儿畸形、生长受限或流产的报道。

CT 检查是新冠肺炎诊疗中非常重要的检查手段，其辐射暴露量因扫描层数、部位、曝光参数的不同而有明显差异，子宫处于照射野内的 CT 检查，如常规剂量的盆腔 CT 检查，胎儿受到的吸收剂量通常为 10～50mGy，腹部 CT 胎儿受到的吸收剂量通常为 1.3～35mGy。

如果使用低剂量的胸部 CT 检查，其对胎儿的辐射剂量仅为 0.01～0.66mGy，如果同时在行胸部 CT 检查时对孕妇腹部予以铅衣进行遮挡，则远远低于对胎儿造成影响的安全辐射剂量。检查时需特别注意暴露辐射剂量的累积效应。

正是由于笔者所在医院产科在新冠肺炎疫情流行早期就非常重视使用低剂量肺部 CT 对发热孕妇进行筛查，早期识别已感染孕产妇，并及时隔离，从而最大程度地避免了院内感染的发生。

胸部 CT 早期病变一般为肺泡渗出早期或渗出吸收期，呈现多发小斑片影及间质改变，以肺外带明显。也可以表现为肺内结节或者肺内小结节，其内仍可见血管影。随病情进展，发展为双肺多发磨玻璃影、浸润影，严重者可出现肺实变，胸腔积液少见。

疾病恢复期，肺部的慢性炎症或增殖性病变在修复愈合过程中，纤维成分逐渐代替细胞成分而形成瘢痕，则肺部 CT 可呈现纤维化病灶形成。

1. 早期 CT 表现　一般病变局限，病变范围小和（或）密度低，病灶呈大小不等的磨玻璃影，可伴有小范围的实变或磨玻璃样密度结节，可单发或多发，以多发病变为主。主要分布于胸膜下（肺外带），下肺多见。病变分布可呈不规则形，扇形也多见，呈小叶或亚段分布。如果无肺部其他疾病，一般无肺门淋巴结肿大和胸腔积液。若在病变早期，有时肺部 CT 上的淡薄的磨玻璃影和小结节影 CT 可能遗漏。

2. 进展期 CT 表现　可以出现病灶增多，或者肺实变与磨玻璃影并存。如病情进展，则会出现双肺多叶受累，胸膜下不对称分布。有时肺实变内可见空气支气管征，可见结节病变、晕征、反晕征。有的患者肺部 CT 可见少许纤维化、亚段性肺不张，少数患者出现胸腔积液及肺门与纵隔淋巴结增大。

3. 重型期 CT 表现　患者肺部呈现弥漫性病变，至少 2/3 的肺野均为病变占据，称为"白肺"。病变主要以实变为主，伴有多发条索状阴影。病情危重。

4. 转归期 CT 表现 可见病变范围缩小，密度降低，原来的实变灶逐渐消失，病变可完全吸收，部分残留条索影。病变的吸收可能晚于临床症状的改善。因而远期改变需要进一步随访。

在新冠肺炎疫情流行早期，笔者所在医院收治的妊娠合并新冠肺炎患者，肺部 CT 均表现为典型的磨玻璃结节，当然也有肺部 CT 正常的患者，可惜未一直随访。2020 年 2 月中旬开始笔者接诊的疑似妊娠期新冠肺炎患者的肺部 CT 不少呈现出条索状纤维灶或微结节等，但反复咽拭子检测病毒核酸阴性，居家 2 周无外出史，2 周前曾有外出产检史，因而猜测不排除在新冠肺炎流行期间感染后，表现为无症状感染者，经历 2 周的隔离后，肺部 CT 提示恢复期或转归期的 CT 表现。

四、诊断标准和临床分型

诊断标准和临床分型具体参照国家卫生健康委员会印发的《新型冠状病毒肺炎诊疗方案（试行第七版）》。

（一）疑似病例的诊断标准

对于所有接诊的孕妇，需结合以下流行病学史和临床表现进行综合分析。

1. 流行病学史

（1）发病前 14 天内曾接触过来自新冠病毒感染病例地区或新冠病毒感染病例社区的发热或有呼吸道症状的患者。

（2）发病前 14 天内有新冠病毒感染病例地区或新冠病毒感染病例社区的旅行史或居住史。

（3）发病前 14 天内与新冠病毒感染者（核酸检测阳性者）有密切接触史。

（4）有聚集性发病现象[2 周内在小范围如家庭、办公室、学校班级等场所，出现 2 例及以上发热和（或）呼吸道症状的病例]。

2. 临床表现

（1）发热和（或）呼吸道症状。

（2）具有前述新冠肺炎影像学特征。

（3）发病早期白细胞总数正常或降低，淋巴细胞计数正常或减少。

如果有流行病学史中的任何一条，且符合临床表现中任意 2 条，或者如果无明确流行病学史，需符合临床表现中的 3 条即为疑似新冠肺炎。

（二）确诊病例的诊断标准

对于疑似病例，如果同时具备以下病原学或血清学证据之一者则可确诊。

（1）实时荧光 RT-PCR 检测新冠病毒核酸阳性。

（2）病毒基因测序，与已知的新冠病毒高度同源。

（3）血清新冠病毒特异性 IgM 抗体和 IgG 抗体阳性；血清新冠病毒特异性 IgG 抗体由阴性转为阳性或恢复期较急性期 4 倍及以上升高。

（三）临床分型和依据

1. 轻型　临床症状轻微或无明显临床症状，影像学未见肺炎表现。

2. 普通型　具有发热、呼吸道等症状，或虽然无明显症状，但影像学可见肺炎表现。

3. 重型　患者如果符合下列条件中任何一条则可诊断。①出现气促，呼吸频率≥30 次/分；②静息状态下，指氧饱和度≤93%；③动脉血氧分压（PaO_2）/吸氧浓度（FiO_2）≤300mmHg（1mmHg = 0.133kPa）。

高海拔是指海拔超过 1000m 的地区，应根据下面的公式对 PaO_2/FiO_2 进行校正，即 $PaO_2/FiO_2×$[大气压（mmHg）/760]。另外，如果胸部影像学显示 24～48 小时病灶明显进展＞50%者亦按重型管理。

4. 危重型　符合以下情况之一者。①出现呼吸衰竭，且需要机械通气；②出现休克；③合并其他器官功能衰竭需 ICU 监护治疗。

（四）重型、危重型临床预警指标

（1）外周血淋巴细胞进行性下降。

（2）外周血炎症因子如 IL-6、C 反应蛋白呈进行性上升。

（3）乳酸进行性升高。

（4）肺内病变在短期内迅速进展。

（五）鉴别诊断

（1）新冠病毒感染轻型表现需与其他病毒引起的上呼吸道感染相鉴别。

（2）新冠肺炎主要与流感病毒、腺病毒、呼吸道合胞病毒等其他已知病毒性肺炎及肺炎支原体感染相鉴别，尤其是对疑似病例要尽可能采取包括快速抗原检测和多重 PCR 核酸检测等方法，对常见呼吸道病原体进行检测。

（3）还要与非感染性疾病，如血管炎、皮肌炎和机化性肺炎等相鉴别。

疑似病例连续 2 次新冠病毒核酸检查阴性（采样时间至少间隔 24 小时）且发病 7 天后新冠病毒特异性抗体 IgM 和 IgG 仍为阴性可排除疑似病例诊断。

五、妊娠期新冠病毒感染对母婴的影响

（一）对孕妇的影响

有研究显示，妊娠期病毒性肺炎往往较重，如 2003 年 SARS 流行期间，中国香港曾报道过 12 例妊娠期 SARS，其中 50%进入 ICU，33%需机械通气 16～

37 天，孕产妇死亡率高达 25%。理论上来说，由于妊娠期呼吸系统生理性的变化，且妊娠期由于本身能量代谢旺盛，需氧量增加，容易发生低氧血症、低蛋白血症、代谢性酸中毒和电解质紊乱，容易进展为重型肺炎。武汉大学中南医院作为武汉市新冠肺炎定点医院之一，目前收治确诊和高度疑似新冠肺炎的妊娠期病例。其中绝大多数为轻型和普通型，病情相对平稳，重型 1 例，主要表现为呼吸困难和呼吸频率增快，需要氧疗；2 例为危重型，其中 1 例是产后凝血功能障碍，病情演变似妊娠期急性脂肪肝，为新冠肺炎确诊病例。另 1 例是血小板减少报危急值，为新冠肺炎高度疑似病例。上述 3 例患者，整个妊娠期并无特别严重的妊娠合并症和并发症，产后有明显的病情加重趋势。另外，新冠肺炎发展到重型、危重型，全身低氧血症、呼吸困难及胎儿窘迫等因素，导致剖宫产率增加。

2020 年 2 月 16～24 日中国-WHO 新冠肺炎联合考察报告报道显示，多数感染新冠病毒的患者为轻型并可痊愈。约 80% 的实验室确诊病例为轻型和普通型，包括无肺炎或肺炎患者，13.8% 的患者为重型，6.1% 的患者为危重型。与 H1N1 感染不同的是，孕妇成为重型患者的风险似乎并不高，在对 147 例孕妇（64 例确诊、82 例疑似、1 例无症状）进行的调查中，8% 的孕妇属于重型，1% 的孕妇为危重型，明显低于同一报告整体人群。孕妇病情偏轻，可能与孕妇整体年龄偏低，且合并症较少相关。

（二）对胎儿和新生儿的影响

新冠肺炎是否存在病毒血症？若存在，妊娠早期病毒是否能通过绒毛或胎盘，影响早期胚胎的着床发育，以及是否会导致胎儿器官发育畸形还不能确定。根据陈慧君、郭娟娟在《柳叶刀》上发表的论文显示，在对妊娠晚期感染新冠病毒的孕妇进行剖宫产术的同时，对羊水、脐血和新生儿咽拭子进行新冠病毒核酸检测，未检测到新冠病毒的存在。但是妊娠早期和妊娠中期感染后若病程迁延，病毒持续感染可能导致胎儿畸形，但此结论尚需进一步调查研究。目前尚缺乏新冠病毒感染患者胎盘病理检查的相关文献报道。

另外，阴道分娩是否会增加新生儿感染的机会，尚缺乏足够的证据，需对产道的分泌物进行病毒核酸检测来进行评估。

妊娠期新冠肺炎，发热及肺部的病理生理学变化，可导致患者肺通气能力明显下降。孕妇对缺氧的耐受能力显著降低，容易发生缺氧，且感染后机体免疫应答的激活，可能导致流产。笔者所在医院已有 2 例妊娠早期感染新冠病毒后发生稽留流产的病例，流产原因是否与新冠病毒有关，正在做进一步的检查。妊娠中晚期感染，发热，子宫兴奋性增加，以及可能发生胎膜早破，可导致胎儿流产或者早产。反复高热、呼吸困难和低氧血症则可影响胎盘功能，使胎儿对低氧血症和酸中毒的耐受能力下降，导致胎儿窘迫，严重时导致死胎。妊娠晚期感染，因母体疾病不能控制需提前终止妊娠，医源性早产的发生率升高。如未及时终止妊娠，有发生胎死宫内、新生儿窒息死亡的风险。

陈敦金等研究结果显示，以往孕妇罹患病毒性肺炎的结局显示，其早产、胎儿生长受限及围生儿死亡率增加。与没有肺炎的孕产妇相比，患有肺炎的孕产妇发生低出生体重儿、早产、胎儿生长受限和 5 分钟 Apgar 评分＜7 分的风险均增加。

笔者所在医院陈慧君、郭娟娟等发表的 9 例妊娠晚期合并新冠肺炎的病例研究显示，早产发生率为 44.4%（4/9），胎儿窘迫和胎膜早破的发生率均为 22.2%（2/9）。有 1 例胎儿生长受限，但该患者同时合并重度子痫前期。9 例新生儿 1 分钟 Apgar 评分平均≥8 分，无新生儿窒息的发生。此外，据其他医院报道，妊娠合并新冠肺炎未出现不良妊娠结局，其中有 1 例重型病例，妊娠 25^+ 周，经积极治疗 10 天后病情好转，成功继续妊娠。

（徐　丹　李家福　龚　青　陈慧君）

第二节　妊娠期新冠病毒感染的防治

新冠病毒是一种全新的病毒，传播能力极强，目前人们对它的认识有限，正是因为它的未知性，对母儿的影响尚需探讨，因而在整个妊娠期均需要对新冠肺炎进行防治。

一、妊娠期新冠病毒感染的预防

新冠病毒主要以呼吸道飞沫传播和密切接触传播为主，孕产妇为特殊易感人群，为避免交叉感染，倡导广大孕妇减少外出和相互接触，根据自身情况，可适当减少产检次数。孕妇如无头晕、腹痛、阴道出血或流水、胎动减少等不适，又无其他高危因素，或病情稳定，应适当延后产检时间，自行居家监测。如有不适，可先选择医院"在线问诊"，必须产检时，提前预约，做好防护，尽量缩短在医院停留的时间。同时，做好个人防护，减少交叉感染风险。

（一）产检安排

1. 妊娠早期（孕 13^{+6} 周前）　妊娠早期是胚胎发育的关键时期，此期病毒感染容易引起流产、胎儿畸形，且妊娠早期感染肺炎后受用药安全性所限，有延误治疗可能，因而妊娠早期应尽量避免外出，减少感染机会。

如有停经史，可先行使用早孕试纸自行在家测定，阳性则可能妊娠。如其间无腹痛、阴道出血等不适，无须去医院检查，等待孕 11～13^{+6} 周进行 NT 检查。如有腹痛、阴道出血等不适需及时去医院排查异位妊娠可能。NT 检查无须预约，二级以上医院均可做，外出产检时需做好基本防护（戴口罩、帽子，手卫生等）。

2. 妊娠中期（孕 14～27^{+6} 周） 如胎动正常，无任何妊娠合并症/并发症，可以酌情减少产检的次数，建议在孕 14～20 周进行唐氏筛查或无创产前 DNA 检查。孕 20～24 周进行胎儿系统 B 超检查，筛查胎儿畸形。进行这两项必要的检查同时完成产检：孕 24～28 周是进行糖尿病筛查的时期，如果疫情期间孕妇处于该妊娠期，可延后检查。

3. 妊娠晚期（孕 28 周及以后） 妊娠晚期易发生妊娠合并症和并发症，包括容易罹患新冠肺炎，因而此期需密切监测，积极预防各种并发症。加强胎儿四大监护，即胎儿生长发育、有无畸形、胎儿成熟度和胎儿宫内安危的监护，尤其是胎儿宫内安危监护，尽量延长孕周，避免早产。如胎动正常，无任何妊娠合并症/并发症或不适，可以在妊娠 28～32 周、妊娠 37～40 周各检查一次，也可在完成下列必检项目时同期完成产检。妊娠 28～32 周行产科 B 超检查了解胎儿生长发育情况、羊水量、胎位、胎盘位置等。做好胎儿宫内情况的监护，在家记录胎动次数，测量血压，监测体重变化。有剖宫产史的孕妇应于孕 38 周后到医院检查，评估确定本次妊娠的分娩方式和风险。

新冠肺炎流行期间，运动量少，容易长胖，妊娠中、晚期要密切关注自己的体重。应养成每天定时称体重的习惯，建议晨起排空大小便后，着相同服装称量体重，应根据自己体重变化调整饮食和活动。妊娠晚期，孕妇体重每周增加不宜超过 0.44kg。

4. 正确应对临产征兆 临近预产期，出现规律性宫缩、见红、下腹坠胀等临产先兆或胎动减少，以及其他异常症状，应及时就诊。注意带好相关证件、产检资料、新生儿用品等。经产妇如果出现临产征兆应立即到医院就医。如出现阴道流水疑似胎膜早破情况，应立即平躺，将臀部垫高，以最快速度赶到医院，降低脐带脱垂危及胎儿生命的风险。

（二）产检防护

需要产检时尽量选择到非定点发热门诊的机构，如医疗机构有发热门诊，应密切注意医院内标识，避免到发热门诊接诊区候诊。

1. 防护方法 产检需要做好基本的防护（戴口罩、帽子，手卫生等），有条件者可以使用标准一级防护，包括手卫生、外科口罩或 N95 口罩、一次性帽子、鞋套、护目镜或防护面罩、乳胶手套、一次性隔离衣。如果防护物资不全，可以找生活中的其他物品替代。但是最基本的口罩必须戴，且使用时需注意检查密闭性。

2. 防护重点　避免乘坐公共交通工具前往医院。产检过程中需注意避免与未戴口罩及有呼吸道症状（如咳嗽、打喷嚏等）的人密切接触。保持良好的个人卫生习惯，注意手卫生，咳嗽或打喷嚏时用纸巾掩住口鼻。避免直接接触公共设备，可戴手套或使用纸巾包裹，将用过的纸巾立刻扔进封闭式垃圾箱内。如果双手直接接触患者或者公共设备，可用肥皂和清水或含酒精洗手液清洗双手，一定注意不要用脏手触摸眼、鼻或口腔。

如不可避免地需做 B 超检查，或者胎心监护，需要直接接触，则可在使用此类公共医疗设备前用含氯或酒精消毒剂进行消毒处理后再使用，使用完毕后及时进行全身衣物及接触部位的消毒。

（三）注意事项

外出产检归来后及时洗手，脱去口罩和一次性防护装备。脱去最外层衣服使用含氯消毒液浸泡或者热水浸泡半小时，全身进行热水淋浴，包括头发。所有措施均是为了切断病毒传播途径，避免将病毒带回家。

（四）居家隔离

因新冠病毒感染家庭聚集性现象非常明显，无症状感染者也是传染源。据统计，广东省和四川省报告的 344 起聚集性病例中共涉及 1308 例病例（两省总病例数为 1836 例），其中大多数（78%～85%）聚集性病例发生在家庭成员中。因而孕产妇需特别注意与家庭成员之间的隔离和防护，尽量单间居住，注意居所的定期消毒和手卫生，以及家庭成员之间的远距离接触。

二、妊娠期新冠肺炎的治疗

按照诊疗规范，疑似、确诊病例应当在具备有效隔离和防护条件的定点医院进行隔离治疗，疑似病例应当单人单间隔离治疗，确诊病例可多人收治在同一病室。危重病例应当尽早收入 ICU 治疗。

（一）疑似病例的治疗

1. 一般治疗　卧床休息，保证充足睡眠；保证充分热量摄入；维持水电解质平衡、内环境稳定。

2. 抗病毒治疗　①α-干扰素雾化吸入（成人每次 500 万 U，加入灭菌注射用水 2ml，每天 2 次）。妊娠早期使用该药有阻碍胎儿生长发育的风险，应充分告知。②洛匹那韦/利托那韦（200mg/50mg，每粒）每次 2 粒，每天 2 次。洛匹那韦/利托那韦已用于妊娠合并人免疫缺陷病毒（human immunodeficiency virus,

HIV）感染的治疗，资料显示其无明显致畸性，母乳中浓度很低。

3. 病情监测　密切监测生命体征、血氧饱和度等；动态进行动脉血气分析，复查胸部影像学；密切监测血常规、尿常规、生化指标（如肝酶、心肌酶、肾功能）、凝血功能、胎心和胎动情况等。

4. 各种呼吸支持治疗和其他对症处理　需多科协作或以感染科、呼吸科、中医科医生意见为主。

5. 寻找病原体　尽快完善病原学检测，以明确诊断。若病原学检测阴性（连续 2 次呼吸道病原核酸检测阴性，采样时间至少间隔 24 小时），仍不能排除新冠肺炎，需待体温连续 3 天正常，复查肺部 CT 转阴或者好转后出院，再隔离14 天才能结束隔离观察。若病原学检测阳性，即明确诊断新冠肺炎，按新冠肺炎临床分型诊治。

（二）确诊病例的治疗

1. 轻型　患者临床症状轻微，因妊娠期用药的特殊性，故而可期待治疗，或者对症支持处理，缓解症状，密切观察病情变化。一旦病情反复或加重，随时治疗。

2. 普通型

（1）一般治疗、病情监测和抗病毒治疗与疑似病例相同。

（2）抗菌药物治疗：加强细菌学监测，有继发细菌感染证据时及时应用抗菌药物。无明确继发细菌感染证据时，避免盲目或不恰当使用抗菌药物。必须使用抗菌药物时，尽量选择使用对胎儿影响小的抗菌药物。

（3）抗病毒治疗：①α-干扰素雾化吸入（成人每次 500 万 U，加入灭菌注射用水 2ml，每天 2 次）。妊娠早期使用该药有阻碍胎儿生长发育的风险，应充分告知。②洛匹那韦/利托那韦（200mg/50mg，每粒）每次 2 粒，每天 2 次。③阿比多尔（成人 200mg，每天 3 次，疗程不超过 10 天）。不建议同时应用 3 种及以上抗病毒药物，妊娠期治疗应考虑妊娠周数，尽可能选择对胎儿影响较小的药物，以及是否终止妊娠后再进行治疗等问题，并充分知情告知。因磷酸氯喹、利巴韦林均有致畸作用，孕妇禁用，故不推荐妊娠期使用。

3. 重型和危重型

（1）如妊娠期新冠肺炎病情发展迅速，有可能导致母胎死亡。推荐在 ICU 隔离收治后，由感染科、呼吸内科、中医科、影像科、新生儿科、麻醉科、产科、重症医学科、康复科等组成的多学科诊疗小组共同管理，在对症治疗的基础上，积极防治并发症，治疗基础疾病，预防继发感染，及时进行器官功能支持。

（2）抗生素联合使用：对于可疑或已证实继发细菌感染的妊娠期新冠肺炎患者，在抗病毒治疗的同时应尽早使用抗菌药物治疗。合理选择有效的抗生素，根据药敏结果调整抗生素。

（3）血压维持与液体管理：妊娠期本身血容量增加，因而需注意在适量液体复苏的基础上，改善微循环，使用血管活性药物，进行血流动力学监测。无休克的危重型患者应采取保守的液体管理措施；出现脓毒症休克时，行容量复苏，去甲肾上腺素维持平均动脉压（mean arterial pressure，MAP）≥60mmHg，维持体内乳酸＜2mmol/L。

（4）保障供氧：使孕产妇经皮动脉血氧饱和度（SpO_2）≥95%，合并低氧血症或休克患者立即给予氧疗，供氧方式可依据患者情况，给予面罩、高流量鼻导管氧疗或无创通气、有创机械通气等，近年来，临床上有指征的采用 ECMO 降低了肺部感染患者的死亡率，但妊娠期使用应注意防治相关并发症。

（5）维持内环境稳定：出现水电解质和酸碱平衡严重紊乱，以及严重脓毒症时可采取持续肾脏替代疗法（continuous renal replacement therapy，CRRT）。

（6）床旁超声监护：超声可以监测宫内胎儿情况，同时可用来评估危重型患者心肺肾功能状况，以及指导患者的容量复苏。

（7）康复者血浆治疗：适用于病情进展较快、重型和危重型患者。用法用量可参照《新冠肺炎康复者恢复期血浆临床治疗方案（试行第二版）》。

（8）中医治疗：中医中药治疗需特别注意妊娠期的用药安全，可根据病情轻重酌情选择合适的中药。具体可参照本书第十二章的妊娠和分娩期新冠病毒感染的药物防治。

（三）其他治疗

《新型冠状病毒肺炎诊疗方案（试行第七版）》提出，对于氧合指标进行性恶化、影像学进展迅速或者机体炎症反应过度激活状态的患者，可酌情短期内（3～5 天）使用糖皮质激素。妊娠期使用需注意剂量，较大剂量糖皮质激素由于免疫抑制作用，会延缓对冠状病毒的清除，避免使用大剂量地塞米松，除非有医源性早产需促胎肺成熟治疗。还可使用肠道微生态调节剂，妊娠期使用比较安全。对有高炎症反应的危重型患者，有条件可考虑血浆置换、吸附、灌流、血液/血浆滤过等体外血液净化技术，妊娠期使用需注意监测凝血功能，避免胎盘早剥等。

三、妊娠期新冠病毒感染患者的产科处理

（一）早期妊娠和中期妊娠产科处理

妊娠早期新冠肺炎可能导致先兆流产、流产，是否增加胚胎或胎儿畸形的概率，需要临床观察和病例积累。是否终止妊娠，可让患者知情选择。第一，患者

若存在病毒血症期（需要证实），病毒载量多少及存在时间的长短是导致胚胎畸形的主要影响因素。第二，影响差异也与病情轻重有关，若患者长时间高热和有明显的低氧血症等，将直接影响胚胎存活，或影响胚胎正常发育。第三，与妊娠期间的诊疗措施有关。新冠肺炎病程中，频繁的 CT 检查，大剂量或者长时间使用糖皮质激素，抗病毒治疗的药物，以及其他对症支持处理等，都可能不同程度地影响胚胎的正常发育。最后，新冠病毒感染造成的间接影响也不容忽视，如食欲缺乏造成必需营养素长期缺乏，患者心情沮丧等负面情绪，都不利于优生优育。当然，若患者病情轻微，一直无明显临床不适，干预措施不多，或者稍经治疗后恢复顺利；或者患者本次妊娠来之不易，经不孕症治疗或试管婴儿得来，都可知情选择顺其自然。对于这种妊娠，在母亲安全的前提下，处理中应尽量选择对胚胎影响较小的药物和（或）诊疗措施，甚至仅采用期待治疗。鉴于新冠病毒具有极强的传播力，且导致高危人群死亡的不确定性，对于非意愿妊娠或者病情危重不宜继续妊娠者，终止妊娠的时机宜选择感染控制、病情稳定，可以耐受手术后。若病情轻微，患者强烈要求尽早终止妊娠，必须在医患协商一致，有利传染病防控，做好医患防护的前提下进行。

早期终止妊娠，人工流产方法有直接吸刮术、钳夹术和米非司酮+米索前列醇片序贯药流（+清宫术）等，各种方法适应证不同，各有利弊。可根据孕龄、患者意愿、医院资源和医生经验选择应用，尽量避免选用技术要求较高、操作时间较长的钳夹术，如病情允许可等待行妊娠中期引产术。如已发生流产，则需在控制感染情况下尽快清宫，避免不全流产或流产感染使原有病毒性肺炎加重。

妊娠中期合并新冠肺炎，存在发热、低氧血症等，可能导致孕妇全身代谢失衡，胎盘功能下降，病程迁延易发生胎儿发育迟缓，需积极加强营养支持治疗，保证足够的能量供应。如系轻型患者，一般对妊娠影响不大，无须终止妊娠，可继续妊娠，但是如短期内病情快速恶化，需积极终止妊娠。如系重型或危重型患者，经药物积极治疗后病情无好转，则建议终止妊娠。

（二）晚期妊娠产科处理

妊娠 28 周以后，胎儿出生后存活率明显提高。尽管如此，对于轻型和普通型患者，治疗上仍应以延长孕周为目标，给予孕妇各种支持治疗，尤其是心理支持治疗，保证足够的能量供应，休息为主，尽力避免孕妇全身并发症的发生，从而尽量延长孕周至足月。疫情期间，有关医院有多例患者选择居家隔离，期待治疗，在线咨询，远程胎心监护，妊娠 38 周后择期剖宫产。母婴结局良好，获得满意疗效。

对于重型和危重型患者，可启动院内多学科诊疗小组，由产科、感染科、呼吸科、中医科、重症医学科和儿科，甚或麻醉科共同讨论制订治疗方案。妊娠

28 周前，以感染科或者呼吸内科医生管床为主；妊娠 28 周后，尤其妊娠 32 周后，以产科医生意见为主。若患者住在 ICU，即需时刻倾听 ICU 医生意见，以追求疗效最优、母儿平安为原则。整体上，终止妊娠时机和方式，应根据患者呼吸系统疾病轻重、治疗效果、耐受妊娠和分娩能力、孕龄、胎儿宫内状况等进行综合判断，并结合患者个人意愿，制订个体化处理方案。重型患者，妊娠 32 周后即应促胎儿肺成熟，考虑终止妊娠；不能耐受妊娠者还可提前终止妊娠；危重型新冠肺炎患者治疗不见好转，宜创造条件，提高耐受麻醉和手术风险能力后，尽快终止妊娠。阴道分娩或剖宫产生产，哪种方式更安全尚无定论。若出现胎儿窘迫、本身有产科手术指征或患者病情控制不理想，诊断为重型或危重型者，宜以剖宫产终止妊娠。无论自然分娩或者手术，均应尽量选在负压隔离产房或者手术室进行。如同时有多台剖宫产手术，需先做疑似患者，再做确诊患者。

　　关于分娩途径的选择，目前的观念如下：总体来说，新冠病毒感染不是剖宫产指征，但是新冠肺炎是一种传染性较强的呼吸道传染病，而阴道试产又是一个相对耗时耗体力，结局充满变数的动态过程。一方面，阴道试产过程中，孕妇因缺氧和疼痛，经常取下口罩难以配合，频繁深吸气、屏气，以及过度换气，紧张的大声喊叫，咳嗽和打喷嚏，伴随而产生的大量飞沫和气溶胶，都增加了医务人员和陪产者的暴露和感染机会，尤其是在通风不足的非负压吸引房和产程较长时。另一方面，产程管理和检查可能不到位，疫情期间镇痛分娩和自由体位难以开展，势必降低阴道试产成功概率。而且第二产程过度屏气或者难产试产，有加重病情的风险。尤其是对于重型或者危重型，有气管插管者，禁忌阴道分娩。新冠肺炎若有病毒血症，阴道试产是否增加母婴垂直感染概率，尚待进一步深入研究。因此，在一定的情况下，可适当考虑剖宫产作为主要的分娩方式。阴道分娩仅适用于经产妇，已经进入产程，头盆关系好，能短时间结束分娩者。笔者所在医院有 1 例足月经产妇，胎儿出生后体重 3250g，急诊入院时宫口开大 6cm，6 小时后宫口开全，但仍因持续性枕后位难产中转剖宫产。究其原因：患者一直平卧位休息不愿下床活动，而且紧张与恐惧，与医务人员的配合也不如非新冠肺炎患者，不利于医务人员及时掌握产程，指导并帮助患者旋转胎位。若在临时隔离病房行产钳助产，有一定难度，最后选择中转剖宫产，母婴结局良好。

（龚　青　徐　丹　郭娟娟　李家福　游爱平）

第六章

分娩期新冠病毒感染的防治

第一节　阴道分娩期防治

一、隔离产房的管理

目前尚无足够数据确定妊娠期新冠病毒感染对胎儿是否有影响，且尚不确定确诊孕妇是否存在母婴垂直传播。所有疑似和确诊的新冠肺炎孕妇，必须在隔离产房，最好是负压隔离产房中分娩，若条件有限，没有负压隔离产房，也可在普通的单间隔离产房中分娩，注意该隔离产房需独立于隔离病区和普通产房，设置专用的隔离通道，与隔离病区之间进行转运，不得使用正常急诊产妇通道，防止交叉感染。若受条件限制，特别是疫情突发，遇封城特殊情况，可适当考虑在急诊特殊情况下，做好严密防护，在隔离病房中分娩，即待产-分娩-产后在同一隔离病房内，分娩前后注意环境和器物的消毒，助产时的无菌原则和医患防护观念，新生儿严密防护下紧急转新生儿隔离观察室。另外，紧急情况下还可以使用负压手术室作为阴道分娩产房，需注意资源的合理分配。

（一）布局与设备

（1）"三区三通道"设置，即清洁区、潜在污染区及污染区分开，功能流程合理分布，标识清楚。同时设立医务人员通道、产妇通道和污物通道。每个区域均需配置快速手消毒剂。

（2）地面、天花板及四周墙壁均无裂缝，表面平滑，便于清洁及消毒。关闭中央空调，使用薄膜封闭空调风口。

（3）每张产床占地至少 $16m^2$ 为宜，两张产床间距不得少于 1.1m，使用布帘隔开。

（4）配备齐全的手卫生设施，并应符合以下要求：流动水，洗手液、非手触式水龙头开关，干手设施，每张产床旁放置快速手消毒剂。

（5）在清洁区配备帽子、口罩、隔离衣及鞋套等，以备入室、出室时更换。

（6）负压隔离产房：精减设备，但至少配备新生儿辐射台、新生儿窒息复苏气囊、面罩及新生儿气管插管急救箱等。除上述必要条件外，其布局和设备应更加便于消毒隔离。入室处备专用的医用防护口罩、帽子、隔离衣、防护服、护目镜、防护面罩及鞋套等。门口备洗手设施和手消毒液，装纱门，设层流负压室。

（二）助产医护人员防护

（1）入隔离产房前穿戴防护服、医用防护口罩、一次性工作帽、鞋套、手套等。穿戴防护用品前进行手消毒，穿戴防护用品顺序：戴医用防护口罩→戴一次性工作帽→戴护目镜→穿防护服→穿鞋套→戴防护面罩→若上台接生即洗手→戴手套→穿一次性无菌手术衣→戴手套。

（2）离开隔离产房时应脱下防护服、帽子、口罩、手套、鞋套等，消毒双手。脱防护用品顺序：摘掉外层手套→摘掉防护面罩→脱一次性无菌手术衣→脱鞋套→手消毒→脱防护服→手消毒→摘护目镜→手消毒→摘一次性工作帽→手消毒→摘医用防护口罩→手消毒→摘掉内层手套→手消毒→更换个人衣物。

（三）隔离产房消毒隔离管理

（1）产房应每天定时通风换气，保障每天 2 次空气消毒，使用汽化过氧化氢消毒机或紫外线空气消毒机消毒 1 小时，每天 2 次，使用 1000mg/L 含氯消毒液拖地。如有肉眼可见污物，应完全清除污染物后再消毒。

（2）床头柜、桌、椅、门、窗每天消毒擦拭 1 次。

（3）室内物品应固定专用毛巾和拖把，将使用过的物品用 1000mg/L 含氯消毒液浸泡 30 分钟。

（4）布类用品使用后用双层黄色医疗垃圾袋密封装好，标注"新冠肺炎"。

（5）使用后的产床用 1000mg/L 含氯消毒液擦拭，室内空气消毒 4 小时。

（6）产妇的排泄物、分泌物、呕吐物应有专门的容器收集，用 20 000mg/L 含氯消毒剂按粪药比 1∶2 浸泡消毒 2 小时。

（四）医疗器械消毒隔离管理

（1）患者使用的引流管、注射器、输液管及各种导管严格执行一人一针一管一用一消毒。

（2）使用后的一次性用品及胎盘分别放入室内黄色双层医疗垃圾袋内，严格按照感染性医疗废物及感染性生物垃圾处理，被患者分泌物、血液、体液及排泄物污染的床单、被套、隔离衣等均应放于双层黄色医疗垃圾袋内，双层结扎，确保封口严密，分层封扎，注明"新冠肺炎"及具体数量，由专门人员负责收走，集中处理。

（3）若在负压隔离产房中分娩，产妇分娩后在产房观察 2 小时无异常后再用专用平车将产妇转至隔离病房，平车上的床单、中单等转送产妇后放入黄色双层医疗垃圾袋密封，并在袋外注明"新冠肺炎"，送洗，平车尽快用 1000mg/L 含氯消毒液擦拭。

（4）所有器械使用后用 1000mg/L 含氯消毒液浸泡消毒 30 分钟后再进行清洗，使用后的防护面罩、喉镜用 75%乙醇溶液抹洗，血压计及袖带用 1000mg/L 含氯消毒液浸泡 30 分钟。

（五）待产-分娩-产后一体化产房

如在特殊时期特殊情况下，受条件所限，选择在隔离病房中分娩，即待产-分娩-产后一体化产房。需配置移动式新生儿辐射台、新生儿窒息复苏所需的器械，以及产后出血、羊水栓塞等紧急抢救所需的抢救车。同时需注意以下事项：①分娩前，使用人机共处消毒机进行至少 1 小时的空气消毒，然后在保暖条件下开窗通风（可在待产时完成）至少 30 分钟；②分娩时更换新的一次性床罩，助产的台面和床沿、扶手均予以消毒擦拭，使用一次性无菌包；③分娩后需将使用过的所有器械进行相应的终末消毒处理，并移出该病房，放入缓冲间，以备下一个患者使用；④新生儿尽早处理脐带后迅速转移至新生儿隔离观察室。其他事项同隔离产房。

二、分娩期管理

（一）负压隔离产房内分娩

疑似和确诊孕妇不可在普通产房分娩，需要在负压隔离环境下进行分娩，若不是负压隔离产房，宜关闭中央空调，封闭通风口，开窗通风；尽量让孕妇配合分娩过程。对轻型和普通型患者实施椎管内麻醉镇痛，可减少疼痛时的呻吟，以及大声喊叫、咳嗽等，避免产房局部形成高浓度的气溶胶，增加在场的医护人员和新生儿出生后的感染风险。

（二）接产人员要精减

进入隔离产房的人员要精减，应选择有经验的助产士和医师 1 或 2 人进行助产。

（三）物品少而精

物品也要少而精，尽量使用一次性物品，防止后续消毒困难，增加感染风险。

（四）医务人员的防护配置要到位

接产助产士需实施二级防护，即医用防护服、医用防护口罩、护目镜或防护面罩、一次性工作帽、一次性无菌手术衣、乳胶手套（双层佩戴）、鞋套，医务人员的防护配置要到位，有条件的医院可实施三级防护以避免分娩过程中的气溶胶传播。即佩戴全面型呼吸防护器或正压生物头套。

（五）产妇的防护

疑似或确诊的产妇应全程佩戴医用外科口罩或 N95 口罩，进入隔离产房时戴一次性帽子，穿一次性隔离衣和鞋套。分娩过程中产妇可使用防护面罩，避免分娩过程中大声喊叫产生的气溶胶对医护人员及新生儿的传播。

（六）产程中的监测

产程中适当增加听诊胎心的次数，如有必要建议进行持续胎心监护。如持续胎心率过快或其他异常需警惕，及时处理，放宽剖宫产指征。监测产妇生命体征，每 4～6 小时测量 1 次血压和体温。鼓励产妇少量多次进食高热量易消化食物，摄入足够水分，保持体力充沛。避免过早进行人工破膜，减少新冠病毒上行性感染的概率。鼓励产妇排空大便，每 2～4 小时排尿 1 次，必要时可导尿，注意排便排尿后及时予以会阴部清洁与消毒处理。

（七）尽量缩短产程

接产过程可按常规操作，在保证母儿安全的情况下，可以适当加快产程，尽快结束分娩，避免产程太长增加感染风险，必要时可使用吸引器和产钳助产。减少操作，最主要的是减少阴道检查，对于产程进展正常的产妇，无须常规的阴道检查，只在必要时检查，如胎心变化或产程进展不顺利时。鼓励支持产妇，增强信心，关爱产妇，帮助产妇进行心理调节，使其放松，减少恐惧，可放音乐，催眠放松，支持饮食，自由体位，减少疼痛不适，促进自然分娩。接产时尽量避免会阴切开，避免增加感染机会。

（八）尽量减少新生儿暴露时间

有专家指出，新冠肺炎产妇所分娩的新生儿应尽早断脐、尽早擦干全身，置于新生儿辐射台上，避免母婴接触，尽量减少新生儿暴露时间。

三、无痛分娩管理

产程中的镇痛在隔离产房完成，隔离产房内需配备监护仪和麻醉抢救药品，方便麻醉师进行麻醉镇痛和镇痛后观察，因分娩镇痛使用椎管内麻醉，因而麻醉师可按标准二级防护要求做好防护，注意使用一次性麻醉穿刺包。镇痛分娩仅适用于轻型、普通型或无症状新冠病毒感染产妇。具体的麻醉操作及防护请参照本章第二节中的麻醉管理。

（何小艳　杨桂芬　周春花　许　成）

第二节　剖宫产手术管理

一、手术室的管理

（一）手术室的环境设置

（1）手术室位置：手术室应选择在医院内相对安静、清洁，便于和产科、新生儿科、感染科等相关科室联系和转运的位置，并与输血科、检验科等辅助科室距离不宜太远，以便根据术中病情随时紧急联系。

（2）手术室设施：手术室应配备隔离专用电梯、水电供应、防火设施，因新冠病毒以呼吸道飞沫和密切接触为主要传播途径，新冠病毒感染患者手术必须在专用负压手术间（-5Pa 以下）进行。负压手术间应具有单独的出入通道以便与其他手术间进行隔离，并设定隔离、缓冲区域。在没有负压手术间的情况下，应选择具有独立净化系统过滤除菌且有相对独立空间的手术间，术后便于进行终末消毒处理。手术室须采用独立的空调净化系统，送风口和排风口应有一定的距离，严格防止排风口的空气泄漏，污染送风口空气，确保手术室内部空气洁净。手术室应避免强光直射，室内温度保持在 18～22℃，相对湿度以 50% 左右为宜。

（3）手术室门要求宽阔且无门槛，利于转运床及新生儿复苏台进出，应安装双向开启门或自控启闭门以减少接触。手术室窗户要严密，室内墙壁应隔音良好，墙角呈弧形，墙围较暗为宜，可考虑采用淡绿色或淡蓝色，墙面光滑便于清洁消毒，手术室地面可采用水磨石或者平滑防滑瓷砖，地面倾向于一角，在低处设置地漏以便排出污水，排水孔应加盖，以免污染空气进入手术室内。

（二）手术室布局

1. 手术室出入路线布局　手术室的出入路线设计需要符合功能流程和洁污区要求，应设置"三通道"，即医护人员通道、患者通道和污物通道；3 个缓冲入口，即洁净空间的入口、无菌包的入口和一次性物品及耗材（除去外包装）的入口，尽量做到相互隔离，洁污分流，避免交叉感染。

2. 手术室分区　手术室必须严格划分为"三区"，即限制区、半限制区和非限制区。

（1）非限制区：属于污染区，设在最外侧，包括接送患者区、标本间、污物处理间、更衣室、值班室、麻醉医生和护士办公室，值班室和办公室应设在入口近处。

（2）半限制区：为过渡区，设在中间，包括手术器械和敷料准备室、麻醉准备间、储藏室和消毒室等。

（3）限制区：即清洁区，设在最内侧，包括各手术室，洗手区、无菌物品和药物储存室等。

负压手术室应位于手术室的一端，尽可能自成一区，最好有专用隔离通道，以便于局限污染，方便封闭隔离和人员进出。手术室内部可配专用的无菌储物间、手术器械及污物处理间、洗手间及医护更衣室，可以起到有效控制感染的作用。负压手术室与外部通道应设立隔门和缓冲室，以便于负压手术室的隔离封闭，保证负压状态。

（三）手术间准备

尽量减少手术间内物品，精减参与手术人员。手术间外悬挂醒目的"新冠肺炎"警示标识。室内最基本的、必需的器械设施配备：多功能手术床、无影灯、升降器械台、麻醉操作车、麻醉机、监护仪和氧气设备、多普勒胎心仪或听诊器、吸引器、输液架、高频电刀、药物，以及敷料柜、踏脚凳、废弃物桶、钟表、传呼系统等，根据孕妇情况备新生儿复苏台及新生儿抢救相关设备。除了剖宫产术用到的必要相关设施、无菌器械包、一次性无菌敷料包、一次性无菌医疗用品等，需配备防护用品，如医用防护口罩、防护服、一次性帽子、无菌手套、护目镜或防护面罩、一次性手术衣、长款鞋套等，有条件的手术室应配备全面型呼吸防护器或正压生物头套。

（四）手术室术后处理

1. 术后关闭层流和送风　使用过氧化氢消毒机密闭消毒 2 小时，消毒时关闭层流，2 小时后再开启层流与通风。

2. 手术用物处理　手术器械使用 2000mg/L 有效氯消毒剂充分浸泡 30 分钟后，用双层黄色医疗垃圾袋包装密闭，做好"新冠肺炎"标识，单独放置，电话通知消毒供应中心收取，进行后续灭菌处理。一次性手术敷料包、一次性医疗用品等物品于术后置入双层黄色医疗垃圾袋扎紧，外层垃圾袋贴"新冠肺炎"标识，由医疗废物收取人员定时回收处理。

3. 物体表面消毒　负压手术间保洁人员和用具应固定，保洁人员需经专业防护培训后上岗，进入负压手术室必须严格做好个人防护，保洁用具使用后需消毒晾干。手术室地面使用 2000～5000mg/L 含氯消毒剂喷洒，保持 30 分钟后清水拖地；器械台、设备、操作台等表面，使用 1000～2000mg/L 含氯消毒剂擦拭物体表面，保持 10～30 分钟后再用清水擦拭；有患者血迹、羊水等污染的物体表面，直接使用 2000～5000mg/L 含氯消毒剂消毒处理。转运床垫拆卸竖起，放置在手术间内接受过氧化氢消毒机喷雾消毒处理。

4. 医疗废物规范处理 做好医疗废物的分类，医疗废物应弃置于双层医疗废物袋内，并严禁挤压，采用鹅颈结式封口，分层封扎，外部有"新冠肺炎"标识，疑似医疗废物袋外层被污染时，应加套一层医疗废物袋，离开手术间前对医疗废物袋表面使用 1000mg/L 含氯消毒液均匀喷洒或在外面加套一层医疗废物袋。

5. 更换负压手术间回风和排风口过滤网及净化机组内部高效过滤器 负压手术间实施完新冠病毒感染疑似或确诊患者剖宫产术后，通知层流工程技术人员，及时更换负压手术间回风和排风口过滤网及净化机组内部高效过滤器。负压/感染手术间消毒处理完毕后应进行物体表面和空气采样检测，结果合格方能使用。

二、剖宫产转运过程管理

（一）术前患者转运

术前对于有流行病学史，出现了发热和（或）呼吸道症状，影像学检查显示典型的病毒性肺炎特征，血常规白细胞总数正常/降低，或淋巴细胞计数减少的患者均应严格筛查是否为新冠病毒感染孕妇。医院应确定隔离病房至手术室的专用隔离通道，并在显著位置标示"新冠肺炎"隔离标识。

疑似和确诊患者均应由经过专业防护培训的医护人员转运，配备转运途中的监护仪、抢救用品及便携式胎心仪。转运前参与转运的医务人员应做好手卫生，配备二级防护装备。患者需佩戴一次性医用外科口罩或 N95 口罩，除转运人员外尽可能避免其他人同行，用专门的转运床转运患者，转运床表面使用一次性床罩，走专用隔离通道，运送后及时消毒。在手术室患者入口缓冲区域交换转运床，通过负压手术间专用通道将患者送入负压手术间，避免中间不必要的停留，防止交叉感染。患者术前所有准备工作和手术操作均应在负压/感染手术间内完成。

（二）术后患者的转运和隔离

患者的麻醉复苏应在原手术间完成，术毕经评估符合出手术室条件，转运人员实施二级防护，协助患者佩戴一次性医用外科口罩或 N95 口罩，携带转运监护设备，使用专用转运床沿设定专用隔离通道和电梯将患者送至隔离病房。手术打击是否增加新冠肺炎患者术后传染性目前尚不清楚，但手术造成的创伤应激、引流管和气管插管等会增加传染风险，所以术后对患者应该进行更加严格的隔离防护措施。新冠肺炎患者术后返回专用的隔离病房，应配备呼吸机及基本抢救设备，防止术后患者出现肺功能的进一步恶化。术后的管理应由感染科医师和产科医师共同进行，做到兼顾新冠肺炎的控制和术后的恢复。

三、剖宫产术中管理

剖宫产是常规二级手术，但是对新冠病毒感染患者进行剖宫产时，需要考虑更多的问题。由于新冠病毒感染性疾病目前还有许多问题尚待解答，要为新冠病毒感染患者实施剖宫产，首先要考虑到其传染性，需要特别注意术中防护问题。在决定为患者进行剖宫产后，需要进行实战演练，包括术前隔离、运送路线、术时方案、麻醉方式等，都要进行周密的设计和反复演练。在确保新冠肺炎孕妇安全生产的同时，还要保护其他人的安全。

这就要求我们遵循标准预防及分级防护的原则。应评估参与紧急救治的医务人员的暴露风险，选择不同级别的个人防护用品。所有级别的防护均要求保持手卫生，并严格执行防护用品说明书及国家卫生健康委员会要求，规范穿、脱，一次性使用。由于新冠病毒感染患者可能无症状或临床症状不典型，在新冠病毒感染病例报告地区，疾病高发感染时期，可将所有患者视为潜在的疑似患者，术前常规进行胸部 CT 检查，面对所有疑似患者与明确诊断者，采取二级防护（必要时使用三级防护）。

（一）前期准备

1. 岗前培训 做好新冠病毒感染知识培训、医务人员自我防护培训、穿脱二级/三级防护（防护口罩、乳胶手套、护目镜、防护面罩、防护服、鞋套、正压生物头套等）实践训练。

2. 术前讨论 制订手术及麻醉方案是保证手术成功的前提，应明确患者的初步诊断、新冠肺炎的诊断、肺功能和传染性、拟行手术方式、麻醉方式、手术人员、所需手术器械和耗材、血液制品输注、预防性抗生素应用及新冠肺炎综合治疗等关键问题。采集血标本，填写"用血申请单"并标注"新冠肺炎"等，电话告知输血科值班人员，初步估计所需的血液成分和用血量。

3. 手术间准备 原则上应使用负压手术间。无条件的手术室必须具有独立的通风系统，关闭中央空调，封闭通风口，绝对不能和大楼或者其他非新冠病毒感染者使用的病区相通，在急诊手术后需按国家规定进行感染控制处理。

4. 物品准备 术前备齐药品及各类麻醉、手术器械工具，尽量采用一次性耗材用品，用后放入指定医用废物收集袋，按涉疫情医疗废物处理，呼吸环路应使用过滤器，麻醉机使用后需消毒表面及内部。其他相关设备，如监护仪等应进行物体表面消毒。物品准备：①插管器具，可视喉镜及镜片（一次性透明保护套保护喉镜显示器及镜柄部分）、气管导管（全部型号）、听诊器、导丝、固定器、吸痰管等。所有器具均需单独放置。②全身麻醉诱导药物，罗库溴铵、芬太尼、咪达唑仑、依托咪酯或丙泊酚等。③急救药品，去氧肾上腺素、去甲肾上腺素、阿托品、肾上腺素、麻黄碱、氨茶碱、地塞米松或甲泼尼龙。④麻醉机过滤器，麻醉机应使用三个过滤器。

组装顺序：面罩—人工鼻（近心端）—直角弯头—螺纹管—两个过滤器（远心端，同时置于吸入和呼出管路）—麻醉机。接台手术期间，应用湿的消毒巾清洁麻醉机；术中避免将麻醉记录单、笔、病历置于手术间内。

5. 医务人员个人防护　参与手术的所有医务人员均应严格实施二级防护（必要时实施三级防护），内穿洗手衣或工作服、医用防护口罩、一次性工作帽；外套一次性防护服、一次性乳胶手套、一次性鞋套；外戴护目型医用外科口罩或护目镜+医用防护口罩，当麻醉师需要气管插管时，则需实施三级防护，即在二级防护基础上使用全面型呼吸防护器或正压生物头套。

（二）手术间管理

手术室是一个相对密闭的空间，气管插管、拔管或切开、无创通气、心肺复苏、吸痰、支气管镜检查等气道操作，以及吸引引流、电刀使用等情况，均不可避免地产生大量气溶胶。实施这些操作时必须启动气溶胶预防措施，强调医护人员实施三级防护，即佩戴全面型呼吸防护器或正压生物头套。

手术间管理的最基本原则是避免病毒的留存、繁殖，以及由此导致的广泛传播，从而最大限度地避免交叉感染。手术所需物品应标识明确，固定在专用手术间，推荐使用一次性物品，药品和一次性物品单向流动，只进不出；非一次性使用设备、物品必须依据相关规范进行使用后处理。在气管插管与麻醉机呼吸回路之间放置一次性过滤器，以减少对呼吸回路的污染，过滤器 3～4 小时更换 1 次。

术中手术室门口应安排人员负责室内外沟通及补充物品，室内外人员术中无特殊情况不得出入手术室。安排经验丰富者操作，精减手术室内人员到救治所需相对最低量。手术结束后离开手术室的人员需先用手消毒剂按照七步洗手法消毒双手再更换手套，然后脱防护衣、鞋套并丢弃在医疗废桶内。再次消毒双手后脱口罩、护目镜或防护面罩等，出污染区后用流动水洗手，时间持续 2 分钟。所有参与手术人员沐浴，更换清洁工作服后离开手术室。

（三）麻醉管理

新冠病毒感染影响孕妇的心肺功能，给麻醉管理带来一定的挑战，母体状态影响胎儿宫内安危，胎儿娩出后有时需要心肺复苏，这些都使新冠肺炎孕妇剖宫产麻醉比普通剖宫产麻醉难度增加，必须周密计划，确保母儿安全。在不增加患者损害的基础上，减少病毒通过呼吸道分泌物、血液和胃肠道分泌物传播的风险，尤其是防止气溶胶的生成和扩散。

　　麻醉科应职责分配清晰：一线麻醉医师负责麻醉设备、药品和耗材的准备，妊娠合并新冠病毒感染患者入室后在手术室外协助配合；二线麻醉医师直接接触患者，并与孕妇沟通签署麻醉知情同意书，进入手术室内单独完成麻醉操作，负责术中麻醉管理（由经验丰富的高年资医师操作）；三线麻醉医师位于清洁区准备处理患者突发危重情况。值班主任统筹安排，全面负责。

　　患者入室后常规吸氧，可使用鼻导管吸氧＋外科口罩覆盖，或使用两层湿纱布将患者口鼻盖住＋面罩吸氧。还可给患者双眼滴入抗病毒眼药水，必要时还可贴上眼膜，预防病毒感染。确认核对患者信息无误后，麻醉医师给予患者心电监护，巡回护士开放静脉通路，产科医生听诊胎心，三者同时进行。二线麻醉医师再次仔细评估孕妇有无腰椎外伤史、腰椎手术史、穿刺部位皮肤感染或过敏等椎管内麻醉禁忌，有无颈短、肥胖、张口受限、小下颌、颈部活动障碍等困难气道情况。所有手术术中监测体温，将体温探头（一次性薄膜手套包裹）置于腋下，避免使用经鼻或食管体温监测探头。

　　参照国家卫生健康委员会《医疗机构内新型冠状病毒感染预防与控制技术指南（第一版）》及 WHO 发布的《2019 新型冠状病毒指南》，针对剖宫产手术的麻醉方式：非重型且无椎管内麻醉禁忌证的孕妇，建议首选连续硬膜外麻醉或腰麻。麻醉医师协助孕妇摆好侧卧体位，进行椎管内麻醉，满足手术要求。孕妇全程佩戴医用外科口罩或 N95 口罩，鼻导管吸氧。

　　对于重型肺炎、ARDS、脓毒症及休克等美国麻醉师协会（America Anaesthetize Association，ASA）分级标准Ⅲ级及以上患者，有椎管内麻醉禁忌证的孕妇，宜采用气管插管静脉麻醉（不建议吸入麻醉）。插管医师必须沉着冷静，仔细轻柔，导管充分润滑，避免咽部或呼吸道损伤，插管前也可预防性使用类固醇激素以防气道痉挛。重型患者可能发生凝血功能异常，使气道管理更加棘手。不能一味强调"快"而忽视其他。通过整个插管过程的设计和对患者病情的准确把握，平稳流畅的完成操作才是关键。麻醉医师在气管插管时需实施三级防护，即在标准二级防护基础上使用全面型呼吸防护器或正压生物头套。

1. 气管插管要点

（1）充分评估气道，气道清理工具处于可立即使用状态。

（2）经验丰富的麻醉医师完成麻醉，严格限制手术室人数。

（3）患者肺换气功能多受损，插管前应充分吸氧。保证足够的麻醉深度，尽量消除应激反应，减少插管对患者的伤害性刺激，降低氧耗。

（4）首选一次性可视喉镜进行气管插管，若插管困难，用立式或便携式可视喉镜。操作完毕，一次性镜片装黄色双层医疗垃圾袋密封，镜柄消毒处理。

（5）气管插管应使用标准快速顺序诱导插管，尽可能使用肌松药物，最大程度避免患者呛咳、呕吐等发生，避免气溶胶传播。

2. 术中管理要点

（1）胎儿娩出后尽早使用缩宫素、麦角新碱等促进子宫收缩药物，心功能不全者禁忌使用麦角新碱类制剂，全身炎症性疾病慎用前列腺素制剂。托烷司琼联合地塞米松预防恶心、呕吐的发生。

（2）对于新冠肺炎孕妇的全身麻醉剖宫产，术中为减轻肺损害，建议遵循肺保护通气：采用<8ml/kg 的潮气量和平台压<30cmH$_2$O 的气道压进行机械通气；采用5～10cmH$_2$O 呼气末正压通气利于维持氧合；允许高碳酸血症。

3. 术后注意事项 对于转运至普通隔离病房的患者，出室前再次佩戴好医用外科口罩或 N95 口罩，由麻醉医生与普通隔离病房医护交接。对于全身麻醉剖宫产患者，麻醉医师应评估情况后制订术后撤机方案。建议保留气管导管送出手术室。如需拔管，应在良好镇痛情况下用纱布盖住患者口鼻部拔除气管导管，防止呛咳及分泌物喷溅。需转送至 ICU 隔离病房的患者，出室前应追加肌松药，保证无自主呼吸。转运时保留人工鼻，携带手术室的简易呼吸器和氧气袋，保证氧气袋充满，用完后密封带回做消毒处理。

（四）剖宫产术中管理

参与手术的医护人员需要采用二级防护（必要时采用三级防护），建议由高年资医生进行剖宫产手术，有利于提高手术质量，缩短手术时间。应特别注意精减手术步骤、轻柔操作、止血彻底、全面有序地探查，避免漏诊。防止针刺伤、锐器伤等职业暴露的发生。也有建议对此类孕妇，术中不使用电刀，避免其导致的气溶胶产生。

剖宫产的一个特点是羊水和血液外溢，常污染整个台面，甚至渗透术者的手术衣。在为新冠肺炎孕妇进行手术时，需要特别注意污染物的及时清理。术中操作过程中，手术医师需与助手和器械护士密切配合，尽量把羊水吸干净，避免血液、体液喷溅，造成污染。使用一次性的，带有收集羊水和血液装置的手术薄膜，紧密粘贴在手术周围皮肤上，有助于防止羊水和血液外溢。注意收集袋外面再加一层，避免外漏。

需要注意的是，个人防护装备会降低医护人员的视觉、听觉、触觉，影响手术和麻醉操作的精准性和成功率，甚至使麻醉医师对患者生命体征改变的察觉敏感度下降。故不可将注意力全部放在个人防护上，而疏忽对手术本身的关注和操作。手术操作宜稳而准，避免无效操作。口罩和护目镜或者防护面罩，处于功能状态，并佩戴舒适，视物清晰，是保障手术成功的前提。

术中应把握全局，提前预判，做好孕产妇及新生儿的抢救准备。新冠肺炎孕妇有可能出现缺氧，影响胎儿氧供，胎儿娩出后需协助抢救新生儿。注意给予孕妇人文关怀，言语安慰，消除其紧张情绪，增强其战胜疾病的信心。术后嘱咐孕妇麻醉后去枕平卧 6 小时，不要对暂时性的下肢活动障碍过于担心。

另外，新生儿 Apgar 评分无异常或经抢救恢复正常后，由助产士转交给手术室外等候的新生儿科医生，立即放入大单覆盖的转运暖箱，实时心电监护，按事先预定的路线转送。

（孙黎黎　张　娟　柯剑娟　张宗泽）

第三节　分娩期新冠病毒感染及新生儿处理流程

一、处理流程

孕妇具有上呼吸道黏膜水肿，耗氧量增加，肺通气量增加，呼吸频率增加等特点，导致其对病毒性呼吸系统感染的炎症应激反应性明显增高，病情进展快，尤其是妊娠中晚期，有演变为重型的可能。为规范安全管理，制定分娩期新冠病毒感染患者处理流程。

（一）处理流程

处理流程如图 6-1 所示。

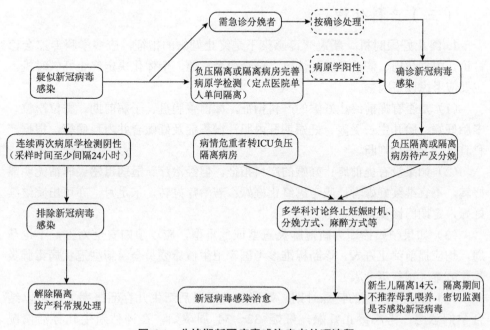

图 6-1　分娩期新冠病毒感染患者处理流程

（二）接诊流程

1. 检测体温及问诊 了解有无发热（体温≥37.3℃）、干咳、乏力、鼻塞、流涕、咽痛、肌痛和腹泻等症状；了解有无流行病学史。

2. 辅助检查 如有以上情况，需立即启动防护和隔离流程，完善相关辅助检查，即血常规、肝肾功能、C反应蛋白、胸部CT（低剂量CT）（需签署知情同意书）、呼吸道病原体八项、咽拭子流感病毒检查、新冠病毒咽拭子核酸检测及血清学检测，必要时查乳酸脱氢酶、肌酶、肌红蛋白、肌钙蛋白、红细胞沉降率、降钙素原、炎症因子等，妊娠28周以上孕妇可行胎心监护，必要时行床旁B超了解胎儿宫内安危。

3. 产科处理原则 多学科诊疗小组讨论终止妊娠时机及方式，有急诊终止妊娠指征的疑似和确诊患者应立即收治产科隔离病房，并采取防护措施。无急诊终止妊娠指征，但有近期终止妊娠要求的孕妇，待病原学和血清学结果进一步处理。无终止妊娠指征患者以治疗新冠病毒感染为主，尽快行新冠病毒核酸和血清学抗体检测进行确诊，收治感染科病区隔离治疗，治疗期间密切监护，持续评估母儿情况，根据病情变化进一步处理。

4. 转诊接诊患者 由外院转入的疑似或确诊患者，接诊后迅速对母儿情况进行评估，并根据病情决定收入产科隔离病房、感染科病房或重症监护病房。由专门的隔离转运通道转入相应病区。

（三）产科处理

1. 终止妊娠时机 新冠病毒感染不是终止妊娠的指征，应多学科专家会诊讨论，根据孕周、病情和胎儿情况，结合患者意愿，个体化决定终止妊娠时机。主要应考虑以下因素。

（1）是否有提前终止妊娠的产科指征，如前置胎盘、子痫前期、臀位横位、多胎妊娠、胎儿生长受限、妊娠期肝内胆汁淤积症及妊娠合并内科病等，根据产科具体情况进行判断。

（2）如果没有提前终止妊娠的产科指征，但经治疗新冠病毒感染病情无明显好转，不宜继续妊娠者，应考虑终止妊娠；若治疗好转，未足月，亦可出院继续妊娠，定期门诊复查。

（3）如果孕妇诊断为新冠肺炎重型或危重型，应以孕妇安全为主，不论孕周，均应提前终止妊娠。诊断标准参考国家卫生健康委员会《新型冠状病毒肺炎诊疗方案（试行第七版）》。

（4）在疫情严重的特殊时期，妊娠34周以后新生儿存活概率大，可以结合孕妇意愿，考虑终止妊娠。妊娠32～34周孕妇，在评估新生儿存活情况后，因病情需要，可以促胎儿肺成熟后考虑终止妊娠。对于轻型、普通型新冠肺炎，若一般情况好，胎心胎动正常，可居家隔离或住院观察，坚持到足月终止妊娠。

2. 终止妊娠方式　分娩方式选择需依据产科指征，阴道分娩或剖宫产何种方式更安全尚无定论。但疫情严重时应适度放宽剖宫产指征，从而尽量减少孕产妇在产科的住院时间，尽可能减少交叉感染机会，同时减少产妇在分娩过程中的体力消耗，保证产妇、新生儿和医护人员的安全。终止妊娠方式主要考虑以下因素。

（1）能短时间内结束分娩、能耐受阴道分娩者可考虑阴道分娩，如经产妇已临产，且胎儿体重较轻、产道条件好的孕妇。分娩过程中应做好患者及医务人员防护措施，最好是标准二级防护。

（2）其他短期内无法分娩者、重症肺炎病情控制不理想者、有产科手术指征者，均应考虑剖宫产终止妊娠。因疫情特殊时期，阴道分娩时如果产程时间长，需要医护人员全程陪同监护，且许多基层医院缺少负压产房，多重因素可能导致阴道分娩交叉感染风险增加。且阴道分娩过程中宫内压力增加、产道挤压等情况是否会增加病毒母婴垂直传播风险尚为未知。因此特殊时期，做好病情告知，适当放宽妊娠期新冠病毒感染患者剖宫产终止妊娠指征。

（四）其他治疗

分娩期感染新冠病毒，需要产科处理时应以产科为主导进行治疗，产科处理完成后，应采取以感染科或呼吸科为主导的多学科诊疗小组治疗模式。

1. 一般治疗　保证充足睡眠及能量摄入；维持水电解质平衡、内环境稳定，孕妇尽量侧卧位。

2. 抗病毒治疗

（1）α-干扰素雾化吸入（成人每次 500 万 U，加入灭菌注射用水 2ml，每天2 次，疗程不超过 10 天）。

（2）洛匹那韦/利托那韦（200mg/50mg，每粒）每次 2 粒，每天 2 次。

（3）阿比多尔（200mg，每天 3 次，疗程不超过 10 天）。

注意：磷酸氯喹可引起胎儿脑积水、四肢畸形及耳聋，孕妇禁用。利巴韦林有较强致畸作用，孕妇禁用。

3. 抗菌药物使用　避免盲目或不恰当使用抗菌药物，尤其是联合使用广谱抗菌药物。加强细菌学监测，有继发细菌感染证据时及时应用抗菌药物，根据药敏结果合理选择抗生素，必须使用抗菌药物时，尽量选择使用对胎儿影响小的抗菌药物。

4. 重型和危重型患者治疗　重型和危重型患者通常病情复杂、危重，需多学科团队共同管理，除上述基础治疗外，还应注意以下方面。

（1）氧疗：合并低氧血症或休克患者，可给予鼻导管、面罩、无创通气或有创机械通气，使孕产妇 $SpO_2 \geqslant 95\%$，必要时使用 ECMO 保证患者生命体征稳定。

（2）血压维持与液体管理：无休克的危重型患者应采取保守的液体管理措施；出现脓毒症休克时，行容量复苏、去甲肾上腺素维持平均动脉压 $\geqslant$ 60mmHg，维持体内乳酸 $<2mmol/L$。

（3）维持内环境稳定：出现水电解质和酸碱平衡严重紊乱及严重脓毒症时，有条件的可考虑使用血浆置换、吸附、灌流、血液/血浆滤过等体外血液净化技术。

（4）康复者血浆治疗：对于病情进展较快、重型和危重型患者，可考虑输注符合解除隔离和出院标准的新冠肺炎患者血浆 200～500ml（4～5ml/kg），分两次输入。具体操作参照国家卫生健康委员会发布的《新型冠状病毒肺炎康复者恢复期血浆临床治疗方案（试行第二版）》。

（5）床旁超声监护：监测和评估危重患者心肺肾功能状况、胎儿宫内安危，以及指导患者的容量复苏。

（五）胎盘的处置

对新冠病毒感染孕妇的胎盘，应按传染性疾病污物处理；当需要行胎盘组织样本检测时，需将取下送检的胎盘组织放入带有"新冠肺炎"标识的双层标本袋里，标识清楚，密闭送检，做好交接记录。

（六）产褥期处理

产褥期新冠病毒感染患者由于防护、隔离、避免交叉感染、家属陪同人数有限等原因，必须严格防止产后出血的发生，手术中对于产后出血高危人群，应采取预防措施，必要时加用促进子宫收缩的药物以防止产后出血。此外，由于分娩疲劳、失血等导致的免疫力下降，以及产褥期多汗、产后泌乳等生理特点，产妇可能出现产后发热。因此，需感染科、产科联合查房，一旦出现产后发热，应注意与产褥热鉴别，排除乳胀、乳腺炎、尿路感染、普通感冒、生殖道感染等。有新冠病毒感染相关症状者，应及时进行血常规、呼吸道病毒筛查、胸部 CT 检查；发现新冠肺炎影像学特征者，要及时完成新冠病毒核酸检测。确诊患者产后应避免母乳喂养，直至新冠病毒感染治愈后 2 周。此外，还应做好产妇心理疏导，产妇发生焦虑和抑郁风险增加，一旦感染或疑似感染新冠病毒，可能会出现不同程度的精神症状，不利于母儿健康。应及时评估包括焦虑、抑郁、睡眠状况、自杀意念及忧虑来源，并及时请精神科医师进行心理干预。出院产妇发热要及时到发热门诊就诊，发热门诊注意请妇产科医师会诊排除产科发热。

（七）出院及其处理

达到产科出院标准及新冠肺炎感染出院标准的患者考虑出院或解除隔离。新冠病毒感染患者出院标准及院外注意事项参考国家卫生健康委员会《新型冠状病毒肺炎诊疗方案（试行第七版）》。

二、新生儿处理

（一）新生儿科病区设置

新生儿科划分为普通病房、过渡病房及隔离病房。新生儿隔离病房包括新生儿隔离留观病室、新生儿隔离观察病区和新生儿隔离诊治病区。新生儿进入隔离病区后应将其安置在婴儿暖箱中，实施床边隔离措施，不宜使用开放式远红外线辐射台（图 6-2）。

1. 新生儿隔离留观病室　对于疑似新冠病毒感染患者分娩的一般情况良好的新生儿需给予隔离观察与护理。凡提供产科或新生儿医护服务的医疗机构均需设置隔离留观病室。隔离留观病室应有专用的通道，病室的布局和管理需要满足单人单间及实施有效隔离和护理的要求，避免与其他病房交汇。

2. 新生儿隔离观察病区　对于疑似/确诊新冠病毒感染患者分娩的新生儿，需做隔离观察与诊治，提供新生儿重症监护病房（neonatal intensive care unit，NICU）医护服务的医疗机构均需设置新生儿隔离观察病区。隔离观察病区需设置在常规新生儿病房以外的区域，配备专用通道，不与常规的新生儿病房交汇，病区内应按医院感染控制要求严密分隔办公区、缓冲区和隔离观察区。病房设置为单人单间，床位规模需按照感染隔离的要求，按不低于Ⅱ级 B 等新生儿病房的标准配置医疗设备和医务人员，保障对隔离观察期间的新生儿实施有效隔离及救治。

3. 新生儿隔离诊治病区　对于收治疑似/确诊新冠病毒感染患者分娩的重症新生儿，以及疑似/确诊新冠病毒感染的新生儿隔离诊治病区，提供 NICU 医护服务的新冠病毒感染防控的定点医疗机构需设置。隔离诊治病区与常规新生儿病房之间需设置严密的分隔，配备独立的空气循环系统，尽量设置负压病房。严格区分清洁区（生活区、办公区）、潜在污染区、污染区和隔离观察区，并在清洁区和潜在污染区、潜在污染区和污染区之间设置缓冲间。按医院传染病感染控制要求合理设置病房通道，所有通道不得与常规的新生儿病房直接交汇。床位的规模需按照感染防控的要求，按不低于Ⅲ级 A 等新生儿监护病房的标准配置设施设备和医务人员，各种防护、诊治和管理按照《医疗机构内新型冠状病毒感染预防与控制技术指南（第一版）》要求执行。

分区提示：各隔离区域要张贴明显标识及提示牌，提醒病区内所有医务人员在必要区域随时关门、做好手卫生、消毒门把手、关闭垃圾桶盖等。

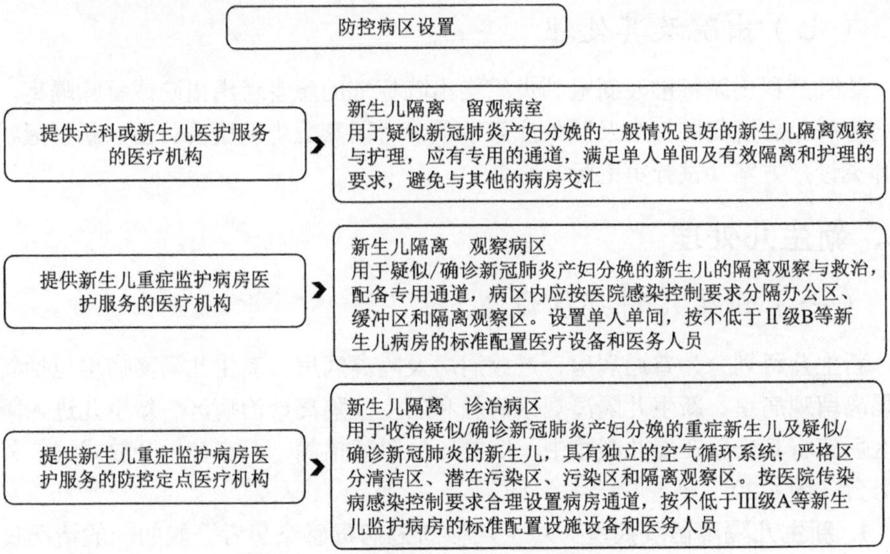

防控病区设置
提供产科或新生儿医护服务的医疗机构
新生儿隔离　留观病室
用于疑似新冠肺炎产妇分娩的一般情况良好的新生儿隔离观察与护理，应有专用的通道，满足单人单间及有效隔离和护理的要求，避免与其他的病房交汇
提供新生儿重症监护病房医护服务的医疗机构
新生儿隔离　观察病区
用于疑似/确诊新冠肺炎产妇分娩的新生儿的隔离观察与救治，配备专用通道，病区内应按医院感染控制要求分隔办公区、缓冲区和隔离观察区。设置单人单间，按不低于Ⅱ级B等新生儿病房的标准配置医疗设备和医务人员
提供新生儿重症监护病房医护服务的防控定点医疗机构
新生儿隔离　诊治病区
用于收治疑似/确诊新冠肺炎产妇分娩的重症新生儿及疑似/确诊新冠肺炎的新生儿，具有独立的空气循环系统；严格区分清洁区、潜在污染区、污染区和隔离观察区。按医院传染病感染控制要求合理设置病房通道，按不低于Ⅲ级A等新生儿监护病房的标准配置设施设备和医务人员

图 6-2　新生儿科病区设置要求

（二）疑似或确诊新冠病毒感染患者分娩期新生儿处置

见图 6-3。

疑似或确诊新冠肺炎产妇
建议在负压隔离病房分娩
至少提前30分钟通知新生儿科医师到场
医护人员执行二级防护
新生儿入暖箱转运至隔离留观病室或观察病区
产妇阴性2次
产妇阳性
解除隔离、母婴同室或居家护理
若新生儿反应欠佳、呼吸困难、发热或有其他重症临床表现
对新生儿行核酸检测
阴性
阳性
转至定点医院
隔离观察14天以上
确诊，继续治疗

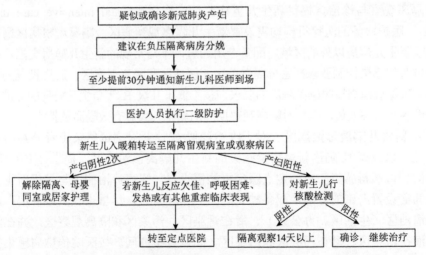

图 6-3　疑似或确诊新冠肺炎产妇分娩新生儿的处理流程

1. 新冠病毒感染患者分娩新生儿的临床特点　基于新冠病毒的强传染性及患者围生期的特殊性，新冠病毒感染在孕妇和新生儿这种特殊人群中可能导致不良结局。新生儿感染新冠病毒后临床表现和成人相似，可表现为无症状感染、轻症感染和重症感染，由于免疫功能发育尚不成熟，新生儿尤其早产儿的临床表现

可能更加隐匿，不具有特异性，需要密切观察与甄别。目前新生儿病例报道较少，临床症状以轻症为主，少数患儿病情危重，儿童暂无死亡病例。1 岁以下女婴的感染人数多于男婴，但女婴是否比男婴更易感染尚待研究。新生儿感染新冠病毒可分为早发型感染（妊娠期/分娩时吸入含病毒的母血或分泌物导致的产时感染）和晚发型感染（出生后经接触途径引起的感染）。早发型感染者可能复苏后或生后不久出现体温不稳定、呼吸快、呻吟、鼻塞、呼吸暂停、发绀、喂养不耐受、拒奶、腹胀等非特异性症状；晚发型感染可出现发热、食欲缺乏、气促、鼻塞、咳嗽等。胸部 X 线检查可表现为透亮度降低甚至白肺等；胸部 CT 提示磨玻璃样改变或双肺纹理增强。严重者可能合并新生儿持续肺动脉高压、肝功能异常、脓毒性休克、血小板减少、凝血功能障碍等。上呼吸道标本（咽拭子、鼻拭子）、下呼吸道标本（痰、肺泡灌洗液、气管插管吸取分泌物）或血液中检测出新冠病毒核酸或病毒基因测序与已知的新冠病毒高度同源，可明确诊断。

2. 新生儿复苏和管理　疑似/确诊新冠病毒感染患者分娩前，产科医生应至少提前 30 分钟通知新生儿科医生，使其有充足时间准备设备器材和全面防护。剖宫产/阴道分娩应在达到新冠病毒防护标准的手术室/分娩室进行，配备负压通风装置，分娩期防护必须贯穿整个分娩过程。一旦新生儿窒息需要气管插管，其所用器械需要按照阳性病例准备，另外打包、标识、专门消毒，其他所有接生器械及手术器械外贴"新冠肺炎"标识，单独放置，单独消毒处理。

（1）疑似新冠病毒感染产妇的新生儿管理：产科与新生儿科保持沟通，如发现产前疑似病例，通知新生儿科，告知高危产妇信息。医务人员实施二级防护：戴医用防护口罩、一次性工作帽、护目镜或防护面罩、乳胶手套，穿工作服、防护服、鞋套。新生儿科医生对娩出的新生儿进行初步复苏和必要的体格检查后，根据新生儿情况转入新生儿隔离留观病室或隔离观察病区。

若新生儿一般情况良好，立即转入新生儿隔离留观病室，密切观察有无新冠病毒感染的临床表现。若产妇连续 2 次（间隔＞24 小时）新冠病毒核酸检测阴性，排除新冠病毒感染后，新生儿可转出隔离病区，母婴同室或居家护理；若母亲新冠病毒核酸检测阳性，新生儿需转入新生儿隔离观察病区。

若新生儿反应欠佳、呼吸困难、发热或有其他重症临床表现，或母亲存在不明原因发热或肺炎等，新生儿应及时转至隔离观察病区或新冠病毒感染防控定点医院的新生儿隔离诊治病区，行新冠病毒核酸检测，以及流感、呼吸道相关病原、血培养等相关疾病排查，新生儿隔离观察/诊治期限需在 14 天以上，达此期限一般情况良好的新生儿可解除隔离。

（2）确诊新冠肺炎患者分娩新生儿的管理：医务人员实施二级防护。对于确诊新冠病毒感染患者娩出的新生儿，由新生儿科医生行初步复苏和必要的体格检查后转入新生儿隔离观察病区，密切观察病情，并行新冠病毒核酸检测。有重症临床表现者应及时转至新冠肺炎定点医院新生儿隔离诊治病区。建议常规采集隔离观察病区或隔离诊治病区新生儿的咽拭子、痰、下呼吸道分泌物、血液等标本行新冠病毒核酸检测。

（3）复苏过程（图6-4）：按2018年发布的《国际新生儿复苏教程更新及中国实施意见》进行，尤其在早产儿复苏中要做好保温、预防神经损伤，以及避免高氧损伤。目前尚不确定新冠病毒是否存在母婴垂直传播，建议新生儿娩出后不必进行脐带挤压或脐带延迟结扎。为减少围生期感染，新生儿应早清洁以清除皮肤表面的母体血液和羊水，禁忌母婴皮肤接触和早吸吮，确诊或疑似新冠肺炎产妇的新生儿均应被送入新生儿负压隔离观察室或隔离病房。

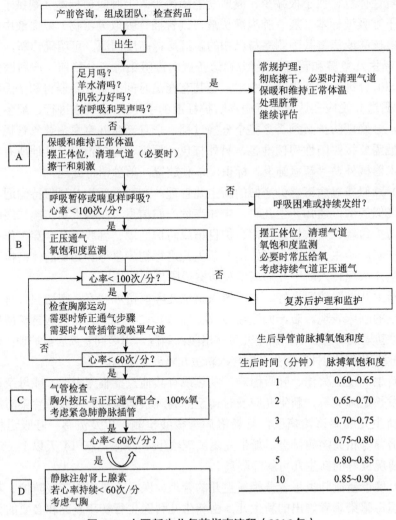

图6-4　中国新生儿复苏指南流程（2016年）

（4）母乳喂养：虽然最新报道母乳中未检测出新冠病毒，但对于疑似或确诊新冠肺炎孕妇的新生儿，暂不推荐母乳喂养。建议定期挤出乳汁以保证泌乳，直至排除或治愈新冠病毒感染后方可行母乳喂养。

（5）流产物/胎儿及胎盘的处置：新冠肺炎孕妇的流产物/胎儿及胎盘，应按传染性疾病污物处理。需行羊水、胎盘等组织样本检测时，需将取下送检的胎盘组织放入带有"新冠肺炎"标识的双层标本袋里，标识清楚，密闭送检，做好交接记录。

（三）新生儿转运管理

1. 新冠病毒感染相关新生儿的转运　疑似/确诊新冠肺炎产妇分娩的新生儿，或疑似/确诊新冠肺炎新生儿的院内和院间转运应严格按照《新型冠状病毒感染的肺炎病例转运工作方案（试行）》要求规范执行。

（1）院内转运：疑似/确诊新冠肺炎产妇分娩的新生儿从手术室/分娩室转入新生儿隔离病区时，建议使用新生儿暖箱。转运途中需做好严密的防护，转运前计划好专用隔离通道和电梯，接触到的人员如协助转运的工作人员、电梯员等应事先做好防护措施。转入后专用隔离通道应按要求做好严格消毒处置。

（2）院间转运：疑似/确诊新冠肺炎产妇分娩的新生儿，若需转入新生儿隔离观察病区，而医疗机构无此类病区或病区床位不足时，应及时转运到具备新生儿新冠肺炎防控能力的医疗机构。疑似/确诊新冠肺炎产妇分娩的重症新生儿及疑似/确诊新冠肺炎的新生儿，若所在医疗机构无新生儿隔离诊治病区或隔离诊治病区床位不足，应尽快转诊到具备新冠肺炎新生儿隔离诊治病区的定点医疗机构，由卫生行政部门指定的具有新生儿转诊资质的医疗机构使用专业转运车辆和专业医务人员进行转运。

转运实施流程（图 6-5）：①医务人员和司机穿戴防护物品。洗手或手消毒→戴帽子→戴医用防护口罩、防护面罩、护目镜→穿工作服→穿隔离衣→戴手套。②车至医疗机构接患儿。将患儿安置在转运暖箱，妥善固定医疗设备。③转运至接收医疗机构。将患儿送至隔离观察病区或隔离诊治病区。④车辆及设备消毒。开窗通风，车厢及其物体表面需要用过氧化氢或含氯消毒剂擦拭消毒。⑤医务人员和司机脱摘防护物品。摘手套→洗手或手消毒→脱隔离衣→洗手或手消毒→摘口罩、帽子、防护面罩、护目镜→洗手或手消毒。医务人员和司机下班前需注意手卫生和淋浴更衣。⑥转运车辆和人员管理。转运救护车辆的车载医疗设备（包括担架）需专车专用，车厢与驾驶室严格密封隔离，车内设置专门的污染物品放置区，配备防护用品、快速手消毒剂、消毒液。在转运新冠肺炎患者后医务人员和司机需及时更换防护物品。转运救护车应具备转运呼吸道传染病患者的基本条件，尽量使用负压救护车，转运时保持密闭状态。若转运重型患儿应随车配备必要的生命支持设备，防止转运途中患儿病情的恶化。医务人员和司机的防护，车辆、医疗用品及设备的消毒，污染物品的处理等严格遵循《医院感染管理办法》《消毒技术规范》及相关规定执行。救护车返回后需严格消毒再进行下一次转运。

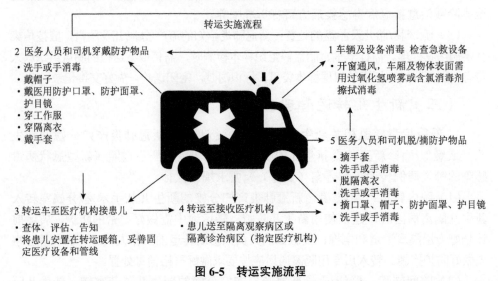

图 6-5 转运实施流程

2. 非新冠病毒感染新生儿的转运 在新冠病毒疫情期间，医疗机构若开展非新冠肺炎相关重症新生儿的转诊工作也需严格遵循医学防护程序。①转运前：转运医生和转运调度机构应与转出医疗机构的医务人员进行详细沟通，包括拟转运患儿的家庭流行病学史、母亲及其他家属有无新冠病毒感染病例地区生活或逗留史、疑似/确诊新冠病毒感染患者或新冠病毒感染病例地区居住者接触史、疑似/确诊新冠病毒感染史，如上述病史均阴性方可转运；如上述病史阳性，需要按照新冠病毒感染新生儿的转运原则进行处理。需注意患儿家属中有无公共服务从业者。②转运过程中仅限 1 名家属随行。对拟随行家属进行新冠肺炎流行病学及病史排查，完整填写"2019 新冠病毒感染防控期就诊分检表"（表 6-1），测量实时体温，无异常者方可同行。③转运车辆和人员管理：司机和医务人员必须穿戴工作服和口罩，车辆和设备需定时消毒，不得捎带无关人员，不得在人员密集区域逗留。

表 6-1 2019 新冠病毒感染防控期就诊分检表

随车患儿家属姓名：	与患儿关系：

公共服务职业：是□ 否□

一、请您配合流行病学调查，如实填写患儿母亲和其他看护人是否有下列情况，在符合的项目前打勾

□2 周内有发热和呼吸道症状

□2 周内有新冠病毒感染病例地区旅行史或居住史

□2 周内有曾接触过来自新冠病毒感染病例地区发热伴有呼吸道症状的患者

续表

□2 周内接触过的人群有聚集性发病

□2 周内以上均无

二、实测体温 ℃，测量时间：　　年　　月　　日　　分

家长签名：

医师签名：

日期：

三、产后新生儿防治

（一）病房防护

1. 开展新冠病毒感染防控知识培训　熟练掌握新冠病毒的防控知识、方法与技能，制定新冠病毒学习手册，做好医务人员防护。储备数量充足、质量合格的防护物资，加强对飞沫传播、接触传播和气溶胶传播感染的防控。同时保持与院感办、医务处等相关部门的密切沟通。感染防控的关键措施是正确佩戴口罩和手卫生。

2. 通过分诊避免交叉感染　新生儿入院或入科时必须进行分诊，询问并记录新冠病毒感染围生期和家庭相关接触史。医务人员的诊疗操作应尽量减少接触患儿，使用辅助通气的疑似/确诊病例加用头罩，呼吸机出气端须连接过滤器并接入负压吸引器，使用密闭吸痰管吸痰，连接过滤装置到人工通气的复苏囊。按照国家卫生健康委员会发布的《医疗机构内新型冠状病毒感染预防与控制技术指南（第一版）》有关要求，为疑似/确诊患儿实施可能产生气溶胶的医疗操作时（如心肺复苏、无创通气、气管插管、气管切开等）：①采取空气隔离措施；②正确佩戴医用防护口罩并检查密闭性；③戴手套并穿长袖隔离衣防体液渗入；④使用护目镜或防护面罩防护眼部；⑤在通风良好的房间内进行操作；⑥严格限制房间人数。

3. 加强感染暴发管理　做好早期预警预报，发现疑似/确诊新冠病毒感染的患儿时，应当按照国家卫生健康委员会发布的《医疗机构内新型冠状病毒感染预防与控制技术指南（第一版）》有关要求及时报告（2 小时内上报）。严格执行国家及医疗机构对于感染防控的各项规章制度，将感染暴发的风险降到最低。提高敏感性，积极启动应急预案并配合调查和处置工作。

4. 强化清洁消毒管理　严格落实国家相关条例及规范，加强病区环境的通风，对病区的空气、地面及物体表面、使用的医疗设备、患儿用物等进行清洁消毒，严格处理患儿的分泌物、呕吐物、排泄物等。严格按照卫生健康委员会的有关规定规范处置疑似/确诊新冠病毒感染患儿产生的医疗废物。疑似/确诊患儿转院或出院应更换干净衣服后离开，对患儿接触环境按《医疗机构消毒技术规范》进行终末消毒。对疑似/确诊患儿尸体按《医疗机构内新型冠状病毒感染预防与

控制技术指南（第一版）》进行处理。

（二）新冠病毒感染新生儿处理

对新冠病毒感染确诊的新生儿的处理原则强调早识别、早隔离、早诊断和早治疗。

1. 一般处理 首先收治于新生儿负压隔离病区，危重型患儿应尽早收入新冠病毒感染定点医院新生儿负压隔离诊治病区，暂停新生儿病房探视和送或捐赠母乳等事宜。医护人员施行三级防护，严格处理患儿的分泌物及排泄物。加强支持治疗，保证摄入充分的热量，维持水电解质平衡及内环境稳定。密切监测生命体征、血氧饱和度等，呼吸道保持通畅。根据病情严密监测血常规、尿常规、C反应蛋白、肝肾功能等相关生化指标，及时检查胸部影像学。

2. 对症处理 新生儿发热时可以适当进行物理降温，高热时可使用退热药物，当患儿出现抽搐或惊厥及时予以镇静。一旦有低氧血症或呼吸困难时，及时给予有效氧疗，包括鼻导管和面罩给氧，必要时经鼻高流量氧疗、无创及有创机械通气。

3. 药物治疗 目前尚无特效抗新冠病毒药物，且无有关新冠病毒感染新生儿治疗的临床依据。

（1）α-干扰素：早期研究表示可降低病毒载量，有助于减轻症状，缩短病程。结合国内应用干扰素治疗 SARS、急性上呼吸道感染、儿童病毒性肺炎等病毒感染性疾病的临床实践和研究，推荐 α-干扰素雾化：20 万～40 万 U/kg 或 2～4μg/kg，灭菌注射用水 2ml，2 次/天，疗程 5～7 天。

（2）洛匹那韦/利托那韦、阿比多尔、磷酸氯喹：有在成人新冠肺炎患者治疗中使用，但其疗效及安全性尚待验证。

（3）糖皮质激素：根据患儿呼吸困难程度、全身炎症反应程度、有无合并ARDS 及胸部影像学变化情况，重型者酌情短期少量使用糖皮质激素。

（4）康复者血浆治疗：用于病情进展快、重型和危重型成人新冠肺炎患者治疗，尚无新生儿感染者治疗的临床实践和研究。

（5）抗菌药物：避免抗菌药物的盲目使用，加强细菌和真菌学监测，如明确合并细菌或真菌感染，根据病情变化，及时、合理应用抗细菌或抗真菌药物。

4. 解除隔离标准 有以下情况者：①体温恢复正常 3 天以上；②呼吸道症状明显好转；③胸部影像学显示病变明显改善；④连续 2 次（采样间隔至少 24小时）呼吸道标本核酸检测阴性，可解除隔离出院。出院后建议继续进行 14 天的隔离健康监测。

（三）家属宣教

通过各种形式（如网络教育课程，发放宣传手册等）加强家长教育，使其了解新冠病毒感染的防护知识，知晓新生儿家庭护理、居家隔离措施和观察要点。对于疑似/确诊新冠病毒感染产妇的新生儿，暂不推荐母乳喂养，且暂停新生儿病房探视，但建议产妇定期挤出乳汁，保证泌乳，直至排除或治愈新冠病毒感染后方可母乳喂养。特殊情况若需签署知情告知书或需要办理出院的家长或亲属，须经医疗机构统一监测排查后方可且仅允许 1 名家长或亲属与新生儿科或妇产科医务人员接触。

（四）新生儿居家护理

无症状感染的新生儿在不具备住院隔离条件时可以考虑居家隔离治疗并确保监管和医学指导。新生儿按照医生指导意见在家长陪同下居家隔离，在社区监管和医生远程指导下进行治疗。家长需密切观察新生儿，有病情变化随时与监管医生联络并接受处理指导，包括服药、是否需要到医院复诊或住院等。新生儿居家隔离期间的护理也需要家长特别注意。

（1）保持居室通风，一般护理需注意房间定时通风，每次 30 分钟，2 次/天，同时注意通风时的保暖。生活用品实行专人专用，单独洗涤消毒处理。设置套有塑料袋并加盖的专用垃圾桶。用过的纸巾、尿片等放置到专用垃圾桶，每天清理，清理时需戴上乳胶手套，清理前用 500～1000mg/L 的含氯消毒液喷洒或浇洒垃圾至完全湿润，然后扎紧塑料袋口。

（2）最好指定一名家长一对一进行专门护理，护理时家长需戴口罩、穿长袖衣物和注意手卫生。冠状病毒通过接触和飞沫等多种途径传播。居家隔离期间注意避免亲密接触，如不要亲吻新生儿。

（3）暂停母乳喂养，直至确定产妇无感染。

（4）家庭观察：每天早晚各测体温 1 次，并记录在册；记录喂养及呼吸情况。若出现发热或反应差及吃奶差、气促等症状应立即到具备新生儿新冠病毒感染防控能力的定点医院就诊。

（5）家庭预防性物品消毒：台面、婴儿床等新生儿日常可能接触使用的物品表面，用 250～500mg/L 含氯消毒剂擦拭，消毒液在物品表面停留 15～30 分钟之后用清水洗净，每天至少 1 次；地面每天用 250～500mg/L 含氯消毒剂进行湿式拖地；日常的织物（如毛巾、衣物、被罩等）用 250～500mg/L 含氯消毒剂浸泡 1 小时，或煮沸 15 分钟消毒。对耐热的物品，如奶瓶、奶嘴等可煮沸消毒 30 分钟，消毒后的餐具趁热取出，存放在密闭容器中，避免再次污染。

（程　静　杨美桃　庞晓萌　左　驰　杨桂芬）

第七章

妊娠合并新冠病毒感染住院管理

第一节　妊娠合并新冠病毒感染住院管理原则

　　孕产妇是新冠病毒的特殊易感人群，感染后往往病情进展快，有演变为重症的可能，严重威胁母儿安全。有些妊娠期新冠肺炎患者的表现不典型，需及时筛查。一旦出现疑似病例，一定要进行排查，筛查程序和普通人群的筛查程序相同。2020 年 2 月 5 日武汉市卫生健康委员会发布《关于公布新型冠状病毒感染的肺炎疫情期间特殊病人定点医院的通知》，文件宣布武汉大学中南医院为武汉市收治新冠病毒感染的确诊或疑似孕产妇的定点医院之一。为规范新冠病毒感染患者产科隔离病区的各项工作，降低发生交叉感染的风险，保障医患安全，特拟定妊娠合并新冠病毒感染患者住院管理原则。

一、病房管理

　　1. 规范"三区三通道"及转运路径管理　按污染区、潜在污染区、清洁区对隔离病房实施明确划分。设置急诊转运应急通道及预案，转运通道标识清楚，从社区到急诊科、病房或手术室，各部门各负其责，保证每个环节沟通顺畅，接力转运。做好医护通道、患者通道、污物通道的路径管理，配备适宜的防护用具。

　　2. 患者的管理

　　（1）疑似患者应单人单间隔离治疗，确诊患者可同室隔离，床间距应不小于 1.1m。

　　（2）严格探视制度，因孕产妇系特殊人群，原则上可留 1 名身体健康家属陪护，家属应佩戴医用外科口罩或 N95 口罩。禁止其他人员探视。陪护人员注意陪护过程中的防护和手卫生。

　　（3）对患者及其家属进行健康教育，活动限制于其隔离病房内，不可串病房。自觉规范佩戴口罩，正确实施咳嗽礼仪和手卫生。防止对其他患者和环境造成污染。

　　3. 医护人员的管理

　　（1）医护人员进出隔离病房，应当严格执行《医务人员穿脱防护用品的流程》，正确实施手卫生及穿脱个人防护用品。在不同的风险区域实施不同级别的防护要求。

（2）医用防护口罩、隔离衣、护目镜等防护用品被患者血液、体液、分泌物等污染时应当及时更换。

（3）每天对科室上班人员进行体温监测，发现异常及时上报院办。

（4）根据患者数量，隔离病房区域每半天配 2～4 名护理人员对所有患者进行日常护理。

（5）实施一线、住院总、二线、三线医师值班制度，每天由 1 名一线值班医师负责在隔离病区收治患者，根据孕产妇的高危妊娠分级，及时将患者病情分级汇报给上级医师，根据不同的高危风险及分型，经感染科、呼吸内科等会诊后制订初步诊疗方案。

（6）病区实施三级医师管理制度，每天由 1 名住院医师及主治医师进行病房患者的巡视，重型患者需由住院总上报给副主任以上级别医师进行查房和更改治疗方案，如有病情变化，随时请感染科、呼吸内科、ICU 等进行多学科诊疗会诊。

4. 病区消毒要求　每天工作结束后，应做好终末消毒，包括地面、墙壁、桌、椅、床头柜、床架等物体表面，以及室内空气等。有污染时应随时消毒。

（1）空气消毒：卸载门帘，加强通风。采用开窗通风+人机共处空气消毒机的方式进行及时消毒。空气消毒机 24 小时持续运行，不要间断、关闭。

（2）环境物体表面和地面的消毒：采用 1000mg/L 含氯消毒液或含过氧乙酸纸巾彻底擦拭消毒，每天 2 次，并做好记录。清洁工具包括抹布和拖把应专室专区专用。环境物体表面和地面如遇患者排泄物、分泌物、呕吐物等污染，先用吸湿材料如纸巾去除可见的污染，再用 2000mg/L 含氯消毒液浸泡后的抹布覆盖 30 分钟，再擦拭消毒。

（3）听诊器、输液泵、血压计等常用物品每次使用后采用 1000mg/L 含氯消毒液或含过氧乙酸纸巾进行彻底擦拭消毒；体温计每次使用后采用 1000mg/L 含氯消毒液浸泡 30 分钟，清洗干燥后备用；可重复使用的诊疗器械、器具和用品如为一般用品立即以 1000mg/L 含氯消毒液浸泡 30 分钟；呼吸机管道等立即以 2000mg/L 含氯消毒液浸泡 30 分钟后，采用双层黄色医疗垃圾袋包装密闭，袋上标注"新冠"，立即电话联系相关人员运送至消毒供应中心进行处理，并做好交接记录。

（4）使用后痰具的处理：使用一次性痰具，用后按医疗废物处理。

（5）患者个人用品的处理：患者住院期间所使用的个人物品经消毒处理后方可由患者或家属带回家。

5. 纺织物的消毒　与确诊新冠病毒感染患者相关的纺织物，如患者使用的衣物、床单、被罩、枕套，工作人员使用的工作服、帽，医务人员使用的手术衣、手术铺单，病床隔帘、窗帘及清洁使用的布巾、地巾等，按照医疗废物丢弃。与疑似新冠病毒感染患者相关的以上纺织物，应用可溶性橘色袋子封装，袋子上注明病毒名称，物品名称、数量，送洗衣房。

6. 医疗废物的处理　患者的生活垃圾应作为感染性废物进行处理，感染性废物采用双层黄色医疗垃圾袋密闭运送，袋上标注"新冠"后，立即电话联系相关人员运送至医疗废物暂存间。

7. 转运消毒

（1）患者在院内的转运：运送观察或确诊患者的工具如担架、转运车等物体表面采用 1000mg/L 含氯消毒液擦拭消毒。转运车使用后应进行空气消毒（紫外线灯照射 1 小时或用 3%过氧化氢、5000mg/L 过氧乙酸、500mg/L 二氧化氯经超低容量喷雾器喷洒消毒，20～30ml/m³，作用 2 小时）和环境物体表面消毒（采用 1000mg/L 含氯消毒液进行擦拭消毒）。先进行空气消毒再进行环境物体表面消毒。

（2）患者标本的运送：疑似或确诊患者的标本应放入带有生物安全标识的双层标本袋内，标识清楚，密闭送检，做好交接记录。

二、患者管理

1. 规范诊治流程、分区分型诊治　疫情流行地区所有孕产妇住院前需完善低剂量胸部 CT 检查。住院后需完善血常规、尿常规、凝血功能全套、肝肾功能、电解质全套、输血前全套、C 反应蛋白、降钙素原、心肌酶、乳酸脱氢酶、红细胞沉降率、肌钙蛋白、新冠病毒咽拭子核酸检测及其他上呼吸道病毒核酸咽拭子检查和新冠病毒血清学抗体检测，同时需完善产科 B 超及常规胎心监测检查，并进行新冠肺炎的轻型、普通型、重型、危重型分型。

（1）如孕周＜28 周，轻型、普通型和重型妊娠期新冠肺炎患者，可收入感染科隔离病房，以感染科治疗为主，优先进行积极抗感染治疗，产科、呼吸科、感染科、ICU 会诊决定使用药物。轻型或普通型患者，自身状态良好，可抗感染治疗的同时继续妊娠，并在感染科隔离病房派驻产科护理人员，每天听胎心，协助孕妇监测胎儿宫内安危。隔离病区放置床边 B 超仪，便于随时监护胎儿发育和宫内安危。

（2）如系足月妊娠或接近足月妊娠新冠肺炎患者，轻型、普通型和重型均收治于产科隔离病区，经三级医师讨论及多学科会诊后制订终止妊娠方案及新冠肺炎治疗方案。

（3）妊娠 28～34 周新冠肺炎患者，如无产科合并症及并发症，轻型、普通型患者收治于感染科病房，重型则收治于产科隔离病房，由多学科诊疗小组共同管理患者，选择妊娠终止时机和方式。根据病情，考虑地塞米松促胎肺成熟后及时终止妊娠。

所有妊娠期新冠肺炎分型为危重型的患者均收治于 ICU，由产科和 ICU 医护人员共同管理。

2. 组建多学科诊疗小组 笔者所在医院由以产科为中心，以感染科、呼吸内科、中医科、新生儿科、ICU、麻醉科、康复科、影像科、检验科及病理科医师为主要团队成员的多学科诊疗小组，共同管理和治疗产科隔离病区所有新确诊及高度疑似新冠肺炎孕产妇，强调全院多学科协同配合的重要性。轻型患者以感染科及呼吸科意见为主，选择药物时注意权衡利弊，尽量使用妊娠期安全的药物。如需手术，则需要手术室、麻醉科、新生儿科的配合，选择恰当的麻醉方式，尽量减少插管，第一时间转移新生儿。重型病例应尽早收入 ICU，启动院内危重孕产妇多学科诊疗小组，包括产科、感染科、呼吸科、中医科、麻醉科、手术室、影像科、新生儿科、康复科等，联合制订诊疗方案。具体治疗方案参照国家卫生健康委员会发布的《新型冠状病毒肺炎诊疗方案（试行第七版）》。

3. 高危妊娠管理（表 7-1） 无论疑似还是确诊的新冠肺炎孕妇均实行高危妊娠分级管理。综合评估孕产妇的健康状况，动态观察孕妇和胎儿情况，落实妊娠风险评估分级管理。根据疑似、确诊病例的临床表现及分型所提示的病情严重程度，提供个体化治疗方案，保障母婴安全。因新冠病毒传播力极强，建议对于疫情流行地区，疑似和确诊的孕产妇均设为"紫色高危"管理。而疫情流行低危地区则可将疑似孕产妇设为"橙色高危"，再根据病情进展和进一步排查的情况动态评估，密切观察母胎情况。所有确诊孕妇均设为"紫色高危"管理，按乙类传染病甲类管理办法进行隔离、上报、治疗和监测。

疫情流行区和非疫情流行区疑似或确诊新冠肺炎孕妇风险评估分级见表 7-1和表 7-2。

表 7-1 疫情流行区内疑似或确诊新冠肺炎孕妇风险评估分级表

		橙色	红色	紫色
疑似				△
确诊	轻型	△		△
	普通型	△		△
	重型		△	△
	危重型		△	△

表 7-2　非疫情流行区内疑似或确诊新冠肺炎孕妇风险评估分级表

		橙色	红色	紫色
疑似		△		
确诊	轻型	△		△
	普通型	△		△
	重型		△	△
	危重型		△	△

及时收治隔离病房后，再结合孕产妇的临床分型及妊娠并发症和合并症情况进行高危风险评估，"轻型、普通型"按妊娠风险"橙色和紫色"双风险管理，"重型、危重型"按妊娠风险"红色和紫色"双风险管理。对于不同高危等级的孕产妇，应按照高危孕产妇五色管理要求，专人专案管理，全程动态监管、集中救治，及时研究制订个性化的管理方案、诊疗方案和应急预案。表 7-3 为武汉市孕产妇妊娠风险评估表。

三、产科处理原则

新冠病毒感染不是终止妊娠的指征，在保障患者安全的前提下，应结合孕周、胎儿的宫内情况等综合考虑。有终止妊娠指征时，在治疗的同时可考虑积极终止妊娠。终止妊娠前如需促进胎肺成熟，推荐使用地塞米松。对于阴道分娩或剖宫产，哪种方式更安全尚无定论，但应以有利于控制感染和最大化保障母胎安全为前提，在临床实践中可基于以下原则。

（1）新冠病毒感染的孕妇，应适度放宽剖宫产指征。减少产妇在产科的治疗时间，从而尽可能减少交叉感染的发生，保证产妇、新生儿和医护人员的安全。

（2）对于无剖宫产指征，但短时间内不能经阴道分娩的新冠病毒感染患者，同样应适度放宽剖宫产指征。

（3）若妊娠合并新冠病毒感染患者属轻型和普通型，宫颈条件好，头盆相称，已临产且预计短时间可分娩，可给予阴道试产机会。注意产房开窗通风，或在负压隔离产房接生，避免产房局部产生高浓度的病毒气溶胶。

（4）若出现产科急症或者胎儿窘迫，则需立即行剖宫产终止妊娠。

（5）若患者诊断为新冠肺炎重型或危重型［《新型冠状病毒肺炎诊疗方案（试行第七版）》］，首先应保障孕妇安全，不论孕周，应考虑提前终止妊娠。

（6）对于轻型或普通型新冠病毒感染者，是否应当适度提前终止妊娠，仍待商榷。但在疫情严峻的特殊情况下，34 周后考虑终止妊娠，可能有益于孕妇后续治疗及孕妇安全。

表 7-3 武汉市孕产妇妊娠风险评估表

评估分级	代号	绿色（低风险）	代号	黄色（一般风险）	代号	橙色（较高风险）	代号	红色（高风险）	代号	紫色（传染性疾病）
	A1	孕妇基本情况良好，未发现妊娠合并症、并发症								
孕妇基本情况			B101	1.1 年龄≥35岁或≤18岁	C101	1.1 年龄≥40岁				
			B102	1.2 BMI>25 kg/m² < 18.5 kg/m²	C102	1.2 BMI≥28kg/m²				
			B103	1.3 生殖道畸形						
			B104	1.4 骨盆狭小						
			B105	1.5 不良孕产史（各类流产≥3次、早产、围生儿死亡、出生缺陷、异位妊娠、滋养细胞疾病等）						
			B106	1.6 瘢痕子宫						
			B107	1.7 子宫肌瘤或卵巢囊肿≥5cm						
			B108	1.8 盆腔手术史						
			B109	1.9 辅助生殖妊娠						
孕产期合并症			B2011	2.1 心脏病（经心内科诊治无需药物治疗，心功能正常）2.1.1 先天性心脏病（不伴有肺动脉高压的房间隔缺损、室间隔缺损、动脉导管未闭、法洛四联症修补术后无残余心脏结构异常等）	C2011	2.1 较严重心血管系统疾病 2.1.1 心功能Ⅱ级，轻度左心功能障碍或者 EF 40%～50%	D2011	1.1 严重心血管系统疾病 1.1.1 各种原因引起的肺动脉高压（≥50mmHg），如房间隔缺损、室间隔缺损、动脉导管未闭等	E101	病毒性肝炎
									E102	梅毒

续表

评估分级	代号	绿色（低风险）	代号	黄色（一般风险）	代号	橙色（较高风险）	代号	红色（高风险）	代号	紫色（传染性疾病）
孕产期合并症			B2012	2.1.2 心肌炎后遗症	C2012	2.1.2 需药物治疗的心肌炎后遗症、心律失常等	D2012	1.1.2 复杂先天性心脏病（法洛四联症、艾森门格综合征等）和未手术的发绀型心脏病（SpO₂<90%）；Fontan循环术后	E103	HIV 感染及艾滋病
			B2013	2.1.3 心律失常	C2013	2.1.3 瓣膜性心脏病（轻度二尖瓣狭窄瓣口>1.5 cm²，主动脉瓣狭窄跨瓣压差<50mmHg，无合并症的轻度肺动脉狭窄、二尖瓣脱垂、二叶式主动脉瓣疾病、马方综合征无主动脉扩张）	D2013	1.1.3 心脏瓣膜病：瓣膜置换术后，中重度二尖瓣狭窄（瓣口<1.5cm²），主动脉瓣狭窄（跨瓣压差≥50mmHg）、马方综合征等	E104	结核病
			B2014	2.1.4 无合并症的轻度的肺动脉狭窄和二尖瓣脱垂	C2014	2.1.4 主动脉疾病（主动脉直径<45mm），主动脉缩窄矫治术后	D2014	1.1.4 各类心肌病	E105	重症感染性肺炎
			B202	2.2 呼吸系统疾病：经内科诊治无需药物治疗、肺功能正常	C2015	2.1.5 经治疗后稳定的心肌炎	D2015	1.1.5 感染性心内膜炎	E106	特殊病毒感染（H1N7、寨卡等）
			B203	2.3 消化系统疾病：肝炎病毒携带者（表面抗原阳性、肝功能正常）	C2016	2.1.6 各种原因的轻度肺动脉高压（<50mmHg）	D2016	1.1.6 急性心肌炎	E107	其他传染病
			B204	2.4 泌尿系统疾病：肾脏疾病（目前病情稳定、肾功能正常）	C2017	2.1.7 其他	D2017	1.1.7 风湿性心脏病风湿活动期		
			B205	2.5 内分泌系统疾病：无需药物治疗的糖尿病、甲状腺疾病、垂体催乳素瘤等		2.2 呼吸系统疾病	D2018	1.1.8 妊娠期高血压性心脏病		

续表

评估分级	代号	绿色（低风险）	代号	黄色（一般风险）	代号	橙色（较高风险）	代号	红色（高风险）	代号	紫色（传染性疾病）
孕产期合并症	B2061			2.6 血液系统疾病	C2021	2.2.1 哮喘	D2019	1.1.9 其他		
				2.6.1 妊娠合并血小板减少（PLT 50×10^9～100×10^9/L）但无出血倾向	C2022	2.2.2 脊柱侧弯	D202	1.2 呼吸系统疾病：哮喘反复发作、肺纤维化、胸廓或脊柱严重畸形等影响肺功能者		
	B2062			2.6.2 妊娠合并贫血（Hb 60～110g/L）	C2023	2.2.3 胸廓畸形等伴轻度肺功能不全	D203	1.3 消化系统疾病：重型肝炎、肝硬化失代偿、严重消化道出血、急性胰腺炎、肠梗阻等危及生命的疾病		
	B207			2.7 神经系统疾病：癫痫（单纯部分性发作和复杂部分性发作）、重症肌无力（眼肌型）等	C2031	2.3 消化系统疾病	D204	1.4 泌尿系统疾病：急性、慢性肾脏疾病伴高血压及肾功能不全（肌酐超过正常值上限的1.5倍）		
	B208			2.8 免疫系统疾病：无需药物治疗（如系统性红斑狼疮、IgA肾病、类风湿关节炎、干燥综合征、未分化结缔组织病等）		2.3.1 原因不明的肝功能异常	D2051	1.5 内分泌系统疾病		
	B209			2.9 尖锐湿疣、淋病等性传播疾病	C2032	2.3.2 仅需要药物治疗的肝硬化、肠梗阻、消化道出血等		1.5.1 糖尿病并发肾病Ⅴ级、严重心血管病、增生性视网膜病变或玻璃体出血、周围神经病变等		

续表

评估分级	代号	绿色（低风险）	代号	黄色（一般风险）	代号	橙色（较高风险）	代号	红色（高风险）	代号	紫色（传染性疾病）
孕产期合并症			B210	2.10 吸毒史	C204	2.4 泌尿系统疾病：慢性肾脏疾病伴肾功能不全代偿期（肌酐超过正常值上限）	D2052	1.5.2 甲状腺功能亢进并发心脏病、感染、肝功能异常、精神异常等疾病	
			B211	2.11 其他		2.5 内分泌系统疾病	D2053	1.5.3 甲状腺功能减退引起相应系统功能障碍，基础代谢率小于-50%	
					C2051	2.5.1 需药物治疗的糖尿病、甲状腺疾病、垂体催乳素瘤	D2054	1.5.4 垂体催乳素瘤出现视力减退、视野缺损、偏盲等压迫症状	
					C2052	2.5.2 肾性尿崩症（尿量超过4000ml/d）等	D2055	1.5.5 尿崩症：中枢性尿崩症伴有明显的多饮、烦渴、多尿症状，或合并有其他垂体功能异常	
						2.6 血液系统疾病等	D2056	1.5.6 嗜铬细胞瘤等	
					C2061	2.6.1 血小板减少（PLT $30 \times 10^9 \sim 50 \times 10^9$/L）		1.6 血液系统疾病	
					C2062	2.6.2 重度贫血（Hb $40 \sim 60$g/L）	D2061	1.6.1 再生障碍性贫血	
					C2063	2.6.3 凝血功能障碍无出血倾向	D2062	1.6.2 血小板减少（$< 30 \times 10^9$/L）或进行性下降或伴有出血倾向	

续表

评估分级	绿色（低风险）	代号	黄色（一般风险）	代号	橙色（较高风险）	代号	红色（高风险）	代号	紫色（传染性疾病）	代号
孕产期合并症					2.6.4 易栓症（如抗凝血酶缺陷症、蛋白C缺陷症、蛋白S缺陷症、抗磷脂综合征等）	C2064	1.6.3 重度贫血（Hb≤40g/L）	D2063		
					2.7 神经系统疾病 2.7.1 癫痫（失神发作）	C2071	1.6.4 白血病	D2064		
							1.6.5 凝血功能障碍伴有出血倾向（如先天性凝血因子缺乏、低纤维蛋白原血症等）	D2065		
					2.7.2 重症肌无力（病变波及四肢骨骼肌和延髓部肌肉）等	C2072	1.6.6 血栓栓塞性疾病（如下肢深静脉血栓、颅内静脉窦血栓等）	D2066		
					2.8 免疫系统疾病：应用小剂量激素（如波尼松 5~10mg/d）6个月以上，无临床活动表现（如系统性红斑狼疮、重症IgA肾病、类风湿关节炎、干燥综合征、未分化结缔组织病等）	C208	1.7 神经系统疾病 1.7.1 脑血管畸形及手术史	D2071		
					2.9 恶性肿瘤治疗后无转移无复发	C209				
					2.10 智力障碍	C210	1.7.2 癫痫全身发作	D2072		
					2.11 精神病缓解期	C211	1.7.3 重症肌无力（病变展至延脑肌、肢带肌、躯干肌和呼吸肌）	D2073		

续表

评估分级	代号	绿色（低风险）	代号	黄色（一般风险）	代号	橙色（较高风险）	代号	红色（高风险）	代号	紫色（传染性疾病）
孕产期合并症					C212	2.12 其他	D208	1.8 免疫系统疾病活动期，如系统性红斑狼疮（SLE）、重症IgA肾病、类风湿关节炎、干燥综合征、未分化结缔组织病等		
								1.9 恶性肿瘤		
							D2091	1.9.1 妊娠期间发现的恶性肿瘤		
							D2092	1.9.2 治疗后复发或发生远处转移		
							D210	1.10 精神病急性期		
							D211	1.11 吸毒		
							D212	1.12 其他严重内科疾病、外科疾病等		
孕产期并发症			B301	3.1 双胎妊娠	C301	3.1 三胎及以上妊娠	D301	2.1 三胎及以上妊娠伴发心肺功能减退		
			B302	3.2 先兆早产	C302	3.2 Rh血型不合	D302	2.2 凶险性前置胎盘、胎盘早剥		
			B303	3.3 胎儿宫内生长受限	C303	3.3 瘢痕子宫（距末次子宫手术间隔<18个月）	D303	2.3 红色预警范畴疾病产后尚未稳定		

续表

评估分级	代号	绿色（低风险）	代号	黄色（一般风险）	代号	橙色（较高风险）	代号	红色（高风险）	代号	紫色（传染性疾病）
孕产期并发症			B304	巨大儿	C304	3.4 瘢痕子宫伴中央性前置胎盘或伴有可疑胎盘植入				
			B305	3.5 妊娠期高血压疾病（除外红、橙色）	C305	3.5 各类子宫手术史（如剖宫产、宫角妊娠、子宫肌瘤挖除术等）为2次				
			B306	3.6 妊娠期内胆汁淤积症	C306	3.6 双胎、羊水过多伴发心肺功能减退				
			B307	3.7 胎膜早破	C307	3.7 重度子痫前期、慢性高血压合并子痫前期				
			B308	3.8 羊水过少	C308	3.8 原因不明的发热				
			B309	3.9 羊水过多	C309	3.9 产后抑郁症、产褥期中暑、产褥感染等				
			B310	3.10 ≥36周胎位不正						
			B311	3.11 低置胎盘						
			B312	3.12 妊娠剧吐						

注：BMI. 体重指数；PLT. 血小板；Hb. 血红蛋白

总之，终止妊娠需根据孕妇病情，以母亲安全优先为原则；同时需考虑孕周、胎儿宫内状况，结合患者意愿，多学科讨论，共同决定终止妊娠的时机和方式。

四、分娩后管理

对于疑似新冠病毒感染患者，反复咽拭子病毒核酸检测阴性者，可经血清学抗体检测进一步确诊，两者均为阴性者，可排除新冠病毒感染，解除隔离。对于已确诊的妊娠合并新冠病毒感染患者，因产科隔离病房数量有限，为加快确诊产妇的周转，产后 24～48 小时后由多学科诊疗小组的医师评估后，尽快转至感染科隔离治疗，尽可能缩短孕产妇在产科隔离病房的时间。确诊的重型或危重型患者，分娩后转入 ICU 继续治疗。患者转入感染科病区后，仍由感染科医师和产科医师共同管理，定期接受病情评估、产后康复指导、产褥期用药指导、伤口处理等。

产后暂停母乳喂养，如有乳胀，则使用吸奶器辅助排空乳汁，避免产后急性乳腺炎。

（卢　静　黄桔园　黄凤华　田　佳　李家福）

第二节　新冠病毒感染患者病区管理

一、产科隔离病区设置

尽可能将疑似或确诊的新冠肺炎孕妇安排在单间病房，落实隔离工作。在床位紧张的情况下，确诊的孕妇可以居住在同一隔离病房之内，但是和周围患者床位的距离应超过 1.1m，还要用屏风或布帘隔开。而疑似孕妇应当安排单独病房隔离，确诊孕妇和疑似孕妇一定遵循隔离原则，禁止安排于同一间病房。在门外和病床床尾均添加明显的隔离标识。配有专门用品，如手卫生设施、隔离衣、一次性鞋套、医疗废物桶，还有专门的食具、便器。为保证空气清洁，有条件的最好安装层流装置。

1. 隔离病区　产科隔离病区，应当依据感染控制分区的有关要求划分为 3 个区域，即清洁区、潜在污染区及污染区。在潜在污染区及污染区中间地段，安排第一缓冲间；而在清洁区与潜在污染区中间地段，安排第二缓冲间。

（1）清洁区：禁止新冠肺炎患者入内，同时避免患者的血液、体液，还有病原微生物等成分进入这一分区的范围。该分区包括医务人员值班室、医务人员配餐室、会议室、男女更衣室、卫生间、库房等。

（2）潜在污染区：位于清洁区和污染区之间，是有可能被患者血液、体液及病原微生物等污染的区域，包括医师办公室、护士站、病区内走廊、治疗室、处置间、患者配餐间、医务人员卫生处置间。

（3）污染区：疑似或确诊的新冠肺炎患者进行相应检测和治疗的分区，包括负压病房、隔离病房、隔离产房、卫生处置间、污衣和污物存放处、抢救室、病区外走廊、专用隔离电梯、患者入院和出院接诊处。

2. 缓冲间　分为区域缓冲间和病室缓冲间。区域缓冲间分散在两处位置，分别在清洁区与潜在污染区之间、潜在污染区与污染区之间，都应当安排医护人员进、出通道，同时安排诸如屏风或明显的箭头标识之类的保护装置，避免出现交叉逆行现象。病室缓冲间安排在病区内走廊与病室之间的部位，门上一定设置一扇观察用窗。

缓冲间设置原则：①缓冲间与相邻分区的入口一定设置互锁错位门，禁止出现一起开启的情况，避免引发气流的倒灌问题；②缓冲间装有免接触洗手液、手消毒器、非手触式流动水洗手池、干手设备、专用储物柜（用来放置如防护服、手套、护目镜、消毒液等清洁防护用品）。

3. 路径管理　三走廊、三通道。

（1）医务人员走廊：处于清洁区的部位，属于医护人员进入工作区的通道，同时是输送杀菌、消毒及清洁等用具的专用渠道。

（2）病区内走廊：也称医务工作者的走廊，安排在潜在污染区之中。医务人员途经清洁区、缓冲间，最后到达病区内走廊。其是医护人员进入工作区的通道，同时是输送杀菌、消毒及清洁等用具的专用渠道。

（3）病区外走廊：也称患者走廊，处于污染区部位。隔离病区患者、陪护及污染物品、医疗垃圾等经病区外走廊出病室。

（4）医务人员通道：入口和出口均安排在清洁区的一侧，以垂直电梯或步梯上下。经由这一路径，医务工作者可以直通清洁区，另外此通道也是向清洁区输送杀菌、消毒及清洁等物品的渠道。

（5）患者通道：出入口安排于污染区一侧，可以用垂直电梯或步梯实现上升或下降。患者通过这一专用隔离通道实现病室出入。

（6）污物通道：必须设置专门的污物通道，用来转运在医疗过程中产生的医疗废弃物等。

医务人员从清洁区抵达污染区，需要在清洁区内完成防护装备的穿戴，进而通往缓冲间—潜在污染区—缓冲间—污染区；医护人员在从污染区通往清洁区的过程中，需要按照规定，在和污染区接通的缓冲间中进行防护物品（不包括医用防护口罩、帽子）的去除，进而到达潜在污染区摘掉帽子、口罩，然后抵达和清洁区接通的缓冲区中，重新佩戴一次性医用外科口罩和帽子，最终通往清洁区。

4. 分区提示 每个隔离区域要给出显著标识，还有提示牌，警示病区中全部医务人员按照规定在相应的分区内完成及时关门、关注手卫生、清洁门把手、闭合垃圾桶盖等工作。

5. 患者配餐间 进入的通道设在潜在污染区，需设置双扉密闭式传递窗，运送患者餐食的清洁餐车经由专用医护电梯送入清洁区。工作人员于配餐间取得食物，换用病区内的餐车配送分发食物，同时利用每一隔离病房的双扉密闭式传递窗进行传递工作；在某一侧传递窗开启的过程中，一定要关闭另一侧的传递窗，禁止同时打开双侧传递窗。患者取餐后及时消毒，用一次性餐具进食，在食用结束后，全部餐具放入内衬双层医疗垃圾袋的容器中，由工作人员进行回收。

二、医护人员防护

医疗机构和医务人员应当强化标准预防措施的落实，做好诊区、病区的通风管理，并定时清洁消毒。严格落实《医务人员手卫生规范》要求，正确佩戴医用防护口罩，戴口罩前和摘口罩后应当进行洗手或手卫生消毒，必要时佩戴乳胶手套。进出隔离病区，严格按照《医院隔离技术规范》《医务人员穿脱防护用品的流程》要求，正确穿脱防护用品。

1. 普通病区 防护级别：一级防护。

（1）进入普通病区穿戴防护用品程序：医务人员通过员工专用通道进入清洁区，认真洗手后依次穿戴一次性圆帽、医用防护口罩、隔离衣、乳胶手套、鞋套进入病区。

（2）离开普通病区脱摘防护用品程序：医务人员离开病区后，首先摘掉乳胶手套，然后脱摘隔离衣、医用防护口罩、一次性圆帽、鞋套，分置于专用容器中，手消毒后，进入清洁区。

2. 隔离病区 防护级别：二级防护。如需对患者进行有气溶胶产生的操作，如采集鼻咽拭子、进行吸痰等处理时，建议采取使用全面型呼吸防护器或正压生物头套的三级防护。

（1）进入隔离病区穿戴防护用品程序

1）医务人员通过医务人员专用通道进入清洁区，认真洗手后依次穿戴一次性圆帽、医用防护口罩（做面部密合性检测）、防护服、护目镜或防护面罩/防护面屏、内层乳胶手套、鞋套、外层乳胶手套。

2）进入污染区。

3）每次接触患者后立即进行手的清洗和消毒。

4）乳胶手套、医用防护口罩、防护服等防护用品被患者血液、体液、分泌物等污染时应当立即更换。

（2）离开隔离病区脱摘防护用品程序

1）医务人员离开污染区，进入潜在污染区前，首先摘掉外层乳胶手套，戴内层乳胶手套进行手消毒，然后戴内层手套依次脱摘护目镜或防护面罩/防护面屏、防护服、鞋套，分置于专用容器中，每次摘掉一样防护物品均要进行手消毒，再摘取下一样防护用品。脱内层手套，手消毒后，进入潜在污染区。

2）进入潜在污染区，先进行洗手与手消毒，脱工作服，摘医用防护口罩和一次性圆帽，再次进行洗手和手消毒，进入清洁区。

3）进入清洁区，沐浴更衣，并进行口腔、鼻腔及外耳道的清洁后离开。

4）下班前进行个人卫生处置，特别包括手机、钥匙和写字笔的消毒，注意呼吸道与黏膜的防护。

三、陪护管理

所有拟入院的孕产妇及陪同家属（1 名），进入病区前均应佩戴一次性医用外科口罩或 N95 口罩，应询问是否有新冠病毒感染病例地区旅居史，接触新冠肺炎患者等流行病学史，重点筛查新冠肺炎的临床表现，进行体温监测筛查，进行胸部影像学检查，尤其是 CT，排除新冠病毒感染。

（1）加强对孕产妇探视或陪护人员的管理。在院期间原则上不允许探视，限制出入，只允许 1 名固定家属陪护。

（2）对陪护人员进行防护知识培训，指导陪护人员正确选择、佩戴口罩，正确实施咳嗽礼仪和手卫生。在咳嗽或打喷嚏时用纸巾盖住口鼻，接触呼吸道分泌物后实施手卫生，并与其他人保持 1m 以上距离。口罩弃用后放入病区感染性医疗废物桶（黄色）内，每 4 小时更换 1 次口罩。

（3）孕产妇用过的病号服、个人物品及换下的衣服集中消毒处理，存放于指定地点，并由医疗机构统一保管。

（4）陪护人员不得随意外出，统一接受医院配送的餐食，在隔离病房内就餐，且需与患病孕产妇分开分时就餐。如需购置物品，可由外面的亲属或他人代购后由护士送入隔离病房。

（5）孕产妇治愈出院后，需对陪护人员进行新冠肺炎的筛查，并进入隔离观察室观察 14 天。

（吴雪春 乔 媛 黄凤华 田 佳 许 成）

第三节 出 院 管 理

疑似新冠病毒感染的孕产妇，入院后需经新冠病毒病原学和血清学检测进一步确诊，病原学及血清学检测均为阴性，排除其他传染性呼吸道疾病者可解除隔离。确诊的新冠肺炎孕产妇根据产褥期的恢复情况决定是否出院。

1. 出院标准

（1）体温恢复正常 3 天以上。

（2）呼吸道症状明显好转。

（3）肺部影像学显示急性渗出性病变明显改善。

（4）连续两次痰、鼻咽拭子等呼吸道标本核酸检测阴性（采样时间至少间隔24 小时）。

满足以上条件且无产科异常情况者可出院。

2. 出院流程　由产科主治医师以上级别的医师查房后根据孕产妇的呼吸道症状、一般情况、胎儿宫内安危情况，如已分娩，需对产后恶露、生命体征、子宫复旧、切口愈合等情况做出可以出院的评估，再请呼吸内科或感染科医师会诊后做出可以出院的建议。提前一天将预定出院的人员上报给医务处，由医务处联系社区和出院转运车，出院当天开具出院带药和出院医嘱。办理出院结算后由专门的转运车将产妇送至社区的隔离点，并交接出院记录。

3. 出院后防护

（1）出院后需前往社区隔离点隔离。

（2）要做好与患者居住地妇幼保健机构和社区间的联系，可转入医联体单位，共享病历资料，建议可将出院患者信息反馈给孕产妇辖区或居住地居委会，以及当地妇幼保健机构或基层医疗卫生机构。

（3）患者出院后，因恢复期机体免疫功能低下，有感染其他病原体的风险，除了继续进行 14 天隔离管理和自我健康状况监测外，同时需让当地妇幼保健机构定时访视孕妇情况，定期产检。如果已分娩，产褥期要摒弃旧的"坐月子"观念，科学合理安排饮食和运动，佩戴医用外科口罩。有条件者居住在通风良好的单人间，定时通风，保证家中每天至少开窗通风 2 次，每次至少 30 分钟。减少与家人的近距离密切接触，分餐饮食，保证营养，鱼、肉、蛋、果蔬、粗粮均可。做好手卫生，勤洗手，用流动水和使用肥皂洗手，时间不少于 15 秒，避免外出活动。继续隔离期间避免母乳喂养。

（4）建议患者在出院后第 2 周、第 4 周到医院进行随访、复诊。

（卢　静　黄凤华　罗丽娇）

第八章

妊娠和分娩期新冠病毒感染的病理改变

一、概述

目前没有孕产妇因新冠肺炎而死亡的报道。本院陈慧君、郭娟娟等最近对 9 例妊娠晚期合并新冠肺炎的孕产妇进行临床研究，并对其羊水、脐带血、新生儿咽拭子标本进行新冠病毒的核酸检测，发现所有样本均为阴性。因此目前没有证据表明新冠病毒感染可导致新生儿严重不良的结局，也未发现分娩期感染该病毒可导致宫内垂直传播的证据。上述 9 例新冠肺炎孕产妇的临床特征与非妊娠期成人患者相似，无一例在住院观察期间进展为重型新冠肺炎导致死亡或死产。因此关于新冠肺炎孕产妇的病理改变部分借鉴其他非妊娠期成人的研究结果来阐述。

二、新冠肺炎患者一般病理改变

笔者所在医院病理科回顾性分析发现，2 例 2020 年 1 月因既往确诊肺腺癌来院接受胸腔镜下肺叶切除的手术标本，显示肺腺癌合并新冠肺炎的早期肺部病理学改变。这 2 例患者在手术时并无呼吸道症状和发热，但 CT 检查发现肺部出现不规则的磨玻璃样斑片影，术后才逐渐出现呼吸系统症状，经新冠病毒核酸检测为阳性，证实为新冠肺炎患者。回顾性分析手术切除肺组织的 HE 切片，显示除原发肺腺癌外，其他区域表现为肺组织水肿和蛋白性渗出，肺泡腔内可见散在分布的蛋白性小球，以及由纤维素、炎性细胞和多核巨细胞组成的肉芽肿样结节；另可见肺泡上皮细胞增生，个别肺泡上皮细胞核内见可疑的病毒包涵体。肺组织内浸润的炎性细胞少，未形成明显的肺透明膜。

国内王福生院士团队在对 1 例新冠肺炎死亡遗体微创穿刺组织的研究中发现，新冠肺炎患者晚期致死性病理改变，与 SARS 和 MERS 患者的肺部病理改变有一定的相似性。该研究还发现，新冠肺炎死者的双肺发生弥漫性肺泡损伤，肺泡腔内充满细胞性纤维黏液样渗出物；其中右肺显示明显的肺泡细胞脱落和肺泡内透明膜形成，提示急性呼吸窘迫综合征（ARDS）的肺部表现；左侧肺组织表现为肺水肿和透明膜形成，提示早期 ARDS 的肺部表现。双肺均可见以淋巴细胞浸润为主的间质性肺炎改变，并可见合胞体状多核巨细胞及非典型增生的肺泡细胞；后者特征性表现为细胞体积增大，胞质嗜双色性，细胞核增大，可见大的核仁，符合病毒感染细胞的形态变化，但没有发现明显的核内或胞质内病毒包涵体。此外，该例肝脏穿刺标本显示中央静脉周围的肝细胞呈中度微泡性脂肪变，汇管区周围呈轻度活动性炎症；但这些病理改变并不具有特异性，因此笔者不能区分这是新冠病毒感染直接引起的肝细胞损伤，还是疾病治疗过程中所用的多种药物导致的肝损伤。心脏穿刺组织显示，心肌间质中有少量单核炎性细胞浸润，未见其他病理性损害。

国家卫生健康委员会办公厅和国家中医药管理局办公室公布的《新型冠状病毒肺炎诊疗方案（试行第七版）》中有新冠肺炎逝者的系统性尸体解剖病理改变相关内容，揭示了患者死后多系统、多器官的病理特征：①肺脏，呈不同程度的实变，肺泡腔内见浆液性、纤维蛋白性渗出物及肺透明膜形成；渗出细胞主要为单核细胞和巨噬细胞，易见多核巨细胞。II型肺泡上皮显著增生伴部分脱落，II型肺泡上皮和巨噬细胞内可见病毒性包涵体。肺间质充血、水肿并有单核细胞和淋巴细胞浸润及血管内透明血栓形成。肺组织内可见灶性出血、坏死及出血性梗死；部分肺泡腔内渗出物机化伴肺间质纤维化。少数肺泡代偿性过度充气伴肺大疱形成。肺内支气管黏膜上皮部分脱落，管腔内可见黏液及黏液栓形成。电镜、免疫组化和 RT-PCR 均找到新冠病毒感染的证据。②脾脏、肺门淋巴结和骨髓，骨髓三系细胞数量减少；大体见脾脏明显缩小，HE 染色镜下可见灶性出血和坏死，淋巴细胞数量减少，见巨噬细胞增生并有吞噬现象；淋巴结内淋巴细胞数量减少，可见坏死；免疫组化显示脾脏和淋巴结内 CD4$^+$ T 细胞和 CD8$^+$ T 细胞数量明显减少。

上述淋巴器官的病理结果与王福生院士团队取患者去世前的外周血行流式细胞术分析的结果相符：CD4$^+$ T 细胞和 CD8$^+$ T 细胞数量明显减少，但他们通过 HLA-DR 和 CD38 双标记发现这些 T 细胞处于过度活化的状态。众所周知，CD4$^+$ T 细胞是一类免疫辅助性 T 细胞，包含 Th1、Th2、Th17 和调节性 T 细胞多个亚类；CD8$^+$ T 细胞有一部分属于细胞毒性 T 细胞，其胞质内具有颗粒溶解素、穿孔素等细胞毒性颗粒，通过释放这些颗粒可以直接杀死受感染的细胞，属于天然免疫细胞。该研究发现，在 CD4$^+$ T 细胞中，促炎症反应的 CCR4 和 CCR6 双阳性的 Th17 细胞所占比例明显增加，而 CD8$^+$ T 细胞具有很高浓度的细胞毒性颗粒，其中 31.6% 的细胞呈穿孔素阳性，64.2% 的细胞呈颗粒溶解素阳性，30.5% 呈颗粒溶解素和穿孔素双阳性；上述结果可以解释患者外周血 T 细胞因疾病消耗而致细胞数量明显减少（表现为外周血淋巴细胞分类计数减少）；以 Th17 细胞数量的相对增加和 CD8$^+$高细胞毒性为主要表现的 T 细胞的过度活化可以解释患者免疫系统功能紊乱和细胞因子风暴产生的机制，也与病理所见淋巴结、脾脏淋巴细胞数量和骨髓三系减少的结果相符。但患者免疫系统发生紊乱更明确的机制还没有阐释清楚。

　　近期，卞修武院士团队在 Research Square 平台以预印本形式公布 *Nature* 审稿的研究 "Aveolar Macrophage Activation and Cytokine Storm in the Pathogenesis of Severe COVID-19"，发现表达 ACE2 的肺泡巨噬细胞是新冠病毒感染的靶细胞；这些感染病毒而活化的巨噬细胞可能在一系列严重的"细胞因子风暴"中扮演了重要的角色：在重症和晚期 ARDS 进程中，经典激活的巨噬细胞和替代激活的巨噬细胞之间的转化可能是引起肺部炎症损伤和纤维化的重要原因；这一特点类似噬血细胞综合征或巨细胞活化综合征中"细胞因子风暴综合征"的病理生理性改变；基于此，临床采用托珠单抗阻断新冠病毒感染诱发的细胞因子风暴，有效降低了炎症反应对患者肺组织和其他器官的损伤。托珠单抗是一种重组人源化的抗人 IL-6 受体的单克隆抗体，上述研究为托珠单抗治疗新冠病毒感染提供了有力的理论依据，因此《新型冠状病毒肺炎诊疗方案（试行第七版）》新增托珠单抗用于新冠肺炎的免疫治疗。

　　上述系统性尸体解剖病理研究还发现其他系统的病变：心肌细胞可见变性、坏死，间质可见少量单核细胞、淋巴细胞和中性粒细胞浸润，部分血管内皮脱落并形成内膜炎和血栓。肝脏体积增大，呈暗红色；镜下见肝细胞变性伴灶性坏死和中性粒细胞浸润；肝窦充血，汇管区可见淋巴细胞和单核细胞浸润伴微血栓形成。肾小球囊内见蛋白性渗出，肾小管上皮变性、坏死、脱落并形成透明管型；肾间质充血，可见微血栓形成和灶性纤维化。肾上腺见灶性坏死。消化道黏膜上皮可见不同程度变性、坏死和脱落。脑组织充血、水肿伴部分神经元变性。

　　除了上述多例系统性尸检揭示的病理特征外，华中科技大学同济医学院法医学系刘良教授解剖 1 例 85 岁新冠肺炎死者尸体，系统解剖大体观察发现，肺组织实变，气管、支气管和肺泡腔内可见黏液；而其他器官大体所见并非新冠病毒感染的特异表现；很遗憾，这只是 1 例 85 岁高龄逝者的尸检大体所见，肺部改变与其基础性疾病可能有关联，而且也没有显微镜下病理所见，因此是否大部分患者都有细小气道内黏液栓，还需要更多尸检病理研究来证实；但无论如何，这个解剖结果及《新型冠状病毒肺炎诊疗方案（试行第七版）》写明的新冠肺炎死者病理表现，均提示临床注意祛痰和保持呼吸道通畅对有效救治患者意义重大。

　　上述病理学研究结果可以很好地解释新冠肺炎重型患者的临床症状和体征，如 CT 表现双肺磨玻璃影、临床表现呼吸障碍等，是因为肺部弥漫性渗出性病变、肺泡壁破坏及透明膜形成，使肺部有效氧交换面积减少；这些病理改变一方面由于大量病毒入侵机体多器官导致直接病理损害，另一方面还与人体免疫系统破坏致免疫平衡失调而表现为细胞因子风暴和免疫力低下有关；疾病发展到危重期和终末期，致命的病理特征是全身弥漫性血管内皮损伤、弥散性血管内凝血，最后导致休克和多系统器官功能衰竭而死亡。这些病理研究结果最重要的价值在于指导临床选择更有针对性的诊断和治疗方案。

三、新冠肺炎孕产妇胎儿、胎盘等特异性病理改变

陈慧君、郭娟娟等新近报道的 9 例妊娠合并新冠病毒感染患者中有 2 例出现胎儿宫内窘迫表现，这 2 例中的 1 例为孕 36^{+2} 周的 29 岁初产妇，因"阴道流液伴腹痛 4 小时，发热 2 小时"入院，次日核酸检测阳性后剖宫产手术取出单活胎；送检部分胎盘组织进行病理学检查，仅显示正常的成熟胎盘组织，未见中性粒细胞或淋巴细胞浸润等炎症改变。华中科技大学同济医学院附属协和医院陈烁等在 3 例新冠病毒感染的妊娠晚期孕产妇行剖宫产术送检胎盘的病理学研究中发现，其中 2 例胎盘组织内见绒毛间质内和绒毛周围纤维蛋白沉积伴局部合胞体小结增多，但 3 例均未见明显绒毛炎和绒毛膜羊膜炎，也未见明确病毒包涵体形成，脐带及胎膜镜下均未见异常，而且这 3 例的胎盘和新生儿咽拭子经新冠病毒核酸检测，结果均为阴性（即未发现病毒感染的直接证据），产后也未发现严重的母婴不良结局；但文中未提及这 3 例是否产前有胎儿宫内窘迫的征象；这些结果与上述研究相符。最近金莉萍教授团队研究显示，新冠病毒的受体 ACE2 在孕妇子宫的母胎界面各种类型的细胞中表达均非常低。新冠病毒感染对妊娠、胎儿及胎盘的病理改变，与 SARS 和 MERS 合并妊娠所致改变是相似还是有一定程度的差异，有待对更多病例进行研究以后才能评判。基于此，笔者呼吁所有疑似或确诊新冠病毒感染的孕产妇，在终止妊娠后常规送检胎盘、胎膜和脐带组织或早期妊娠流产组织，便于病理医师更全面、更深入地研究，从而为临床医师更精准诊治此类孕产妇提供理论依据。

四、总结

目前所有关于新冠肺炎的病理学研究还不够深入、细致，笔者认为还有以下几个方面急需弄清楚：①这些数量有限的尸检所揭示的病理改变，是否与患者生前合并的基础性疾病有关；②这样的新冠肺炎患者在发病后所用的药物及其他治疗手段对尸检病变是否存在影响；③除了肺部、脾脏和肺门淋巴结有病原学证据外，其他系统、器官，如心脏、肾脏、消化道、肾上腺、大脑等器官有无病毒感染的证据。如果能找到青壮年且没有基础疾病的患者遗体进行系统尸检，并结合其他分子生物学的手段深入研究新冠肺炎的病理改变及相关细胞、分子机制，可以加深对这类传染病的认识，从而制订更精准的诊治方案，这对孕产妇患者同样重要。

（陈琼荣　肖书渊）

第九章

妊娠期新冠病毒感染合并心血管疾病的防治

一、流行病学

近年来，随着国家二孩政策的开放及人民经济生活水平的提高，我国高龄孕产妇较前明显增多。随着孕妇年龄的增长，妊娠期合并心血管疾病的风险显著增高，同时更容易合并心血管疾病相关危险因素，包括糖尿病、高血压、肥胖等。新冠病毒肆虐大地，目前我国累计新冠肺炎确诊人数已逾 8 万。而妊娠期心血管系统负荷的增加，使得这类特殊人群一方面易发生感染，另一方面也不可避免地会加重心血管事件。一系列关于新冠肺炎患者的临床特征分析可以看出，新冠病毒感染患者中近 50% 合并多种慢性基础疾病，包括心血管疾病、糖尿病、慢性阻塞性肺疾病、慢性肾脏病等，而合并心血管疾病的患者更是高达 40%，同时高龄且患有基础性疾病的新冠肺炎患者的病死率则明显更高。2020 年 1 月 24 日发表于 *Lancet* 的 41 例新冠肺炎确诊患者、1 月 29 日发表于 *Lancet* 的 99 例新冠肺炎确诊患者、2 月 7 日发表于 *JAMA* 的 138 例新冠肺炎确诊患者、2 月 9 日钟南山院士团队在线发表于 **MedRxiv** 网站的 1099 例新冠肺炎确诊患者、2 月 17 日中国疾病预防控制中心发表于《中华流行病学杂志》的 72 314 例新冠肺炎患者的大规模流行病学、临床特征分析提示，新冠肺炎合并心血管疾病患者中，出现高血压、冠心病、急性心肌损伤、其他心血管疾病等合并症的比例位居前列。更为重要的发现是，新冠肺炎合并心血管疾病的这类患者中，潜在并发症的发生率普遍更高，包括高血压、急性心肌损伤、恶性心律失常、心力衰竭等。同时新冠肺炎合并各种慢性基础性疾病的患者转为重症患者的比例、疾病的复杂性、治疗的难度及病死率远高于没有合并症的新冠肺炎患者，中央指导组专家认为这类患者的棘手性、救治难度甚至超过 SARS，尽管病死率低于 SARS。

二、发病机制

一方面心脏的合并症和并发症增加肺部感染的风险，另一方面肺部感染可能加重原有心血管疾病。多位临床专家指出，与 2003 年的 SARS 相比，危重型新冠肺炎患者出现严重的呼吸衰竭后，病情进展速度更快，缺氧的发展更为明显，伴随的是心脏受到的攻击也更加剧烈。同时包括葛均波院士在内的心血管专家认为，新冠肺炎患者病情急剧恶化，死亡病例的迅速增加，可能与暴发性心肌炎或心碎综合征的病理过程导致患者循环衰竭相关。新冠肺炎重型患者合并多个器官受累的共性特征中，多存在明显的心肌损伤，大部分患者同时存在心肌酶、肌钙蛋白和肌酸激酶同工酶 MB 亚型（creatine kinase isoenzymes-MB）升高及心电图改变等情况，这些证据往往提示患者的心肌损伤情况已经非常严重。因此，多版新冠肺炎诊疗方案都明确指出新冠肺炎患者的实验室检查中可以出现肝酶、乳酸脱氢酶、肌酶和肌红蛋白增高，部分危重型患者可见肌钙蛋白增高。虽然目前新冠肺炎患者出现心血管并发症的机制尚不明确，但是现有的临床观察及以往的其他病毒研究仍具有一定的启发性。尤其是随着目前有限的临床尸体解剖和穿刺组织病理活检的开展，可以观察到心肌细胞变性、坏死，单核细胞、淋巴细胞和（或）中性粒细胞浸润。部分患者出现血管内皮脱落、内膜炎症及血栓的形成。病毒性疾病长期以来是慢性心血管疾病中的不稳定因素，可以通过以下多种机制来影响心血管系统。

1. 低氧血症　新冠病毒感染导致的重型肺炎可引起明显的气体交换障碍，最终导致低氧血症的发生，引起感染导致的代谢需求量增加和心脏储备减少之间不平衡。持续缺氧，细胞内的钙离子浓度明显升高，引起包括细胞凋亡在内的一系列细胞损伤；低氧同时会诱导炎症反应的发生，如炎性细胞浸润和细胞因子释放，导致组织进一步缺血。

2. 炎症　目前的新冠肺炎患者的临床尸体解剖已经明确了心肌细胞的间质内少量单核细胞、淋巴细胞和中性粒细胞浸润。同时部分患者出现血管内皮脱落、内膜炎症及血栓的形成。一方面证实了新冠病毒感染的确能够引起心脏炎症反应的蓄积；另一方面血管内皮的脱落及内膜炎症的发生，可以促进循环中单核巨噬细胞浸润，导致动脉粥样硬化斑块的形成及加剧，最终引起冠状动脉粥样硬化斑块稳定性破坏，促进急性血栓的形成。因此，新冠病毒感染诱发的细胞因子风暴及内皮功能紊乱与急性心肌炎、急性心肌梗死和快速发作的心力衰竭密切相关。同时，加以佐证的是多位一线临床专家认为，新冠肺炎患者情况的突然恶化甚至死亡可能与新冠病毒感染后体内的细胞因子风暴发生有关，发表于 *Lancet* 的临床研究也表明，新冠肺炎患者体内的炎症因子浓度及需要入住 ICU 治疗的患者体内的炎症因子浓度均出现显著升高。一旦出现细胞因子风暴，病情会急剧恶化，导致多器官功能衰竭，而心脏是细胞因子风暴受累的常见器官，可以出现心肌损伤、应激性心肌病、心力衰竭、恶性心律失常等。

3. 应激/焦虑　新冠病毒感染尤其是重症感染，是一个明显的应激过程，同时多伴有患者由于恐惧而滋生的焦虑情绪。躯体和心理的应激过程使儿茶酚胺大量释放，产生心肌毒性作用及微循环障碍和血管痉挛，最终引起心肌的抑制，诱发心律失常和应激性心肌病等。

4. 血管紧张素转换酶 2（ACE2）表达下调　多项研究已经证明，新冠病毒是通过 S-蛋白与细胞上的 ACE2 相互作用的分子机制来感染人的呼吸道上皮细胞，而 ACE2 作为新冠病毒的受体，在心脏和肾脏中高表达，通过降解血管紧张素 II 及升高血管紧张素 1-7 来发挥对心血管系统的保护作用，在包括高血压、动脉粥样硬化性心血管疾病、心力衰竭等心血管疾病中扮演重要角色。

由于上述潜在的作用机制，新冠肺炎重型患者更容易出现高血压、冠心病、心力衰竭、心律失常和心源性猝死，这大大增加了救治难度。对于妊娠期由于血流动力学的改变增加了心脏负荷的特征，在合并新冠肺炎的情况下，其导致高血压、肺动脉高压、冠状动脉疾病、心肌病与心力衰竭等并发症发生的潜在危害更需要给予密切的关注。

三、临床相关疾病发生

目前，新冠肺炎孕产妇中重型的比例约为 8%，危重型为 1%，发生心血管疾病的救治按普通人群流程救治。妊娠期女性相对比较年轻，但由于妊娠期心脏负担增加，尤其在妊娠晚期，相比于其他相关疾病，心肌损伤会更容易发生。

1. 急性心肌损伤　新冠肺炎重型患者中，陆续出现并发急性心肌梗死的患者，而这类患者大部分存在心、肺、肾等基础疾病及年龄偏大的特征，其导致的急性心肌梗死发病急、致死率高、最佳救治窗口期短，且容易合并呼吸系统感染及呼吸衰竭、循环衰竭，需要积极开展就地治疗。中国医师协会心血管内科医师分会针对这一特殊情况，为规范管理、易化流程，制定了急性心肌梗死诊疗流程和路径策略。总体原则（图 9-1，图 9-2）包括以下内容。

（1）就近治疗原则：鼓励急性心肌梗死患者就近就诊、原地治疗，尽量减少患者转运和人员流动。

（2）安全防护原则：原则上伴有发热等其他呼吸道症状的急性心肌梗死患者在发热门诊首诊，若为疑似新冠肺炎感染病例则收入医院隔离病房，待排除后，方可转入心脏监护病房。

（3）溶栓优先原则：对于疑似或确诊新冠病毒感染的患者，若合并 ST 段抬高心肌梗死（STEMI），原则上应就地收入隔离病房，无溶栓禁忌证者优先选择溶栓治疗。有溶栓禁忌证的高危患者，评估感染控制风险后可在符合感染控制要求的指定隔离导管室进行介入治疗，术后转入隔离病房。导管室实行三级防护。

（4）定点转运原则：对于病原学检测阳性的新冠病毒感染患者，合并急性心肌梗死时，若心血管病情尚稳定，而以呼吸道症状为主的高危患者，原则上应转运至当地卫生健康委员会指定的定点医院进行治疗。

（5）远程会诊原则：鼓励各省、市、地区大型综合性医院心内科或心血管专科医院启动远程会诊，指导下级医院或传染病医院等专科医院的急性心肌梗死救治。

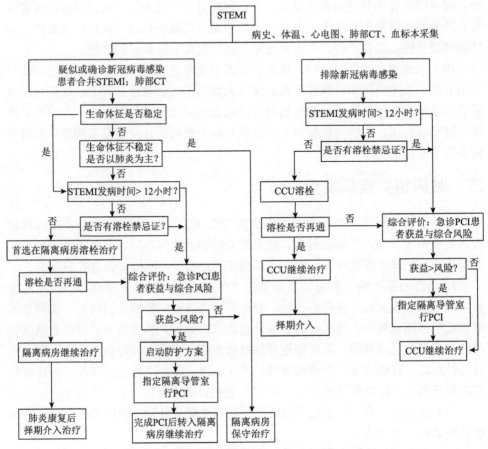

图 9-1 新冠肺炎疫情期间 STEMI 患者诊治流程

CCU. 冠心病监护病房；PCI. 经皮冠脉介入术

2. 心力衰竭 是多种原因导致心脏结构和（或）功能的异常改变，使心室收缩和（或）舒张功能发生障碍，引起的一组复杂临床综合征，主要表现为呼吸困难、疲乏和液体潴留（肺淤血、体循环淤血及外周水肿）等，心力衰竭是各种心脏疾病的严重表现或晚期阶段。新冠肺炎危重型患者多伴有呼吸困难，因此，这类患者首先需要鉴别呼吸困难是肺源性还是心源性所致。其次，针对出现的心力衰竭情况进行及时诊断和评估，按照相应的心力衰竭指南，根据患者的情况迅速进行相应的治疗。急性、慢性心力衰竭的治疗流程见图 9-3 和图 9-4。

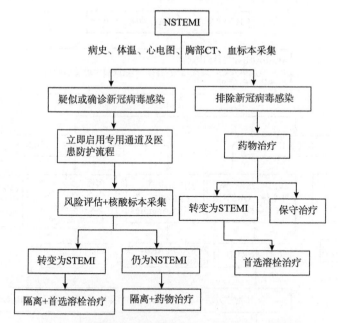

图 9-2　新冠肺炎疫情期间 NSTEMI 患者诊治流程

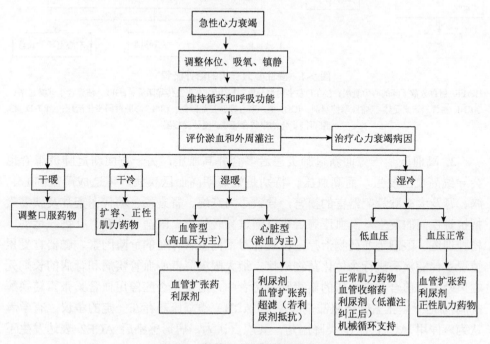

图 9-3　急性心力衰竭的治疗流程

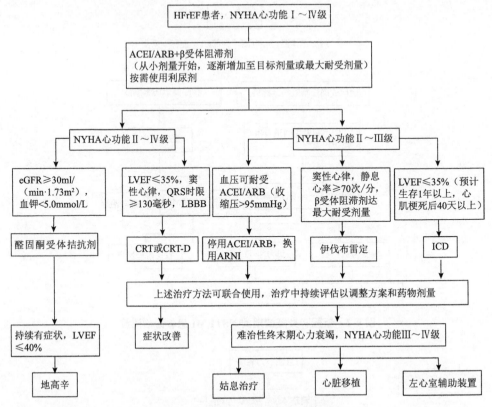

图 9-4　慢性心力衰竭的治疗流程

HFrEF. 射血分数下降的心力衰竭；LVEF.左室射血分数；LBBB. 左束支传导阻滞；eGFR. 估算肾小球滤过率；ARNI. 血管紧张素受体-脑啡肽酶抑制剂；ICD. 植入型心律转复除颤器；CRT. 心脏再同步化治疗；CRT-D. 心脏再同步化治疗联合埋藏式复律除颤器

3. 高血压　一方面新冠肺炎患者多合并高血压，另一方面新冠肺炎患者也会导致高血压发生，而高血压，特别是妊娠期高血压疾病，可造成严重的心、脑、肾及大动脉等靶器官的损害，导致心力衰竭、肾衰竭、糖代谢紊乱及胰岛素抵抗等疾病的发生。高血压患者可以通过减轻体重、限盐、补钾、补钙、运动、松弛训练、限酒等非药物治疗，以及针对不同患者存在的危险因素、靶器官受累情况及伴随疾病进行个体化药物治疗，最大限度降低心血管疾病和肾病的长期死亡风险。目前合并高血压的新冠肺炎患者中，对于是否应停用血管紧张素转换酶抑制剂/血管紧张素受体阻滞剂（ACEI/ARB）类降压药存在一定的争议。有学者认为应停用 ACEI/ARB 类降压药，其观点认为，病毒感染后 ACE2 表达发生下调，激活肾素-血管紧张素-醛固酮系统（renin-angiotensin-aldosterone system，RAAS），过度刺激血管紧张素 II 的 1 型（AT1）受体，使得肺血管通透性增加，从而引起肺损伤加重。值得注意的是，此机制是来源于病毒性肺炎的研究，而不是新冠肺炎。两者之间是否存在同样作用机制，目前并没有数据加以证实，但是从影像学和临床来看，新冠肺炎导致的肺损伤更支持是局部病毒感染免疫反应所致；有研究报道，应用 ACEI/ARB 类降压药有升高 ACE2 的风险，导致病毒更容易入侵细胞；539 例病毒性肺炎（非新冠肺炎）患者的回顾性研究报道指出，入院前给予 ACEI 和他汀类药物，不能降低病毒性肺炎（非新冠肺炎）患者的死亡率及插管率。据此，此类专家认为在没有证据证明新冠肺炎患者应用 ACEI/ARB 类降压药有益，而可能有害的前提下，合并新冠肺炎的高血压患者没必要一定应用 ACEI/ARB 类降压药，至少不应在病毒感染期内应用。另一种意见则认为，无须停用 ACEI/ARB 类降压药，虽然新冠病毒是通过 S-蛋白与 ACE2 蛋白结合介导进入细胞内部的，可以通过降低 ACE2，激活 RAAS，导致肺损伤。高血压患者本身就会有 ACE2 蛋白的表达量降低，如果发生新冠病毒感染，患者可能出现更严重的呼吸衰竭。但是，此类学者认为患者死亡率高不能归因于使用 RAAS 阻断剂，其最大的原因是这些患者基础状态差，高龄且往往合并多种慢性病。更有动物实验研究报道，使用 ARB 后导致肺部 ACE2 反馈性升高，其改善肺部炎症的作用抵消了其介导病毒感染的作用，可能利大于弊。

4. 心律失常　新冠肺炎患者并发恶性心律失常，包括窦性心动过缓或过速、病态窦房结综合征、室上性心动过速、室性心动过速等，应根据患者的情况，及时进行针对性的药物治疗及相关辅助装置的安放。

5. 暴发性心肌炎　心肌炎是指各种原因引起的心肌炎性损伤所导致的心功能受损，包括收缩功能、舒张功能降低和心律失常，而暴发性心肌炎是心肌炎最为严重和特殊的类型，主要特点为起病急，病情进展极其迅速，很快出现血流动力学异常及严重心律失常，并可伴有呼吸衰竭和肝肾衰竭，早期病死率极高，但长期预后良好。心肌炎的临床表现主要为原发感染或原发病的全身症状，如困乏、发热、上呼吸道感染等。与心肌炎本身有关的临床表现常取决于病变的广泛程度，症状的轻重变异很大。轻者可仅出现 ST-T 改变，重者在短期内发生急性心力衰竭或心源性休克、心律失常，并可能有晕厥或发展至心源性晕厥甚至猝死。针对心肌炎的患者，需要严密监护、对症支持治疗、抗病毒治疗、免疫调节治疗、生命支持治疗及针对其导致的心力衰竭、心律失常等严重并发症的药物治疗。

四、实验室检查

此类患者应该采取的实验室检查包括血常规、尿常规、粪便常规、肝肾功能，电解质、乳酸脱氢酶、心肌酶和肌红蛋白、高敏肌钙蛋白、B 型尿钠肽（BNP）或 N 末端 B 型利尿钠肽原（NT-proBNP）检测，凝血功能及 D-二聚体、心电图等。

五、影像学检查

胸部 X 线检查和 CT 检查可以观察心脏的大小，检测有无胸腔积液、心包积液、血管钙化等。

目前对于新冠肺炎的危重型患者，唯一无创、无辐射的影像学检查就是超声，并且对于判断患者病情和新冠肺炎导致的并发症，超声也是最便捷、可靠的检查手段，同时对于心包积液、心功能异常等的诊断和鉴别，超声是最敏感、最特异的检查手段。

新冠肺炎患者合并急性心肌梗死，可以通过超声心动图观察心脏的室壁运动是否出现节段性运动异常，是否有心肌梗死并发症，如二尖瓣断裂、室壁瘤、附壁血栓等的发生。

新冠肺炎患者合并心力衰竭，可以通过超声心动图观察心脏各心腔的大小、室壁厚度，评估心脏的舒张功能及心脏的射血分数（EF）等指标。

新冠肺炎患者合并细胞因子风暴引发的病毒性心肌炎，可以通过超声心动图检测心肌收缩力、心脏舒张功能，并且判断是否出现心脏结构的改变，部分患者出现全心扩大，同时也可以监测患者心脏的泵血功能，通过测量左心室射血分数，指导临床医师实施不同的诊疗方案。如果病变累及心包，超声心动图也可以清晰显示有无心包积液并准确定量评估。

六、临床治疗

密切观察这类患者的生命体征，如心率、血压、血氧的变化及相关化验检查。告知具有潜在心血管疾病患者可能存在感染风险的增加，并积极采取合理的预防措施，孕妇用药需注意对胎儿的影响。启动多学科诊疗小组救治。

建议针对具体患者进行个性化治疗，严格按照指南指导服用他汀类药物、ARB、ACEI、阿司匹林等药物稳定斑块，对心血管提供额外保护。

根据潜在的心血管系统、呼吸系统、肾脏疾病和其他慢性疾病的情况，对新冠肺炎患者进行分类，便于优先治疗。

在新冠肺炎患者出现急性心肌梗死的救治过程中，需要把握"就近治疗、安全防护、溶栓优先、定点转运、远程会诊"五个原则，根据 STEMI 和 NSTEMI 诊疗推荐，选择最佳的适宜治疗方案。

（程文林　鲁志兵）

第十章

妊娠和分娩期新冠病毒感染的实验室检查

在妊娠和分娩的特殊时期，新冠病毒感染发病后机体可能发生相应的变化，实验室检查在协助临床诊断、鉴别诊断、治疗及判断预后方面起着重要作用。

新冠肺炎发病早期，血常规分析通常为白细胞数量下降或正常、淋巴细胞计数下降，部分患者可出现转氨酶、乳酸脱氢酶、肌酶和肌红蛋白增高。随着疾病进展，多数患者 C 反应蛋白和红细胞沉降率升高，而降钙素原正常。病情严重者，中性粒细胞计数、D-二聚体水平、肌酐水平持续升高，淋巴细胞计数进行性下降，降钙素原升高。部分危重型患者可见肌钙蛋白增高。新冠病毒感染最直接的诊断依据是从患者体内检测出核酸。笔者所在医院对 9 例通过核酸确诊新冠肺炎孕产妇进行分析后发现，孕产妇与未妊娠的成人患者表现出相似的实验室检查结果。因此，对于疑似感染新冠病毒的孕产妇，除常规检查指标外，还需要对孕产妇进行针对性的实验室检查，尤其是核酸检测及血液免疫细胞、细胞因子、炎症相关指标等。这些检查可为新冠病毒感染孕产妇提供快速准确的循证医学依据。

第一节 实验室检查

一、血常规

血常规分析是反映人体健康状态的基本检测指标，检测内容包括白细胞计数、红细胞计数、血红蛋白含量、血小板数量、白细胞五分类（中性粒细胞、淋巴细胞、单核细胞、嗜酸性粒细胞、嗜碱性粒细胞）、血细胞比容、平均血红蛋白含量、红细胞分布宽度等参数。新冠肺炎患者血常规特点为白细胞正常或减少，淋巴细胞减少，尤其是外周血淋巴细胞进行性减少，提示病情严重。有研究表明，中性粒细胞/淋巴细胞比值（neutrophil / lymphocyte ratio，NLR）与新冠肺炎严重程度相关，年龄≥50 岁且 NLR≥3.13 的患者一半进展为重型，年龄<50 岁且 NLR<3.13 的患者进展为重型的风险为 0。妊娠期生理状态下外周血白细胞总数会有升高，一般不会超过 15×10^9/L，笔者所在医院接诊 1 例新冠肺炎孕妇，

产后出现淋巴细胞及血小板进行性下降，随着肺部炎症的控制，淋巴细胞及血小板逐渐恢复。

其机制可能是新冠病毒感染和入侵机体后，巨噬细胞在第一时间发挥杀伤功能，同时新冠病毒攻击淋巴细胞，如果宿主免疫系统功能正常并足够清除病毒，患者仅表现为白细胞总数正常或减少、一过性淋巴细胞减少和发热等症状。如果宿主免疫系统功能低下，新冠病毒会在淋巴细胞内持续大量增殖并随血液循环转运，对人体多组织和多器官造成伤害，同时淋巴细胞也会被不断消耗或裂解，而机体不能代偿性生成淋巴细胞，因此重型患者表现为淋巴细胞进行性减少。机体被新冠病毒感染，细胞会促进大量趋化因子和细胞因子分泌，引起细胞因子风暴，这些趋化因子和细胞因子导致白细胞数目增加。

二、免疫细胞及细胞因子

对于新冠肺炎孕产妇，γ-干扰素（IFN-γ）、肿瘤坏死因子 α（TNF-α）、白细胞介素（IL）等细胞因子的水平可以提示疾病进展及转归情况。各种细胞因子的作用：①IFN-γ，是巨噬细胞活化因子，具有抗病毒、免疫调节及抗肿瘤特性；②TNF-α，是炎症反应过程中出现最早、最重要的炎性介质，能激活中性粒细胞和淋巴细胞，使血管内皮细胞通透性增加，调节其他组织代谢活性并促使其他细胞因子的合成和释放；③IL，如 IL-2、IL-4、IL-6、IL-10 属于白细胞介素家族，在传递信息，激活与调节免疫细胞，介导 T 细胞和 B 细胞活化、增殖与分化，在炎症反应中起重要作用。实验室用带有荧光基团的细胞因子抗体颗粒孵育，流式细胞仪检测。

新冠肺炎重型患者 CD4$^+$ T 细胞和 CD8$^+$ T 细胞表现为持续性下降。其机制可能如下：细胞因子风暴影响 T 细胞活化和分化，尤其是对自然杀伤细胞、CD4$^+$ T 细胞、CD8$^+$ T 细胞数目具有负面影响，因此，可以通过流式细胞仪检测 T 细胞亚群，如 CD4$^+$ T 细胞和 CD8$^+$ T 细胞的检查。

在发表的多篇文献中，研究者们分析了新冠肺炎患者外周血中的炎症细胞因子水平，发现新冠肺炎患者，特别是重型患者，众多炎症细胞因子（如 IL-6、IL-10、IL-2、IFN、TNF 等）显著增高。目前新冠肺炎所致的炎症细胞因子风暴机制尚不明确。根据以往对其他感染所致的炎症细胞因子风暴机制的研究，推测新冠肺炎引起的炎症细胞因子风暴可能的机制如下：新冠肺炎的病毒 RNA 被固有免疫系统感知，启动快速抗病毒信号级联通路，感染病毒的上皮细胞、固有免疫细胞和内皮细胞产生多种炎症细胞因子，引起初级炎症细胞因子风暴以对抗病毒。这些炎症细胞因子包括 TNF-α、IL-6、IL-33 等。初级炎症细胞因子风暴还可以进一步招募并激活效应细胞及其他细胞以消灭病毒和被病毒感染的细胞，促进肺组织修复。除此之外，这些细胞分泌次级炎症细胞因子（如 IFN-γ、IL-2、IL-10），继续清除病毒，抑制炎症，恢复受损组织的功能。研究表明，新冠肺炎患者病情加重，迅速恶化的重要原因之一就是细胞因子风暴，大量的炎症因子释放，导致过度的免疫反应，损伤肺、心脏、肾脏等器官和组织。若新冠肺炎患者机体承受不了炎症细胞因子风暴引起的机体内环境改变则可能出现病情突然恶化，导致多器官衰竭。

三、其他炎症指标

1. 红细胞沉降率　是反映炎症的一个重要指标，血浆成分、红细胞状态会影响红细胞沉降速度。妊娠期生理状态下红细胞沉降率会有轻微升高。研究发现，轻型新冠肺炎患者红细胞沉降率无明显改变，重型患者红细胞沉降率增加，其机制可能与细胞因子风暴导致的血浆成分及红细胞状态改变有关。

2. C 反应蛋白　是在机体受到感染或组织损伤时血浆中急剧上升的蛋白质（急性蛋白），细菌感染时 C 反应蛋白水平即升高，而病毒性感染时 C 反应蛋白大部分正常。轻型新冠肺炎患者 C 反应蛋白值常正常，重型及危重型患者 C 反应蛋白值明显增加。研究发现，40% 的重型及危重型患者合并有细菌或真菌感染和多器官损伤，这种现象可能是导致重型及危重型患者 C 反应蛋白值增加的主要原因。

3. 降钙素原　是诊断和监测细菌性炎性疾病的一个参数，反映了全身炎症反应的活跃程度。降钙素原主要由实质组织细胞感染后产生，当严重细菌、真菌、寄生虫感染及脓毒症和多脏器功能衰竭时，它在血浆中的水平升高。病毒感染时，IFN-γ 大量产生，将会抑制降钙素原的激活及产生。因此，新冠肺炎患者发病早期，降钙素原多数无明显改变。研究发现，当新冠肺炎患者并发细菌感染或脓毒血症或多器官功能障碍时降钙素原会升高。

四、D-二聚体

D-二聚体是交联纤维蛋白降解的特异性产物，是诊断血栓形成的重要指标之一。妊娠期生理状态下 D-二聚体会有轻微升高。部分新冠肺炎患者在发病 1 周后出现呼吸困难和（或）低氧血症，甚至快速进展为急性呼吸窘迫综合征、脓毒症休克，难以纠正的代谢性酸中毒和出凝血功能障碍等，这些患者往往伴有 D-二聚体升高。其机制可能是持续的炎症反应损伤血管内皮细胞、激活血小板和凝血系统，这些因素综合后极易造成微血管栓塞，微血管血栓未能得到及时溶解去除时，可迅速加重肺换气功能衰减，进展为无法逆转的多脏器功能衰竭，甚至致死。因此，通过 D-二聚体的改变，可以早期识别微血管栓塞的形成并及时予以处理,如适当抗炎、联合抗凝等,可能对救治部分重型患者有极大的帮助。

五、心肌标志物

实验室检查主要的心肌标志物有心肌肌钙蛋白 T(c troponin T,cTnT)、心肌肌钙蛋白 I(c troponin I,cTnI)和肌红蛋白(myoglobin,Mb)。

1. 肌红蛋白(Mb) 主要存在于骨骼肌和心肌等组织,主要功能是在肌肉组织中储存氧,心肌轻度受损时其即从心肌细胞直接进入血液循环。实验室中肌红蛋白检测主要采用免疫化学发光法。由于肌红蛋白是非特异性的心肌标志物,其常用于心肌受损后 2 小时内的早期排除诊断。

2. 肌钙蛋白(Tn) 由三种不同基因的亚基组成,即心肌肌钙蛋白 T(cTnT)、心肌肌钙蛋白 I(cTnI)和肌钙蛋白 C(TnC)。其中 cTnT 和 cTnI 是目前实验室检查中心肌受损的首选标志物。cTn 在心肌细胞受损中具有高度敏感性和几乎百分之百的心肌组织特异性,在监测心肌受损程度和判断预后中具有重要价值。

一些重型新冠肺炎患者常伴随着心肌损伤,表现为肌钙蛋白和肌红蛋白增加。其可能机制:①氧供需失衡相关的损伤,低氧血症、呼吸衰竭等;②病毒感染导致心肌直接损伤,病毒感染机体后激活体液免疫和细胞免疫,炎性细胞和组织细胞释放的大量细胞因子和炎症因子损伤心肌;③心脏原因,心力衰竭、心肌病、心律失常等;④全身性疾病,脓毒症、肾损伤和脑卒中等。因此,及早识别心肌受损,对于挽救新冠肺炎患者生命具有重要意义。

六、核酸检测

新冠病毒核酸检测是新冠肺炎得以确诊的病原学证据。临床医师主要通过核酸检测结合肺部 CT 检查结果进行临床管理、诊断和治疗。目前,实验室检测新冠病毒核酸主要采用实时荧光反转录聚合酶链反应(RT-PCR)的方法,有高通量测序(next generation sequencing,NGS)条件的实验室可以进行高通量测序,与已知的新冠病毒高度同源,可以诊断新冠病毒感染。有报道称,以荧光定量 RT-PCR 作为检测手段的新冠病毒检测法有一定的假阴性率。

核酸检测的主要步骤是首先灭活病毒,提取病毒核酸,采用 RT-PCR 检测新冠病毒的 2 个靶标(ORF1ab、N)。每批检测设立一个弱阳性质控、三个阴性质控,三个阴性质控随机放于临床样本中间。检验结果严格按照试剂说明书要求判读。在实验室确认一个标本为阳性,要满足以下条件:同一份标本中新冠病毒的 2 个靶标特异性实时荧光 RT-PCR 检测结果均为阳性。如果出现单个靶标阳性的检测结果,则需要重新采样检测;如果结果仍然为单靶标阳性,判断为阳性。

或者同一患者的两种不同标本同时出现单靶标阳性，也判定为阳性。阴性结果也不能排除新冠病毒感染，结合临床实际情况，需要排除可能产生假阴性的因素。造成核酸检测假阴性结果的主要原因如下。

（1）核酸检测试剂盒质量：检测实验室负责人应对比选择试剂盒以尽量避免出现假阳性或假阴性。

（2）采样管及保存液：由于新冠病毒是单链 RNA 病毒，新冠病毒容易死亡或降解，所以对保存条件和环境有较高的要求。采样管中保存液不足或保存液成分不当都会造成假阴性结果，这是十分重要的关键点。

（3）标本取材环节：由于新冠病毒核酸检测需要取咽拭子/鼻拭子，而咽拭子/鼻拭子取材临床平时非常规开展，虽然采样者经过严格培训，但存在取材操作的个体误差，也可能导致核酸检测结果的不一致。咽拭子采集要同时擦拭双侧咽扁桃体及咽后壁，而鼻拭子采集要轻轻插入鼻道内鼻腭处，停留片刻后再缓慢转动退出。

（4）患者用药情况：某患者 2020 年 1 月以来，连续进行了 5 次新冠病毒核酸检测，仅有 1 次为阳性，其余均为阴性。经查阅病史，该患者是一位人类免疫缺陷病毒（HIV）携带者，有着 8 年的抗病毒治疗史。入院后按抗病毒、抗感染治疗，该患者长期服用抗 HIV 药物是其新冠病毒核酸检测反复阴性的主要原因。以上提示使用抗病毒药物患者体内新冠病毒的载量可能会因药物作用低于检测下限，导致核酸检测的结果为阴性。

（5）病毒感染的部位：呼吸道病毒感染的早期，病毒通常在鼻咽部高表达，到病程中后期（出现肺炎等症状）病毒则集中于下呼吸道。如果病例的感染已经发展到下呼吸道，咽拭子反复检测可能阴性。有研究指出，呼吸道标本检出率由高到低为肺组织>支气管肺泡灌洗液>抽吸痰或鼻咽吸取物>鼻咽拭子或口咽拭子>鼻拭子。有条件的前提下，尽可能选择阳性检出率高的标本。

（6）RNA 提取方法：目前，新冠病毒核酸检测试剂盒灵敏度一般为 500～1000 拷贝数/ml，提高新冠病毒核酸检测灵敏度可以增加检出率、降低假阴性率，而试剂盒的灵敏度很大程度上受 RNA 提取方法的影响。主要包括：①提取量，国内现在一般是取 200µl 的病毒保存液进行新冠病毒核酸提取，而提取量的大小与初始病毒载量呈正相关，提取量越大，扩增前病毒载量也越大，假阴性率也就越低。②上样量，指加入 PCR 体系中的新冠病毒核酸洗脱液体积，目前大部分试剂取 5µl 模板上 PCR 仪扩增，存在丢失核酸的风险。核酸丢失会使 PCR 结果产生偏差而偏离真实值。如果增加上样量，就可尽可能增加初始病毒载量，防止假阴性的产生。③提取方法，目前新冠病毒核酸提取方法主要为直接裂解法、柱提法和磁珠法。其中，磁珠法提取效率最高，可以有效降低假阴性率，提高阳性检出率。推荐首选磁珠法。

（7）采样时机等因素：核酸检测结果出现反复的原因包括以下几种。①病情反复或疾病的发展趋势，患者某一阶段出现好转，然后病情再次加重；也可能部分人感染新冠病毒后成为病毒携带者。②治疗作用，某种药物将病毒抑制到核酸检测下限，导致结果阴性。当药量减少或患者出院时，病毒载量又开始升高。③环节发生改变，人员变动（采样人员、实验操作人员、标本运输人员等）、试剂盒更换、仪器变动及结果判读等环节，都可能导致核酸检测结果的差异。

七、新冠病毒抗原或抗体检测

新冠病毒血清学抗原、抗体检测对目前核酸检测起到了很好的补充作用。同时，血清学检测不仅能作为新冠病毒感染的诊断及与其他感染性疾病如流感、腺病毒感染的鉴别诊断依据，还可以用于体内特异性抗体的变化监测和既往感染规律、人群易感程度等流行病学数据研究，为疾病的防治与疫苗研发提供参考依据。新冠病毒抗原检测标本类型主要为咽拭子，抗体检测标本类型包括全血、血清和血浆标本。最新研究表明，15%～20%新冠肺炎患者的血液中查到病毒的核酸，新冠病毒入侵机体后，机体会产生 IgM，随后出现 IgG。其中，新冠病毒特异性 IgM 抗体多在发病 3～5 天后开始出现阳性，IgG 抗体滴度恢复期较急性期有 4 倍以上的增高。因此，新冠病毒特异性 IgM 抗体可用于监测新冠肺炎的潜伏期或急性期；IgG 抗体可用于监测新冠肺炎的恢复期。

实验室检查结果对新冠肺炎的诊断有着非常重要的意义，检测结果准确与否还关系到广大患者包括孕产妇患者的救治、诊疗和转归。因此，在保证实验室安全和检测速度的同时，检验工作者要以高度的责任心和使命感，力求每一个检测结果的准确性。

（陈雨柔 廖生俊 郭清莲 李一荣）

第二节 标本的采集、运输及处理

一、标本的采集

1. 采集对象 疑似新冠肺炎孕产妇病例、疑似聚集性病例、确诊患者复查、发热门诊患者及其他需要进行新冠病毒感染诊断或鉴别诊断者，或其他需要进一步筛查检测的环境或生物材料（如溯源分析）。标本采集应在发热门诊或隔离病房进行。

2. 防护要求 从事新冠病毒检测标本采集的技术人员，应经过生物安全培训和具备相应的实验技能，并采用生物安全三级实验室级别的个人防护。

孕产妇患者需戴医用口罩，进行手卫生消毒。

3. 标本采集种类　每个病例必须采集急性期呼吸道标本和急性期血液标本；重型病例优先采集下呼吸道标本（如支气管或肺泡灌洗液等），可根据不同的临床表现与病程，间隔进行不同样本的采集。

（1）上呼吸道标本：包括咽拭子、鼻拭子、鼻咽抽吸物。

（2）下呼吸道标本：包括深咳痰液、呼吸道抽取物、支气管灌洗液、肺泡灌洗液、肺组织活检标本。临床标本应尽量采集病例发病早期的呼吸道标本（尤其是下呼吸道标本）。

（3）血液标本：尽量采集发病后 7 天内的急性期抗凝血。采集量为 5ml，以空腹血为佳，建议使用含有乙二胺四乙酸（EDTA）抗凝剂的真空采血管采集血液。

（4）血清标本：尽量采集急性期、恢复期双份血清。第一份血清应尽早（最好在发病后 7 天内）采集，第二份血清应在发病后第 3～4 周采集。采集量为 5ml，以空腹血为佳，建议使用真空采血管。血清标本主要用于抗体的测定，依据血清抗体水平对病例的感染状况进行确认。血清标本不进行核酸检测。

（5）眼结膜标本：出现眼部感染症状的病例需要采集眼结膜拭子标本。

（6）粪便标本：出现腹泻症状的患者需采集粪便标本。

4. 标本采集方法

（1）咽拭子：用 2 根聚丙烯纤维头的塑料杆拭子同时擦拭双侧咽扁桃体及咽后壁，将拭子头浸入含 3ml 病毒保存液（也可使用等渗盐溶液、组织培养液或磷酸盐缓冲液）的管中，尾部弃去，旋紧管盖。

（2）鼻拭子：将 1 根聚丙烯纤维头的塑料杆拭子轻轻插入鼻道内鼻腭处，停留片刻后缓慢转动退出。取另一根聚丙烯纤维头的塑料杆拭子，以同样的方法采集另一侧鼻孔。上述两根拭子浸入含 3ml 采样液的同一管中，尾部弃去，旋紧管盖。

（3）鼻咽抽取物或呼吸道抽取物：用与负压泵相连的收集器从鼻咽部抽取黏液或从气管抽取呼吸道分泌物。将收集器头部插入鼻腔或气管，接通负压，旋转收集器头部并缓慢退出。收集抽取的黏液，并用 3ml 采样液冲洗收集器 1 次（也可用小儿导尿管接在 50ml 注射器以代替收集器）。

（4）深咳痰液：要求患者深咳后，将咳出的痰液收集于含 3ml 采样液的 50ml 螺口塑料管中。

（5）支气管灌洗液：将收集器头部从鼻孔或气管插口处插入气管（约 30cm 深处），注入 5ml 生理盐水，接通负压，旋转收集器头部并缓慢退出。收集抽取的黏液，并用采样液冲洗收集器 1 次（也可用小儿导尿管接在 50ml 注射器以代替收集器）。

（6）肺泡灌洗液：局部麻醉后将纤维支气管镜通过口或鼻经过咽部插入右肺

中叶或左肺舌段的支气管，然后将其顶端楔入支气管分支开口，经气管活检孔缓缓加入灭菌生理盐水，每次 30～50ml，总量 100～250ml，不应超过 300ml。

（7）血液标本：建议使用含有 EDTA 抗凝剂的真空采血管采集血液标本 5ml，室温静置 30 分钟，1500～2000r/min 离心 10 分钟。

（8）血清标本：用真空负压采血管采集血液标本 5ml，室温静置 30 分钟，1500～2000r/min 离心 10 分钟。

（9）粪便标本：如患者发病早期出现腹泻症状，则留取粪便标本 3～5ml。

（10）眼结膜拭子标本：眼结膜表面用拭子轻轻擦拭后，将拭子头插入采样管中，尾部弃去，旋紧管盖。

二、标本运输

1. 院内运输

（1）包装：标本采集后用 1000mg/L 含氯消毒液对标本容器外表面进行擦拭或喷洒消毒，然后放入带有生物安全警示标识的专用标本自封袋中包装，并对自封袋外表面用 1000mg/L 含氯消毒液进行消毒，然后置于专用密闭转运箱，并对转运箱外表面用 1000mg/L 含氯消毒液消毒。

（2）运送：由经过生物安全培训的专人运送至实验室，运送人员应佩戴帽子、一次性外科口罩、手套及穿隔离衣，转运期间保持转运箱平稳，避免剧烈震荡、颠簸。标本运送期间应避免反复冻融。

2. 院外运输 应按照《可感染人类的高致病性病原微生物菌（毒）种或样本运输管理规定》（卫生部令第 45 号）执行。依据国家《新型冠状病毒感染的肺炎实验室检测技术指南（第四版）》，新冠病毒毒株及其他潜在感染性材料的运输包装分类属于 A 类，对应的联合国编号为 UN2814，包装材料应符合 PI602 分类包装要求。

3. 标本接收和保存 实验室接收人员用 1000mg/L 含氯消毒液对转运箱消毒后方可打开，再用 1000mg/L 含氯消毒液对自封袋进行消毒。自封袋在生物安全柜内打开，取出标本，详细核对标本信息，做好交接登记。

用于核酸检测的标本应尽快进行检测，能在 24 小时内检测的标本可置于 4℃保存；24 小时内无法检测的标本则应置于-70℃或以下保存（如无-70℃保存条件，则于-20℃冰箱暂存）。血清可在 4℃存放 3 天，-20℃以下可长期保存。应设立专库或专柜单独保存标本。

三、实验室环境消毒

对新冠病毒理化特性的认识多来自对 SARS-CoV 和 MERS-CoV 的研究。病毒对紫外线和热敏感，56℃ 30 分钟及乙醚、75%乙醇、含氯消毒液、过氧乙酸和氯仿等脂溶剂均可有效灭活病毒。氯己定不能有效灭活病毒。

1. 空气消毒　实验室配备充足的空气消毒机或紫外线灯，每天实验前后常规消毒（空气消毒机 1 小时/次，紫外线灯 30～60 分/次）。

2. 物体表面消毒

（1）每天实验前后使用 1000 mg/L 含氯消毒液进行桌面、台面及地面消毒。

（2）所用门把手、电话等公共设施每天使用 1000mg/L 含氯消毒液消毒 3 次。

（3）每天用 1000mg/L 含氯消毒液对医疗废物暂存间地面进行消毒 2 次。

（4）医疗废物运送结束后，用 1000mg/L 含氯消毒液对运送工具进行清洁和消毒。

（5）每天试验前后用 75%乙醇对生物安全柜进行擦拭消毒，禁止喷洒。

（6）转运及存放标本的容器使用前后用 1000mg/L 含氯消毒液进行擦拭消毒。

四、医疗废物处置

1. 废弃物处置

（1）应当由经过专门培训的人员使用二级防护处理危险废弃物。

（2）医疗废物分类收集。咽拭子等呼吸道标本检测后置于含有 5000mg/L 含氯消毒液的容器中，其他感染性废物弃置于带有双层黄色医疗垃圾袋的专用医疗垃圾桶，3/4 满时双层黄色医疗垃圾袋鹅颈包扎后，用 1000mg/L 含氯消毒液喷洒医疗垃圾袋表面，实验过程中如使用锐器（包括针头、小刀、金属和玻片等）则直接弃置于锐器盒内，以上所有医疗废物经压力蒸汽灭菌处理后方可离开实验室。压力蒸汽灭菌效果需监测并记录。

（3）医疗废物专用包装袋、利器盒的外表面应当有警示标识，在盛装医疗废物前，应认真检查，确保其包装袋无破损、无渗漏。医疗废物收集桶应为带盖脚踏式。每个包装袋、利器盒应当系有或粘贴中文标签，标签内容包括医疗废物产生单位、产生部门、产生日期、类别，并在特别说明中标注"新冠肺炎"。

（4）严格对压力蒸汽灭菌处理后的医疗废物进行登记。登记内容包括医疗废物的来源、种类、重量或数量、交接时间，最终去向及经办人签名，特别注明"新冠肺炎"或"新冠"，登记资料保存 3 年。

2. 废液处理　标本检测后产生的废液，用 5000mg/L 含氯消毒液彻底灭活后，倒入医院污水处理通道。

五、意外事故处理

（1）新冠病毒毒株或其他潜在感染性材料污染生物安全柜的操作台造成局限

感染：使用 5000mg/L 含氯消毒液，消毒液需要现用现配，24 小时内使用。

（2）含病毒培养皿碎裂或倾覆造成实验室污染：保持实验室空间密闭，避免污染物扩散，使用含 5000mg/L 含氯消毒液的毛巾覆盖污染区。必要时（大量溢洒时）可用过氧乙酸加热熏蒸实验室，剂量为 $2g/m^3$，熏蒸过夜；或 20g/L 过氧乙酸消毒液用气溶胶喷雾器喷雾，用量 $8ml/m^3$，作用 1～2 小时；或用高锰酸钾-甲醛熏蒸：高锰酸钾 $8g/m^3$，放入耐热耐腐蚀容器（陶罐或玻璃容器），然后加入甲醛（40%）$10ml/m^3$，熏蒸 4 小时以上。熏蒸时室内湿度 60%～80%。

（3）清理污染物应严格遵循病毒生物安全操作要求，采用压力蒸汽灭菌处理，并进行实验室换气等，防止次生危害。

（郭清莲　廖生俊　李一荣）

第十一章

妊娠期新冠病毒感染的影像学检查

新冠肺炎流行期间，孕妇属于特殊易感人群，各医疗机构产科时有接诊妊娠合并新冠病毒感染疑似及确诊病例，各个孕龄阶段均有发生。在此次疫情不断更新的诊疗方案中，放射影像学诊断被作为新冠肺炎筛查和诊断的重要方法。然而，孕妇及其家属普遍存在着影像学检查中物理辐射对胎儿安全性的担忧。因此，有必要对妊娠期影像学检查建立一套标准有效的认知体系，正确认识妊娠期影像学检查的安全性及对新冠肺炎诊断的价值，这对妊娠期合理应用影像学检查至关重要。

新冠病毒主要损害下呼吸道。胸部平片（DR）及 CT 是新冠肺炎的重要放射影像学检查技术。DR 成像主要优势是方便快捷，射线辐射量低，然而因其影像重叠，部分隐藏在心影后、肺底、胸膜及肋骨下等部位的病灶显示不清，并且早期密度淡薄病灶易被 X 线穿透而不显影，影响早期病变的观察，所以 DR 对新冠肺炎病变检出的敏感度及特异度均较低，易出现漏诊，建议仅用于危重型病房患者床边照片或无 CT 机器的基层医院。胸部 CT 检查是呼吸系统疾病最主要的影像学检查手段，对肺部病变具有很高的灵敏度。对于新冠肺炎这种传染性强、流行速度快的疾病，首诊时建议使用 CT 检查，其能及时准确评估患者肺部的病情及转归，有助于正确指导临床诊疗决策。常规选用 CT 平扫，一般不须增强检查。

超声检查以其无创、便捷、快速、经济的特点在妇产科普遍应用，在新冠肺炎疫情期间，不仅用于监测孕产妇及胎儿，在其他器官如心脏、肝脏、肾脏等的检查及治疗中也起着重要的作用。

第一节　放射影像学

一、放射影像学表现

1. DR　对普通型及轻型新冠肺炎早期诊断价值有限，可无异常，或仅表现为双肺纹理增多模糊，肺野中外带局限或多发斑片状实变或密度增高影。随着妊娠的进展，子宫底上升，双侧膈肌位置可见不同程度上抬，妊娠晚期，膈肌明显抬高，心脏外形可呈"横位心"表现。

重型及危重型病灶进展迅速，表现为双肺透亮度降低，弥漫性密度增高影或实变影，甚至呈"白肺"，伴少量胸腔积液时，双侧肋膈角变钝。

2. 胸部 CT 分期表现

（1）早期：新冠病毒感染后沉积于终末呼吸性细支气管，附壁于黏膜或肺泡上皮细胞，进入细胞中分裂、繁殖后，造成细支气管黏膜、肺泡、肺腺泡、肺小叶间隔及腺泡周围微小血管网等肺实质与间质组织的混合性损伤，出现充血、水肿、变性和免疫过激性反应及干性炎性渗出物（渗出物中以蛋白成分为多）等病理变化，因而，影像学上表现为肺内病灶多位于肺外周或胸膜下，以下肺为主。常表现为双肺多发片状磨玻璃密度影（GGO），单发少见，部分病灶内可见增粗血管及厚壁支气管穿行，有时伴有局部性网格状小叶间隔增厚；病灶密度不均，以不规则形、扇形多见，也可见片状或类圆形病灶，胸腔积液少见（图 11-1）。

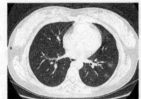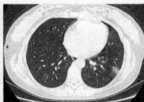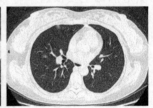

图 11-1 新冠肺炎早期病变

女性，34 岁，停经 39^{+4} 周，咳嗽 1 周，发热伴阴道流液 1 天入院。新冠病毒核酸检测阳性。胸部 CT 平扫显示双肺多发磨玻璃结节，以胸膜下分布为主

（2）进展期：早期病变未得到及时诊治，病灶快速增多、进展，表现为原有的病灶范围明显扩大，病灶相互融合成大片状，或出现新发病灶，但仍以胸膜下为主，可累及多个肺叶，呈散在多灶性、斑片状甚至弥漫性，密度增高，边界不清，呈双侧非对称性，支气管血管束增粗或胸膜下多灶性肺实变软组织密度影，病灶进展及变化迅速，短期内复查病灶形态变化大，可以合并组织坏死形成小空洞，可见空气支气管征。通常无胸腔积液，极少数伴纵隔及肺门淋巴结增大。进展期往往病情进展变化快，要积极处理，警惕急性呼吸窘迫综合征的发生（图 11-2）。

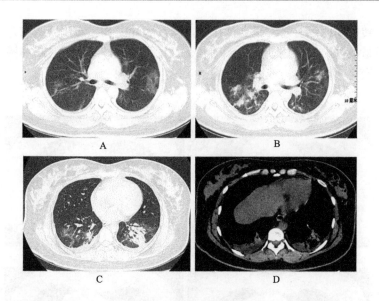

图 11-2 新冠肺炎进展期

女性，30岁，孕37周，低热2天，37.8℃，伴干咳入院。A. 2020年1月23日肺部CT扫描提示双肺多发磨玻璃病灶，胸膜下为主，考虑病毒性肺炎；B、C. 1月30日肺部CT扫描提示病灶较前进展，范围扩大及出现新病灶；D. 双侧胸腔出现少量积液

（3）重型及危重型：进展期的病例如仍未得到有效治疗，肺内病灶继续较快速增多、进展，形成两肺密集分布，呈大片磨玻璃密度影、大片状实变影，成为"白肺"，病灶区肺组织因含气量明显减少导致肺叶容积缩小，呈软组织密度影；双肺弥漫性病变，多表现为48小时病灶范围增加50%，病变以实变为主，合并磨玻璃密度影，空气支气管征，多发条索状阴影，有时见少量胸腔积液；伴心功能不全引起心影扩大。多发生于合并其他基础疾病的患者（图11-3）。

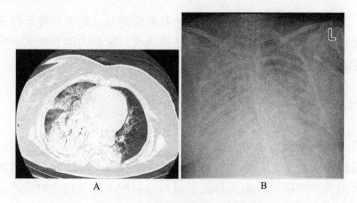

图 11-3 新冠肺炎重型及危重型

女性，31岁，孕2个月，因咽痛咳嗽3天，呼吸困难1天入院。A. 入院肺部CT检查提示双肺多发实变影，以右下肺为明显；B. 2天后床边照片，见双肺实变，呈"白肺"改变

（4）转归期：经有效的综合治疗后，肺部病灶 1 周左右出现吸收，病变范围缩小，数量减少，密度逐渐变淡，肺实变灶逐渐消失，渗出物被机体吸收或者纤维化，病变可完全吸收，或残留纤维索条影（图 11-4）。

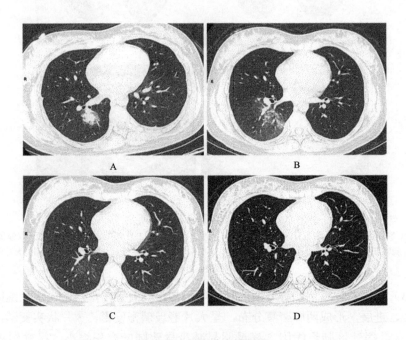

图 11-4　新冠肺炎转归期

女性，26 岁，已婚，初产妇，停经 38^{+1} 周，鼻塞伴发热 1 天入院。A.2020 年 1 月 26 日入院肺部 CT 显示右下肺磨玻璃结节，考虑病毒性肺炎；B.2 月 1 日剖宫产后 5 天复查 CT 显示病灶范围扩大，密度变淡；C.2 月 11 日复查 CT，病灶进一步吸收；D.2 月 29 日复查 CT，病灶完全吸收

总之，妊娠期肺炎的影像学表现与非妊娠期类似，但因其处于特殊免疫耐受状态，若预警不到位，治疗不及时，病灶进展快，短期内融合成大片状，常伴发心功能不全。

二、影像学成像检查辐射剂量评估

X 线是一种波长极短的电磁波，具有穿透性、荧光效应、感光效应和电离效应。其穿透性、荧光效应、感光效应是 X 线检查的成像基础，而电离效应则是各种检查时需防护的原因。胎儿暴露于电离辐射的风险与检查时孕周及辐射剂量相关。胚胎发育早期非常高的暴露（大于 1Gy）对胚胎是致命的。表 11-1 列出了辐射所致畸形与孕周及辐射剂量的关系。

表 11-1　辐射所致畸形与孕周及辐射剂量的关系

孕周	影响	估计阈值剂量
妊娠时期		
种植前（受精后 0~2 周）	胚胎死亡或无影响（全或无）	50~100mGy
器官形成期（受精后 2~8 周）	先天性异常（骨骼、眼、生殖器）	200mGy
	生长受限	200~250mGy
胎儿期		
8~15 周	重度智力障碍（高风险）	60~310mGy
	智力缺损	每 1000mGy 使智商降低 25
	小头畸形	200mGy
16~25 周	重度智力障碍（低风险）	250~280mGy

在实际诊断性成像技术中决不会使用如此高的剂量。诊断性 X 线检查的曝光范围见表 11-2。此外，胎儿在妊娠期间也会接受一定量的自然背景辐射，其剂量约为 1mGy。胸部影像学检查辐射剂量（胸部 X 线片：0.0005~0.01mGy；胸部 CT：0.1~0.66mGy）低于胎儿妊娠期间的自然背景辐射剂量，因此新冠病毒感染孕妇妊娠期可以适当选择胸部影像学检查对病情进行评估。对于需要影像学检查的孕妇，产科医师应告知影像学检查的必要性和价值，可与放射科技师沟通后采取合理的检查方案及防护措施，并签署知情同意书。如果 CT 扫描机器有低剂量扫描功能，提倡采用低剂量 CT 扫描肺部。

表 11-2　常见放射学检查时胎儿辐射剂量

检查类型	胎儿剂量（mGy）
极低剂量检查（＜0.1mGy）	
颈椎 X 线检查（正位和侧位）	＜0.001
四肢 X 线检查	＜0.001
钼靶摄影（两个方位）	0.001~0.01
胸部 X 线片（两个方位）	0.0005~0.01
低到中剂量检查（0.1~10mGy）	
X 线检查	
腹部 X 线检查	0.1~3.0
腰椎 X 线检查	1.0~10

续表

检查类型	胎儿剂量（mGy）
静脉肾盂造影	5～10
气钡双重灌肠造影	1.0～20
CT	
头部或颈部 CT	1.0～10
胸部 CT 或 CT 肺动脉造影	0.01～0.66
限制性 CT 骨盆测量（经股骨头单轴面成像）	< 1
核医学	
低剂量核素灌注显像	0.1～0.5
^{99m}Tc 骨显像	4～5
肺数字减影血管造影	0.5
高剂量检查（10～50mGy）	
腹部 CT	1.3～35
盆腔 CT	10～50
^{18}F PET/CT 全身显像	10～50

三、放射影像学检查时的疫情防护或放射防护

1. CT 室管理 设置预约分诊台，门诊孕妇 CT 检查前先预约分诊，疑似或确诊新冠肺炎孕产妇至感染科 CT 室。

2. 专人、专机检查 新冠肺炎为乙类传染病，采取甲类传染病防控管理。根据《中华人民共和国传染病防治法》要求，设置专门独立的 DR 检查室和 CT 扫描室接诊疑似或确诊病例，固定 1 台 CT 检查仪器放置于感染科，作为疑似病例或确诊病例检查机器，优先选择可以通过控制台升降检查设备的机型，另一台机器用于非新冠肺炎患者 CT 检查；两台机器各自分开不同大楼并分别设置医护及患者通道等，避免交叉，防止感染。

3. 消毒 检查室安装空气消毒机。为了减少病毒接触传播，检查床铺一次性中单，使检查设备与患者隔离。

4. 防护 扫描或检查技师实行二级防护。检查结束后严格按照标准做好检查设备、地面的清洁消毒和空气消毒。

5. 医患沟通 检查前产科医务人员应与 CT 室提前沟通，确诊或疑似新冠肺炎孕妇不需排队等候，由实行二级防护的陪护人员带领孕妇通过新冠肺炎患者通道到达 CT 检查室。孕妇检查前必须戴好口罩、帽子，进机房前使用手部消毒液

消毒双手；并移除衣服上金属饰物。扫描前进行呼吸训练，嘱患者配合呼吸指令进行检查。一般于吸气末屏气扫描。重型及危重型患者，可不做吸气要求，优先保证屏气。

6. 其他　正常孕产妇经过常规通道入室检查，路径引导明确，避免交叉感染。

注意：影像科在尽力做好新冠肺炎患者的胸部影像学检查同时，要尽量减少患者和放射技术人员的辐射。患者进行 DR 或 CT 检查时，尽量避免陪同人员在场；DR 摄片根据投照方向恰当选择受检者体位，使用电动放射防护用品架、固定防护架或铅衣遮挡腹部，避免非检查部位受到成像 X 线束的直接照射。胸部 CT 扫描要严格把握好 CT 扫描范围，扫描范围自胸廓入口到肋膈角，避免扫描范围过大。孕妇的腹部一定用铅衣遮挡，注意防护好孕妇性腺及腹部胎儿，避免 X 线辐射。

胸部影像学检查在当前新冠肺炎的诊疗及随访评估中起到十分重要的作用。新冠肺炎部分患者临床症状隐匿，无明显特征性症状，且妊娠期患者对病毒性呼吸系统感染的炎症应急反应性明显增高，病情变化较为迅速。胸部影像学成像速度快、具有较高的敏感性，正常诊断性成像条件下胎儿所受的辐射量很小，远远没有达到胎儿致畸阈值，可以方便快捷并有效地评估新冠病毒感染孕妇的肺部炎症情况及病情变化。因此，对于疑似新冠病毒感染或感染急性期孕妇，在采取腹部放射防护下，可安全使用胸部 CT 检查（图 11-5）。

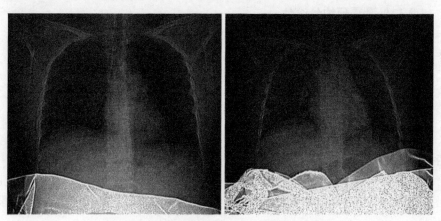

图 11-5　孕妇胸部 CT 扫描，腹部用铅衣遮盖

（胡金香　余　浩）

第二节　超声影像学检查

在新冠肺炎疫情期间，超声对肺部炎症的诊断作用虽然远远不及 CT，但是病毒感染后，因超声仪器轻便、可随意移动、可及时消毒，在对胎儿、胎盘、羊水情况的监测，以及筛查母体其他基础疾病和并发症等方面，仍然起到了不可或缺的作用。

目前尚未见母婴垂直传播的病例报道。陈慧君、郭娟娟等的临床研究发现，妊娠晚期和分娩期的新冠肺炎患者，病毒主要侵犯母体，胎儿、胎盘、羊水、脐带及血流超声未见特殊异常。妊娠早期及妊娠中期病毒感染的孕妇，因病程尚短，胎儿及其附属物受病毒影响的情况尚需后期进行超声跟踪观察。

一、门诊接诊流程

于门诊分诊处测量就诊者体温，发热者到医院发热门诊就诊，若为疑似病例，按新冠肺炎相关规定流程诊治；若为确诊病例，应转到本辖区的指定医院进一步治疗。

二、超声接诊及检查防护

1. 入口处设置预约分诊台

（1）分诊人员应佩戴医用外科口罩或 N95 口罩、一次性帽子、护目镜、乳胶手套及穿隔离衣和鞋套，配备免洗手消毒液。

（2）检查待检孕妇的体温和口罩佩戴情况。

（3）待检者进入前均应进行手消毒。

2. 普通诊室

（1）非发热定点医院的工作人员可以执行普通防护，即戴一次性工作帽、一次性外科口罩（每4～6小时更换1次）及穿工作服。

（2）发热定点医院工作人员应采用一级防护，即戴一次性工作帽、一次性医用外科口罩（每4～6小时更换1次）、防护面罩/防护面屏及穿鞋套、工作服和隔离衣。

（3）每检查1位孕妇脱手套及手消毒1次，更换一次性床罩1次。

（4）工作期间开空气净化消毒设备，下班后做好开窗通风。

（5）每天上午及下午结束检查后，常规用一次性含乙醇、过氧化氢或含氯消毒纸巾擦拭探头、导线、超声机表面。

（6）每天配制2次1000mg/L含氯消毒液，由护士或保洁员对环境进行擦拭。

3. 发热隔离诊室　应设在感染科，专用于新冠肺炎孕产妇超声检查，设置专门的医护进、出通道，患者进、出通道。

（1）最好配备专用超声仪。

（2）检查医师采取二级防护，戴 N95 口罩（每 4～6 小时更换 1 次）、一次性帽子、护目镜、防护面罩/防护面屏、双层乳胶手套，穿防护服和鞋套。

（3）使用一次性医用床罩，一人一单。

（4）所有使用过的物品丢入黄色垃圾桶的双层黄色医疗垃圾袋内。

（5）每检查完一次，使用一次性含乙醇、过氧化氢或含氯消毒纸巾擦拭探头、导线、超声仪表面。

（6）使用过的超声仪器通风后，送入有空气消毒设备的密闭房间消毒 2 小时，然后开窗，进行房间通风。

4. 床边检查

（1）最好使用病房已有的超声仪，或者使用床边便携式超声仪。

（2）检查医师进入新冠肺炎产科隔离病区或感染科，必须进行二级防护，必要时进行三级防护，如引导体外膜肺（ECMO）插管，则戴 N95 口罩（每 4～6 小时更换 1 次）、一次性帽子、护目镜、双层乳胶手套，穿防护服和鞋套。

（3）床边使用过的物品不要带回超声室，直接丢弃于发热病区专用黄色垃圾桶内。

（4）检查完毕后使用一次性含乙醇、过氧化氢或含氯消毒纸巾擦拭探头、导线、超声仪表面。

（5）将超声仪推入有空气消毒设备的密闭房间消毒 2 小时，完毕后开窗通风。

5. 孕妇防护

（1）普通孕妇戴医用口罩，疑似新冠肺炎孕妇戴医用口罩、帽子，穿隔离衣和鞋套。

（2）检查前在前台测量体温。

（3）体温正常者，检查前进行手消毒，由患者通道进出检查室。

（4）体温≥37.3℃时，请孕妇前往发热门诊做筛查。

（5）超声科人流量密集，注意保持人与人之间的距离，不要聚集，检查完毕迅速离开。

（6）对于确诊新冠肺炎孕妇，超声检查在发热病区床边完成，禁止进入门诊及其他病区。

三、疫情期间普通孕产妇超声检查的指征

若有腹痛、胎动异常、阴道出血、阴道流液等情况需前往医院进行超声检查，其余检查可适当推迟。

四、超声在妊娠期及分娩期新冠病毒感染患者检查中的作用

1. 感染初期 了解胎儿在宫内的情况，针对母体基础疾病及其他临床医师怀疑的器官病变进行检查。

2. 进展阶段 了解胎儿的宫内情况；肺部建议行 CT 检查，对不接受 CT 检查的孕妇，行超声观察肺实变的进展情况。

3. 危重阶段 除了监测胎儿在宫内是否安全外，主要是对病毒感染母体进行并发症的监测，尤其是心脏的改变，超声具有敏感度高、特异性好、时效性强的特点，可以为临床提供评价的数据指标，同时能动态直观地显示器官结构的实时改变，使临床处理更加精细精准。新冠肺炎孕产妇出现严重并发症征象的总体发生率同普通人群，故可参考普通人群超声征象。

（1）病毒性心肌炎：可实时动态观察心脏的收缩、舒张情况，主要表现为心脏收缩无力、舒张功能降低甚至全心扩大（图 11-6）。

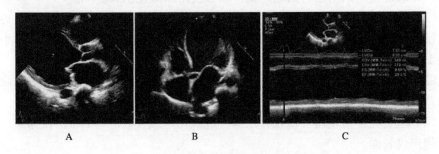

图 11-6 心肌炎超声征象

A. 左心室增大；B.心脏运动减弱；C.M 型超声显示左心舒张、收缩运动减弱

（2）心包炎：心包脏面增厚、毛糙、钙化、回声增强，脏层、壁层粘连，室间隔运动常见舒张早期切迹，室间隔弹跳征象（图 11-7）。

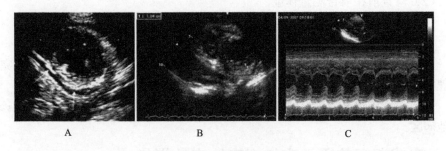

图 11-7 心包炎超声征象

A.心包脏面增厚、毛糙；B.心包脏层和壁层粘连、增厚；C.室间隔弹跳征象

（3）心脏附壁血栓：在心腔内出现随心脏搏动的团块，基底宽，附着面较

大，新鲜血栓为低回声，陈旧性及机化血栓为不均匀强回声；新鲜血栓随心动周期变化，形态可有轻微改变（图 11-8）。

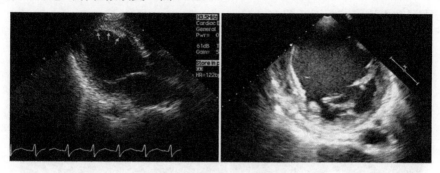

图 11-8　心脏附壁血栓超声征象

（4）心包积液：心脏与心包之间出现游离液性暗区，可以包绕整个心脏，也可以位于心脏的某个部位（图 11-9）。

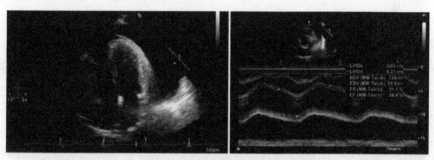

图 11-9　心包积液超声征象

大量液性暗区位于心尖部及左心室后壁心包腔内，M 型超声显示左心室后壁大量液性暗区

（5）心功能异常：对于心功能的监测，超声优势明显，可以实时完成，方便快捷，为抢救争取时间，还能帮助判断治疗效果。主要使用 M 型超声或 Simpson 法，测量左室射血分数，女性正常值为 54%～74%（图 11-10）。

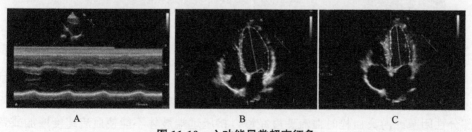

图 11-10　心功能异常超声征象

A. M 型超声胸骨旁左心室长轴切面测量心功能；B、C. Simpson 法测量心功能（心尖四腔心切面）

（6）胸腔积液：胸腔内出现游离液性暗区，可见肺叶随呼吸运动在液性暗区内漂动。新冠肺炎患者胸腔积液出现少，主要以肺实变及纤维化为主。可在超声引导下穿刺引流胸腔积液（图 11-11）。

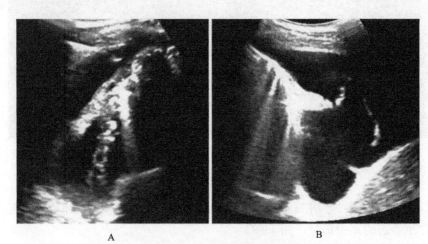

图 11-11　胸腔积液超声征象
A.肺尖在胸腔积液中漂动；B 膈肌上方胸腔内大量液性暗区

（7）腹水：腹腔内出现游离液性暗区，可随体位变动而改变形态及聚集位置。可在超声引导下穿刺引流腹水（图 11-12）。

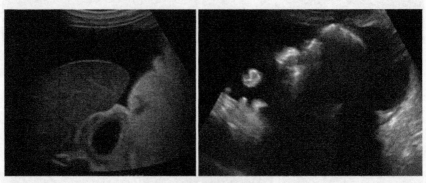

图 11-12　腹水超声征象
肝前及右侧腹水

（8）下肢静脉血栓：超声检查可了解有无血栓、血栓大小及活动度。超声可见下肢静脉管壁变窄，管腔内出现团块状阴影，闭塞时不能检测到频谱多普勒；部分性闭塞或游离血栓时血流速度减慢，挤压远端肢体不能使血流速度增加或者出现极少量增加（图 11-13）。

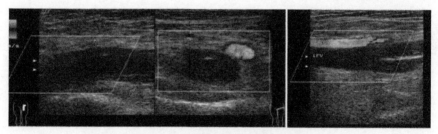

图 11-13 股静脉血栓超声征象

左侧股总静脉及其分支血栓，管腔完全闭塞，未见血流信号

（9）其他改变：重型患者可出现肝脏体积增大，胆囊过度充盈及脾脏体积缩小。

五、超声在体外膜肺抢救中的应用

新冠肺炎发展到严重阶段，患者肺通气功能障碍，发生 ARDS，必要时为抢救患者生命需要 ECMO 维持生命及治疗。超声可以起到如下作用。

（1）使用前评估患者基础情况，根据心功能选择 ECMO 类型。

（2）引导 ECMO 插管。

（3）插管后评估心脏收缩、舒张功能。

（4）ECMO 运行时，实时监测插管位置、形态及有无血栓形成，同时监测心功能。

（5）撤管后，监测心功能，了解有无血栓形成。

六、超声引导在新冠肺炎尸检中的应用

新冠肺炎尸检十分必要，可以研究病毒对器官组织破坏的病理生理过程，指导临床进行有效的针对性治疗，对挽救生命、减少病死率、提高治愈率意义重大。但新冠肺炎传染性极强，尸体解剖时解剖者被感染的风险极高，可以尝试在超声引导下，使用粗针对病灶进行穿刺，获得组织标本，用于进一步检查，能够大大降低取材者被感染的概率。虽然取得的标本有很大局限性，但是此法既保护了取材者，又能保证对疾病根本的探索。此法存在许多伦理上的问题，但值得尝试。

（卢 丹 白 姣 黄 玥）

第十二章

妊娠和分娩期新冠病毒感染的药物防治

目前新冠病毒感染的疫情已广泛影响到多个国家和地区，孕产妇新冠病毒感染的情况也不少见。孕产妇具有相对特殊的生理状况，用药时需要考虑母体和胎儿双重因素，因此孕产妇的临床诊疗难度也相应增加。孕产妇和胎儿是对不良环境最敏感的人群，妊娠期母体-胎盘-胎儿形成了一个完整的生物学和药动学单位，大多数药物可通过胎盘进入胎儿体内，其药量取决于母体、胎儿药动学参数和胎盘转运功能，且不同妊娠时期用药对胚胎（胎儿）造成的影响不同，因此妊娠和分娩期用药的安全性问题受到高度重视。

本章在了解妊娠母体、胎儿药动学特点及胎盘作用，以及妊娠、分娩期用药特点及原则的基础上，总结了妊娠和分娩期新冠病毒感染治疗的常用药物，包括化学药物、中药及天然药物、生物药，并探讨了这些常用药物的安全性问题。最后，提出了妊娠和分娩期新冠病毒感染的用药原则，归纳了相关临床案例，分析了目前药物防治研究的困惑与展望。本章内容有望指导临床新冠病毒感染孕产妇的合理用药，科学评估和预防胚胎（胎儿）发育的毒性风险。

第一节 妊娠和分娩期用药特点

随着我国高龄孕妇明显增多，妊娠期合并基础疾病如癫痫、高血压和糖尿病等的概率增加，如果不进行有效治疗，可能会造成胎儿宫内缺氧、胎儿生长受限、巨大儿等不良妊娠结局；另外，与一般人群相比，孕产妇的机体免疫力相对薄弱，极易受到多种病毒微生物的侵扰，其本身是多种疾病的易感人群。妊娠期明显的生理变化，可改变药物的母体药动学，几乎所有药物都能通过胎盘，并可能对胎儿造成影响。药物到达胎儿的药量取决于药物的理化特征、母体的药动学特点及胎盘的转运功能。因此，了解妊娠期母体、胎儿药动学特点及胎盘作用，以及各类药物的毒性作用，有助于指导妊娠期用药，评估和预防药物对胚胎（胎儿）的致畸和发育毒性作用。

一、妊娠母体、胎儿药动学特点及胎盘作用

妊娠期母体-胎盘-胎儿形成了一个完整的生物学和药动学单位。因此，了解妊娠期母体、胎儿的药动学特点及胎盘的作用，对指导妊娠期及分娩期合理地选择和使用药物有着重要的意义。

1. 母体药动学特点

（1）吸收：在妊娠早期，由于呕吐等早孕反应的发生，口服药物吸收量可能减少。随着妊娠进展，雌激素、孕激素水平明显升高，使得肠道蠕动功能减弱，延缓了口服药物的吸收并降低了吸收峰值，但由于妊娠期胃肠血液灌流速率增加，胃肠道转运和交换药物的速率不断增大，将有助于药物的溶出和吸收。因此，妊娠期口服药物的吸收变化可能并不明显。皮下或肌内注射时，药物的吸收速率由注射部位的血流量和药物的脂溶性两个因素决定。妊娠期外周血管扩张，血流量及组织血液的灌流量明显增加，可能导致肌内或皮下注射药物的吸收增多。然而妊娠中晚期，下肢静脉血流速度减慢，可能导致经下肢注射的药物吸收减慢。此外，由于妊娠期会出现肺通气过度情况，可致进入肺泡的药物微粒数量增加，同时由于肺部的血流量增加，吸入性药物的吸收量将明显升高。

（2）分布：妊娠期母体的血容量增加 40%～45%，致使药物分布容积增加。但由于不同器官的血液灌流变化量有差异，如子宫、肾和肺血流量明显增多，而肝血流量无明显变化，不同器官的药物分布变化量也不尽相同。除血容量增加外，妊娠期母体体液总量可增至 8L，体液容量的扩张导致水溶性药物的分布容积增加，药物浓度下降，靶器官的血药浓度达不到有效值，分布容积较小的药物变化则更加明显。由于妊娠期循环中血浆蛋白特别是白蛋白的浓度降低，药物与血浆蛋白结合率下降，导致游离药物的浓度增加，分布容积增大，这种变化在蛋白结合率高的药物中更为显著。

（3）代谢：妊娠期肝脏的血流量变化不明显，对药物代谢影响不显著。但雌激素、孕激素水平的明显升高可明显改变肝微粒体药物代谢酶的活性，而不同代谢酶活性的变化不尽相同，导致部分药物（如苯妥英钠）的代谢增加，而另一部分药物（如咖啡因）的代谢明显减少。同时作为肝微粒体酶的代谢底物，雌激素和孕激素也可与某些药物产生竞争性抑制作用，降低其清除率。此外，大量药物代谢酶也存在于小肠黏膜中，由于妊娠期肠道蠕动功能降低，使得某些小肠代谢的药物在小肠内停留的时间增加，代谢进入体内的药物含量降低。

（4）排泄：大多数药物经肾脏排泄，妊娠早期肾血流量和肾小球滤过率增加，经肾排泄的药物清除率增加。妊娠晚期由于孕妇取仰卧位，腹内容积增大，使腹腔内压增加，造成肾血流量降低，进一步降低肾脏对药物的排泄量，使药物更易在体内蓄积。少数药物也可经胆汁排泄。妊娠期雌激素、孕激素水平升高，

胆汁分泌量降低，胆囊排空速率降低，经由胆汁排泄的药物将受到影响。

2. 胎儿药动学特点 大多数药物可通过胎盘屏障进入胎儿体内，而胎盘药物转运的效率与药物的脂溶性、解离度、分子量大小及浓度等因素有关。宫内时期，胎儿的各器官功能尚在不断发育和完善，不正确地使用药物可造成胎儿多器官损伤。药物在胎儿体内的药动学过程有其特殊性，与成人有着较大的差别。

（1）吸收：胎儿可以通过两条途径吸收药物，即通过胎盘转运至胎儿循环再到胎儿组织或经过羊膜进入羊水中。而羊水中的药物存在吞咽吸收过程。羊水中的蛋白质极少，因此药物大多呈游离状态，这将增加药物的吸收。胎儿可通过吞咽将羊水中的药物摄入胃肠道，再吸收至血液循环。药物及其代谢产物经过胎尿、胎粪排出后又因胎儿吞饮羊水，使药物重新进入胎体，从而形成羊水-肠道循环。此外，羊水中的药物也可通过胎儿皮肤吸收到体内。

（2）分布：体液、器官血流量及脂肪含量是影响胎儿体内药物分布的主要因素。妊娠早期，胎儿体内的体液含量高于脂肪含量，因此水溶性药物的分布容积较大。妊娠晚期，胎儿的体液含量明显减少而脂肪含量增多，使得脂溶性药物的分布增多。胎儿血浆蛋白的浓度较低，使得药物的游离性增加而更容易进入胎儿体内。宫内时期，胎儿肝和脑的血流量多，占身体的比例相对较大，且经胎盘进入脐静脉的血液多数流入肝脏，因此药物在肝脏分布较多，容易产生首关消除；而胎儿的血脑屏障尚未发育完全，药物也易进入中枢神经系统。

（3）代谢：胎儿代谢药物的主要器官是肝脏。胎儿肝脏具有较为完善的药物代谢酶系统，但胎儿的药物代谢酶活性远低于成人，因此药物代谢质量与成人相比较差，仅为成人肝脏药物代谢酶水平的 30%～50%，因此，某些药物的浓度在胎血中高于母体。例如，抗病毒药物洛匹那韦可经过胎盘进入胎儿体内，在肝脏由 CYP3A 酶代谢，而胎儿体内 CYP3A 酶活性较成人差，可能造成洛匹那韦代谢减慢。胎儿对药物代谢能力很低，由于缺少氧化酶和醛化酶，药物半衰期延长，保持原型药物量多而代谢产物减少。除肝脏外，胎儿肾上腺也可以进行药物代谢。胎儿肾上腺具有多种细胞色素 P450 酶，能代谢多种药物（如红霉素、安替比林）。大多数药物经胎儿脏器代谢后活性降低，但是少部分药物的代谢产物具有毒性。

（4）排泄：妊娠 11～14 周时胎儿肾脏已有药物排泄作用，但胎儿肾小球的滤过面积及肾小管容积都相对较小，肾小球滤过率非常低，故肾排泄能力很弱。许多药物在胎儿体内排泄缓慢，易延长药物及其代谢产物在胎儿体内的停滞时间而造成体内蓄积（如氯霉素和四环素类药物）。另外，排至羊膜腔的药物可通过吞咽再被胎儿吸收，形成药物在体内再循环。因此，胎儿体内代谢产物的最终排泄途径是通过胎盘转运至母体，但是，某些药物经过胎儿体内代谢后水溶性和极性增大，很难通过胎盘转运至母体。

3. 胎盘作用　胎盘是将母体血与胎儿血隔开的一层屏障，同时也是在母体和胎儿之间进行营养物质等传输的重要纽带。胎盘与妊娠期用药的关系极为密切，其主要功能包括转运功能、营养功能、代谢功能及内分泌功能。

（1）转运功能及营养功能：胎盘转运的部位是由滋养层合体细胞、合体细胞基底膜、绒毛间质、毛细血管基膜及毛细血管内皮细胞5层构成的血管合体膜，也称胎盘屏障。血管合体膜转运形式与其他生物膜相似，主要包括简单扩散、易化扩散、主动转运及胞饮4种。母体血中部分药物也可到达胎儿体内发挥作用。药物的胎盘转运主要方式为简单扩散。氧、二氧化碳、药物和其他外源性化合物主要以此种方式转运，而氨基酸、水溶性维生素、叶酸、微量元素等营养元素则通过主动转运方式转运。某些蛋白质类可通过胞饮方式进入胎儿体内。胎盘的转运为双向作用，通过胎盘转运，胎儿既可以由母体血中摄取其生长所需的水、氨基酸、葡萄糖、脂肪酸、维生素、无机盐等营养物质，也可以将自身无法代谢的废物外排到母体，如胆汁酸、乳酸等。胎盘发生病理改变时，胎盘的渗透和转运功能也会发生变化，正常情况下不易通过的药物变得更容易通过。影响胎盘转运效率的因素有母体-胎儿药物浓度梯度、药物因素和胎盘因素，其中药物因素包括药物的分子量、脂溶性、蛋白结合率、解离度等，胎盘因素则包括胎盘的膜厚度、绒毛膜表面积和胎盘血流量等。

（2）代谢功能：胎盘具有完善的代谢功能，可以代谢多种内源性物质（如甾体激素）及外源性化合物（如药物、环境毒物）。胎盘的代谢功能包括氧化、还原、水解和结合等多种形式。部分药物在经胎盘转运之前会先在胎盘中被代谢。经胎盘代谢后，有些药物的活性降低，将无法通过胎盘屏障，有些药物不代谢或代谢活化后进入胎儿体内，在胎儿体内产生毒性。胎盘中存在多种药物代谢酶，参与药物的胎盘代谢，也可使母体中的物质被代谢为活性较低或无活性的代谢产物，避免胎儿过度暴露于母体内源性物质而影响正常的生长发育。例如，母血中的皮质醇可以通过胎盘中的2型11β-羟类固醇脱氢酶代谢转化为11-酮衍化物，从而避免母亲来源的糖皮质激素过多地进入胎儿体内，以此维持胎儿的正常发育。除此之外，有些药物本身不易通过胎盘，需要经过胎盘代谢转化后才能转运至胎儿，如维生素C。

（3）内分泌功能：胎盘具有十分完善的内分泌功能，人体内分泌器官分泌的多种激素均可由胎盘分泌，包括雌激素、孕激素、胎盘催乳素、促肾上腺皮质激素等。此外，胎盘还可以分泌一些妊娠期特有的激素，如人绒毛膜促性腺激素。胎盘分泌的激素在维持妊娠、调节妊娠期母体适应性变化、保证胎儿正常生长发育及分娩启动中起着重要作用。妊娠早期，雌激素、孕激素主要由卵巢黄体分泌。妊娠8周以后，胎盘分泌的雌激素、孕激素逐渐增多。从妊娠6周直到分娩，孕激素逐渐升高，在母体中发挥其降低平滑肌张力、降低血管阻力、升高体温等多种作用。妊娠末期，孕妇尿中雌二醇和雌酮较非妊娠期显著增加，雌二醇和雌酮可以促进子宫的增长和收缩。此外，胎盘分泌的激素可以维持胎儿正常发育，如胎盘合成的孕激素进入胎儿血液循环后可通过血脑屏障，促进胎儿神经发育。

二、妊娠和分娩期用药特点及原则

因妊娠和分娩期母体生理状态、胎儿发育水平不同，药物在不同时期使用可能对胚胎（胎儿）造成的影响程度不同。因此，了解不同时期胚胎（胎儿）的发育情况及特点，才能更好地掌握妊娠和分娩期的用药特点及原则。

1. 妊娠期用药特点及原则　妊娠期患病可能危及胎儿，早期药物治疗可以让孕妇保持良好的妊娠期生理状态，有助于胚胎（胎儿）回归正常的生长发育。然而，许多药物对孕妇产生治疗作用的同时也可能对胎儿产生不良影响，其影响程度与用药的时间密切相关，也与药物本身的性质、用药方法、剂量等相关。

（1）妊娠早期用药：在卵子受精后 2～3 周，即受精卵着床前后，因缺乏胎盘，与母体交换极少，药物对于胚胎的影响主要表现为"全或无"现象。"全"是指影响极大，以致出现胚胎死亡，最终流产。"无"指无影响或影响很小，不出现异常，但这仅在动物实验和电离辐射中得到了验证。同时还要注意药物消除半衰期，在线性动力学的药物中，5 个半衰期后会消除 96% 的药物，所以对于半衰期较长的药物，停药后避孕时间需延长，如维 A 酸必须在停药后避孕 1 个月以上。

药物对早期胚胎影响的关键在于受孕后的 $3～13^{+6}$ 周，这是"致畸高度敏感期"。此期胎儿各器官开始定向分化，各器官均在此阶段初步形成。因此，如果在此期间接触药物，会根据器官发生的时间顺序和致畸因子的特定取向，来影响此类器官的发育。据统计，全球有约 3% 的新生儿在出生时患有严重畸形，我国每年出生的缺陷婴儿约有 60 万，其中 1%～5% 与妊娠期用药相关。一般说来，生长越迅速的器官越易受到药物的影响，快速分化的细胞对某些能影响其细胞分裂的酶、DNA 及蛋白质合成的药物十分敏感，如烷化剂及抗代谢药等。自从沙利度胺事例发生以来，妊娠暴露于药物引起了公众和医学界的共同关注。沙利度胺是在许多国家 1958～1961 年出售的一种镇静剂，给孕妇使用可以消除妊娠期间的恶心和呕吐，但最终会导致"海豹儿"的诞生。然而，在 1954 年进行的动物实验并未发现任何特殊的毒性，其原因是沙利度胺本身无致畸作用，但若在体内转化成环氧化代谢产物之后，就具有致畸毒性，这种转化过程只发生在对沙利度胺致畸敏感的种属中。同样，20 世纪 50～70 年代，为防止流产给孕妇使用的一种合成雌激素类药物己烯雌酚，已被证明是女性婴儿宫颈癌和阴道癌的高风险因素。因此，在妊娠前 3 个月用药不当有致畸可能，此期用药应特别慎重。如在此期间服药，一方面必须收集尽可能多的有关确切妊娠日期的信息，另一方面还应收集有关服用药物的日期及其有效剂量的信息。

（2）妊娠中期和晚期用药：妊娠第 14 周至足月，胎儿的各个器官继续发育，其功能逐渐完善，这个时期药物对胎儿的影响主要体现在发育及功能方面。例如，此阶段孕妇使用药物，如咖啡因、地塞米松等，可以引起胎儿低出生体重及多器官结构功能损伤，此危害可延续至出生后，表现为成年后代谢综合征、多种代谢性疾病（如糖尿病、高血压、脂肪肝等）、神经及精神性疾病（如抑郁症、精神分裂症等）的易感性增加。因此，妊娠中晚期用药要根据药物适应证，权衡用药利弊后再作选择。

（3）药物对胚胎（胎儿）的直接和间接毒性作用：药物对胚胎（胎儿）存在直接和间接毒性效应。分子量小、脂溶性高的药物容易透过胎盘屏障进入胎儿体内蓄积，对胚胎（胎儿）造成直接毒性作用，如咖啡因可以通过胎盘直接进入胚胎（胎儿）体内，并分布于胚胎（胎儿）肝脏和心脏等器官。由于胚胎（胎儿）肝脏、肾脏发育不完善，胎肝代谢能力弱、胎儿肾小球滤过率低，对咖啡因及其代谢产物的排泄减慢，且存在"羊水-肠道循环"，故咖啡因在胚胎（胎儿）体内更易蓄积，从而产生毒性，妊娠期应慎用。另外，去极化肌松药如筒箭毒碱，是一种可以直接通过胎盘的水溶性药物，可以通过激活胚胎（胎儿）体内乙酰胆碱能受体，阻断各个部位的肌肉收缩，故妊娠期禁用。分娩期间或临近分娩时，反复大量使用筒箭毒碱可以诱发新生儿肌无力或呼吸减弱，故分娩期也应慎用。而一些内分泌干扰药物如地塞米松等，可以通过降低 2 型 11β-羟类固醇脱氢酶表达，开放胎盘的糖皮质激素屏障，使胎儿过度暴露于母源性或外源性糖皮质激素，后者可以抑制胎儿下丘脑-垂体-肾上腺轴发育，引起子代神经内分泌轴代谢编程改变，增加其出生后多种代谢性疾病的易感性。药物不通过胎盘屏障也可能通过间接作用对胎儿产生影响，如使胎盘血管收缩，从而影响胚胎（胎儿）的血液供应，使子宫张力增强，导致胚胎（胎儿）缺氧性损伤等。

（4）药物对胚胎（胎儿）危害的分类标准：美国食品药品监督管理局（FDA）在 1979 年从动物实验、临床实践数据及对胚胎（胎儿）的不良影响等方面，确立了 5 个字母风险类别，即 A、B、C、D 和 X，以表明如果在妊娠期间使用该药物可能导致先天性缺陷的风险。这些类别未考虑母乳中药物或其代谢产物的任何风险。

A 类：足够对照的研究未能证明在妊娠的前 3 个月使用有胎儿患病的风险，并且没有证据表明在后期妊娠中有此风险，为最安全用药，如叶酸、维生素 E 等。

B 类：动物研究未能证明对胎儿有风险，孕妇也没有充分且对照良好的研究，如二甲双胍、氢氯噻嗪、环苯扎林、阿莫西林等。

C 类：动物生殖研究显示对胎儿有不利影响，但对人体没有充分且对照良好的研究，尽管有潜在风险，但潜在的益处仍可确保孕妇使用该药，如加巴喷丁、氨氯地平、奥司他韦、达芦那韦等。

D 类：根据临床研究或市场经验的不良反应数据，有确凿的证据表明该类药物对人类胎儿有风险，但尽管存在潜在风险，但潜在的益处超过风险，可再考虑应用，如氯沙坦、链霉素等。

X 类：人类临床研究表明，该药物对胎儿有不良影响（致畸、胚胎毒性等），孕妇的风险始终高于获益，为妊娠期禁用的药物，如阿托伐他汀、辛伐他汀、甲氨蝶呤、利巴韦林等。

必须强调的是，上述分类标准不是绝对的，药物对每一位孕妇的潜在危险还受到药物剂量、用药时间、遗传因素、妊娠期保健及潜在疾病的影响。

表 12-1 列举了部分已知药物及其可能造成的胚胎（胎儿）伤害。由于多数药物的特点尚未完全阐明，因此妊娠期用药应当慎之又慎。

表 12-1　可能影响胚胎（胎儿）发育的药物

药物及类别	可能损伤
A类药物	安全
维生素 E、叶酸、左甲状腺素	
B、C类药物	相对安全，但仍应谨慎用药
青霉素、头孢菌素、制霉菌素、二甲双胍、氢氯噻嗪、环苯扎林、阿莫西林、加巴喷丁、氨氯地平、曲唑酮、α-干扰素、磷酸氯喹、糖皮质激素类、达芦那韦、奥司他韦	
D类药	
四环素类	牙齿着黄色、色素沉着、牙齿畸形、骨骼生长延缓
卡拉霉素	内耳损伤
三环类抗抑郁药	视网膜色素沉着
氯噻酮、噻嗪类	尚未证实致畸，但需谨慎
地西泮	待进一步确定
戊巴比妥	待进一步确定
X类药物	
抗叶酸药、抗代谢药	脑和四肢畸形
锂	心血管畸形
碘	甲状腺功能低下及甲状腺肿
香豆素类	流产、鼻畸形、心脏畸形、眼损伤、智力障碍、耳聋
乙醇	生长障碍、头骨畸形、智力发育障碍、低体重、胎儿酒精综合征

续表

药物及类别	可能损伤
雄激素	女性生殖器官男性化
抗雄激素	男性生殖器官女性化
孕激素	心脏、四肢畸形（可疑）
炔诺酮	可能导致女性生殖器官男性化
己烯雌酚	米勒管发育障碍、阴道腺病、宫颈病变、附睾囊肿、睾丸发育不全
苯环利定	不育症、流产、染色体异常
异维A酸	心血管畸形等
抗甲状腺药	甲状腺功能低下
青霉胺	胎儿发育迟缓、四肢畸形、脑瘫
苯妥英钠	颜面畸形、发育迟缓、智力低下
丙戊酸	发育迟缓、多发畸形
三甲双酮	视网膜及听神经损害
喹诺酮类	软骨、骨骼发育受阻
利巴韦林	多发畸形

（5）妊娠期合理用药的原则

1）有计划的妊娠：应当尽可能地规划患有慢性病女性的妊娠，并可能修改治疗方法，以最大程度地降低风险。

2）根据孕龄用药：根据妊娠不同时期用药的特点，合理选择用药的种类。由于妊娠早期用药易引起胎儿畸形，中晚期用药主要造成胎儿发育迟缓，因此能推迟治疗的要尽可能推迟治疗。

3）选择用药种类：必须给药时，可根据药物对胚胎（胎儿）的影响程度，从选择对胚胎（胎儿）影响最小的药物开始，如可适当选择 A 类和 B 类药物。妊娠前 12 周，慎用 C 类、D 类药物。妊娠 12 周以后应用 C 类药时也需确认益处大于风险方可使用。D 类药物一般情况下在妊娠期不主张使用。必要时，终止妊娠。

4）尽量单用或不用药：用药时，应尽量少用药，选择对胚胎（胎儿）无损害而对孕妇最有益的药物。同时，可以小剂量控制病情时应避免使用大剂量，一种药物有效应避免联合用药。

5）避免用新药：在新药和老药之间，如果能用效果明确的老药，就不使用新药，因为新药一般缺乏相关数据，其对胚胎（胎儿）的影响难以确定。

2. 分娩期用药特点及原则　妇女在分娩时可以口服日常药物，但因分娩期无法保证胃吸收量，则优选非口服给药途径。对于剖宫产风险低的孕妇，只有在产程中发生异常的情况时才考虑用药，主要为催产素、镇痛及麻醉用药；对于剖宫产风险较高的孕妇，则需预防性使用抗感染、麻醉镇静镇痛、止吐、护胃等药物。胎儿在分娩期完成从宫内到宫外的生理转变，故分娩期用药对胎儿的影响主要存在于第一产程、第二产程。药物或其代谢产物经胎盘进入胎儿，对胎儿产生直接影响，或通过影响母体间接影响胎儿。因胎儿此时期已发育完全，药物对其影响主要为心动过缓、呼吸抑制等不良反应，如鞘内注射阿片类镇痛药物可能发生短暂性胎儿心动过缓，尤其是在使用较高剂量的情况下；镇痛药物吗啡可以穿过胎盘，直接或被代谢后在新生儿中产生神经和呼吸抑制。

因分娩期疼痛刺激会引起母体肌肉高渗、通气过度（呼吸急促，导致低碳酸血症）和交感神经系统兴奋，这些效应对母亲和胎儿均有害，如心率增加、血压升高、增加心排血量、消耗氧气、停止胃排空和转运、循环皮质醇和肾上腺皮质激素水平升高。孕产妇循环儿茶酚胺浓度升高可减少子宫-胎盘血流，从而影响胎儿。同样，母亲心理压力的诱导也会影响血流动力学和胎儿的酸碱平衡。因此分娩期适当应用镇痛等药物可预防婴儿或新生儿的应激反应，分娩期用药需权衡利弊，适时、适量并掌握以下原则。

（1）掌握用药时间：分娩时用药需把握从给药开始到婴儿娩出的时间，尽量避免药物浓度在胎儿体内达到高值时娩出婴儿。

（2）掌握用药剂量：许多药物常规用量时无害，但过量使用可能对产妇及胎儿产生不良反应，如催产素、镇静药和麻醉药等。

（3）预防胎儿不良反应：分娩期用药要考虑对新生儿的近期和远期危害。

（黄 晶 高 晖 汪 晖）

第二节　妊娠和分娩期新冠病毒感染的合理用药

我国科学家通过系列药物筛选和临床实践，已获得一批有效的防治新冠病毒感染的药物。例如，抗病毒化学药物有洛匹那韦/利托那韦、利巴韦林、奥司他韦、瑞德西韦、阿比多尔、达芦那韦及磷酸氯喹等。国家高度重视的中医药在此次新冠病毒感染的防治中也得到广泛应用。中华中医药学会针对新冠病毒感染的不同病症的孕产妇，已提出了相应的中药施药指导意见。多种生物药可有效防治新冠病毒感染，如 α-干扰素作为抗病毒药物已在投入使用，丙种球蛋白、胸腺肽等具有对症支持、预防继发感染及增强免疫力的作用。同时，恢复期血浆疗法、干细胞及细胞因子治疗也开始受到科研人员的高度重视。"老药新用"为我们带来希望。然而，面对本次新疫情，我们不仅期待药物临床治疗效果，还要通过临床试验来进一步评价其安全性，尤其是妊娠和分娩期新冠病毒感染的患者。我们应该根据分型进行个体化合理用药，以保证孕妇与胎儿的安全。

一、妊娠和分娩期化学药物的应用及安全性

化学药物是通过合成、分离提取及化学修饰等方法将化学原料经人工或半人工合成，用来预防、治疗及诊断疾病，或为了调节人体功能、提高生活质量及保持身体健康等的特殊化学品。目前用于妊娠和分娩期新冠病毒感染的化学药物主要有四大类，包括抗病毒药物、抗生素类药物、激素类药物及支持类药物。

1. 抗病毒药物（antiviral drug）　是一类用于特异性治疗病毒感染的药物。抗病毒药物用于抑制体内的病毒，其机制主要是通过干扰病毒复制周期的某个环节来实现抗病毒作用，如直接抑制或杀灭病毒、干扰病毒吸附、阻止病毒入胞、抑制病毒生物活性、抑制病毒释放或增强宿主清除病毒能力等。由于新冠肺炎是由新冠病毒所致，目前临床已使用的多种抗病毒药物主要为对因治疗，包括洛匹那韦/利托那韦、利巴韦林和磷酸氯喹等。然而，对于妊娠和分娩期患者来说，目前尚缺乏明确的临床试验证据，且药物对胚胎（胎儿）的不良作用和迟发影响难以预测，因此需要更多的临床研究来观察这些药物对孕妇和胚胎或胎儿的影响。

（1）洛匹那韦/利托那韦：是一种复方制剂，是治疗 HIV 感染的常用抗病毒药物。洛匹那韦和利托那韦属于蛋白酶抑制剂，洛匹那韦通过阻断 Gap-Pol 聚蛋白的分裂而产生未成熟的、无感染力的病毒颗粒；低剂量利托那韦可抑制肝脏代谢洛匹那韦而提高其血药浓度，故两者在治疗 HIV 感染方面具有协同增效作用。有证据显示，洛匹那韦/利托那韦可用于 HIV 感染的晚期孕妇，具有明显的抑制病毒效果和良好的耐受性，并成功预防病毒的母婴传播。在 SARS 治疗中，洛匹那韦/利托那韦与利巴韦林的联合作用具有良好的临床疗效。《新型冠状病毒肺炎诊疗方案（试行第七版）》指出，洛匹那韦/利托那韦的用药方法为成人200mg/50mg/粒，每次 2 粒，每天 2 次，疗程不超过 10 天。目前的结果表明，洛匹那韦/利托那韦可能在新冠病毒感染的孕产妇中具有一定的临床疗效，但仍需更多的临床数据支持。需注意的是，该药物不能与具有高度依赖 CYP3A 清除和可升高其血药浓度的药物合用。有资料显示，洛匹那韦/利托那韦无明显胎儿致畸作用，且母乳中浓度很低。但在药物安全性评价中，此药物的妊娠分级为 C级，即不能排除其对胎儿致畸的风险。同时，洛匹那韦/利托那韦可引起腹泻、焦虑、贫血和肝功能损害等不良反应。华中科技大学同济医学院附属同济医院发布的《同济医院-新型冠状病毒感染的肺炎流行期间孕产妇及新生儿管理指导意见》也指出，孕妇服用抗病毒药洛匹那韦/利托那韦时要权衡利弊，在家属充分知情下，当益处大于风险时，可选择在医师指导下慎重用药，且使用该药的产妇

应暂停母乳喂养。

（2）利巴韦林（ribavirin）：又名病毒唑，属合成核苷类药物，能抑制肌苷酸-5-磷酸脱氢酶，阻断肌苷酸转化为鸟苷酸，从而抑制病毒的 RNA 和 DNA 合成，对许多 DNA 和 RNA 病毒有抑制作用。但其作用机制尚不清楚。美国 FDA 规定，利巴韦林只用于配合长效干扰素治疗丙型肝炎、人类呼吸道合胞病毒（RSV）感染和某些出血热疾病。《新型冠状病毒肺炎诊疗方案（试行第七版）》建议利巴韦林与干扰素或洛匹那韦/利托那韦联合使用，成人 500mg/次，每天 2～3 次静脉输注，疗程不超过 10 天。在药物安全性方面，利巴韦林可导致溶血性贫血、皮疹、腹泻、消化道出血等不良反应，并且有明显的胎儿致畸形作用，属于 X 类妊娠用药，因此妊娠期禁用利巴韦林。

（3）奥司他韦（oseltamivir）：是神经氨酸酶的特异性抑制剂，能抑制成熟的流感病毒脱离宿主细胞，减少流感病毒在人体内传播，达到治疗流行性感冒的作用。奥司他韦在口服 30 分钟后被吸收，75%以碳酸盐的形式进入血液循环，2～3 小时后血药浓度达峰值，其在体内可以定向分布至肺部、鼻窦和支气管等部位。奥司他韦进入患者体内后主要经肾以原型药的形式排出，清除半衰期为 6～10 小时。目前泰国已将奥司他韦与利托那韦联用用于治疗新冠肺炎，1 例患者 48 小时后已退热，且核酸检测转阴。根据美国 FDA 分级标准，奥司他韦妊娠用药安全级别为 C 级，即当获益大于风险时可以权衡利弊使用。欧洲和澳大利亚也有类似的使用建议。中国药物安全实验中，在对大鼠和家兔进行的动物生殖研究中没有观察到药物的致畸作用，因此奥司他韦可能作为一种用于新冠病毒感染的候选药物，但目前尚需更多的临床证据支持。

（4）瑞德西韦（remdesivir）：是核苷类似物，具有抗病毒活性。研究显示，该药物对丙型肝炎病毒、SARS 病毒、登革热病毒和甲流病毒均有一定的抗病毒作用。其作用靶点为 RNA 合成酶，从而抑制 RNA 病毒复制，为目前治疗新冠肺炎最具潜力的药物。2020 年 1 月 31 日《新英格兰医学期刊》报道美国首例确诊新冠肺炎病例的研究显示，新冠肺炎患者在服用瑞德西韦后症状明显改善。在一项静脉注射单剂量瑞德西韦爬坡试验（3～225mg）一期临床试验中，人体谷丙转氨酶或谷草转氨酶轻度升高，未观察到其他严重不良反应。但其妊娠期的有效性和安全性尚待进一步确认。孕妇及产妇应遵循药品说明书及临床指南谨慎使用。

（5）阿比多尔（arbidol）：主要用于治疗 A 类、B 类流感病毒引起的流行性感冒。治疗期间可诱导干扰素的生成，提高机体免疫力。该药物属于病毒包膜上的刺突样糖蛋白抑制剂，通过抑制病毒在宿主细胞表面的吸附融合作用，阻止病毒入胞进行复制，因此其对 RNA 病毒的作用强于 DNA 病毒的作用。动物药动学研究发现，大鼠给予阿比多尔灌胃后迅速吸收，其绝对生物利用度为 35.6%。

该药可在全身分布，在肝脏中浓度最高，其次是胸腺、肾脏和脑。给药 48 小时后，40%药物主要通过粪便以原型排出体外。研究发现，阿比多尔对呼吸道合胞病毒、冠状病毒、副流感病毒和鼻病毒也均有抑制作用。阿比多尔曾被中国工程院院士、国家卫生健康委员会高级别专家组成员李兰娟团队推荐用于治疗新冠肺炎，其团队研究表明，与未药物处理的对照组相比，阿比多尔 10~30μmol/L 浓度下能有效抑制新冠病毒达 60 倍，并且显著抑制病毒对细胞的病变效应，该药受到越来越多的临床医师认可。随后，阿比多尔被纳入《新型冠状病毒肺炎诊疗方案（试行第六版）》和最新的《新型冠状病毒肺炎诊疗方案（试行第七版）》，推荐剂量为成人 200mg，每天 3 次，疗程不超过 10 天。在药物安全性方面，阿比多尔可能导致过敏反应、恶心、腹泻、头晕和血清转氨酶增高等。对于妊娠和哺乳妇女，由于该药物的有效性和安全性尚不明确，因此应在临床医师指导下谨慎使用。

（6）达芦那韦（darunavir）：又名地瑞那韦或 PREZISTA，为 HIV-1 蛋白酶抑制剂。达芦那韦可选择性抑制病毒感染细胞中 HIV 编码的 Gag-Pol 蛋白的裂解，阻止成熟感染性病毒颗粒的形成，因此可用于治疗 HIV 感染。达芦那韦口服后快速吸收，与低剂量利托那韦同服时，达芦那韦通常在服药后 2.5~4.0 小时达到最大血浆浓度。进入血液循环后，约 95%的达芦那韦主要与血浆 α_1-酸性糖蛋白结合。人肝微粒体的体外试验显示，达芦那韦绝大多数被 CYP3A4 同工酶代谢。值得注意的是，达芦那韦为 CYP3A4 抑制剂，不应与高度依赖 CYP3A4 清除的药物同时服用；达芦那韦与食物同时摄入可能导致疗效降低。根据李兰娟院士团队报道，体外细胞实验显示，达芦那韦在 300μmol/L 浓度下，与未用药物处理组比较，能显著抑制新冠病毒复制，抑制效率达 280 倍。达芦那韦的常见不良反应有皮疹、腹痛、腹泻、高甘油三酯血症、血清胆固醇升高和头痛等，且儿童不良反应发生率普遍高于成人；严重不良反应包括急性广泛性发疹性脓疱病、史-约综合征（<2%）、糖尿病、急性胰腺炎和肝炎等。特殊人群用药应在医师认为临床非常必要应用时，药师根据资料建议其使用法用量。但对于妊娠和分娩期妇女，由于缺乏足够的临床证据支持，用药的安全性尚不明确，应用时需要慎用或不宜使用。

（7）磷酸氯喹：氯喹是广泛使用的抗疟和治疗自身免疫性疾病的药物，最近被报道为潜在的广谱抗病毒药物。氯喹喹啉环上带负电的 7-氯基与 DNA 的鸟嘌呤上的 2-氨基接近，可使氯喹插入 DNA 的双螺旋之间，从而阻止 DNA 复制与 RNA 转录。口服氯喹后 1~2 小时血药浓度达到峰值，约 55%药物在血液中与血浆成分结合，因此血药浓度维持较久，半衰期可达 2.5~10 天。氯喹更易与组织蛋白结合，在肝、脾、肾和肺中浓度高于血浆浓度 200~700 倍。其在脑组织和脊髓组织中浓度高于血浆浓度 10~30 倍。氯喹在肝脏内进行代谢，其主要代谢产物去乙基氯喹仍有抗疟作用。10%～15%的氯喹经肾以原型排泄，尿液酸化可加快其排泄速率而尿液碱化则降低，约 8%随粪便排泄，氯喹也可由乳汁排出。磷酸氯喹在《新型冠状病毒肺炎诊疗方案（试行第六版）》中首次被纳入抗病毒治疗中。据《科技日报》此前报道，在新冠肺炎的治疗上，磷酸氯喹是目前有临床进展的三款药物之一，并且在临床中初步显示出了一定疗效。磷酸氯喹适用于18～65 岁成人。体重大于 50kg 者，每次 500mg、每天 2 次，疗程 7 天；体重小于 50kg 者，第 1 天、第 2 天每次 500mg、每天 2 次，第 3～7 天每次 500mg、每天 1 次。但由于磷酸氯喹对缺乏 6-磷酸葡萄糖脱氢酶（glucose 6-phosphate dehydrogenase，G6PD）患者（俗称"蚕豆病"）引发溶血性贫血的危险性极大，甚至发生死亡，因此 G6PD 缺乏症患者尤其慎用。此外，妊娠期应用磷酸氯喹可引起胎儿脑积水、四肢畸形及耳聋等，故孕妇禁用。

2. 抗生素类药物 抗生素类药物的使用一直很有争议。抗生素仅对细菌有效而对病毒无效，因此使用抗生素并不能作为新冠肺炎的有效预防或治疗手段。然而，新冠肺炎患者可能会接受抗生素治疗，原因是病毒感染患者可能同时伴有细菌感染。目前妊娠和分娩期新冠肺炎伴细菌感染患者多使用头孢类抗生素和阿奇霉素辅助治疗，因此需要注意此类药物对胎儿的不良影响。

研究发现，在妊娠早期使用大环内酯类药物（不包括红霉素）、喹诺酮类、四环素类、磺酰胺类和甲硝唑会增加自然流产的风险。其中，头孢类的安全性比其他抗生素相对较高。阿奇霉素是新一代大环内酯类药物之一，通过抑制细菌的蛋白质合成产生抑菌作用，容易通过胎盘进入胎儿体内。研究表明，阿奇霉素可引起体外培养的大鼠胚胎神经管缺陷、上颌畸形和位置反转，且与其他大环内酯类抗生素相比，其致畸率更高。喹诺酮类药物如左氧氟沙星等抗菌作用强，且具有广谱抗菌作用；左氧氟沙星通过抑制细菌 DNA 解旋酶活性，从而阻止细菌 DNA 的合成和复制而起到抗菌作用。口服左氧氟沙星后吸收完全，其相对生物利用度接近 100%。该药吸收后广泛分布至各组织和体液，在体内代谢极少，主要经肾以原型排泄。动物实验未证实喹诺酮类药物有致畸作用，妊娠期用药的安全性研究也尚无明确结论。总之，妊娠期和分娩期新冠肺炎患者一定要注意避免盲目或不恰当使用此类药物，尤其是联合使用广谱抗生素。

3. 激素类药物 临床上使用糖皮质激素类药物治疗新冠肺炎重型患者，以起到抗炎、退热效果。糖皮质激素曾广泛用于 SARS、MERS 等病毒性呼吸道疾病的治疗，但其应用至今存在争议。在 2003 年 SARS 疫情发生时，使用大剂量糖皮质激素注射治疗"非典"，取得了意想不到的效果。然而，后来许多患者在治愈后出现了肺部功能障碍、股骨头坏死等不良后果。《柳叶刀》最新文章中也给出了不建议使用糖皮质激素治疗新冠肺炎的结论，并分析了原因，即在病毒感染肺炎患者的肺组织学检查中都显示出强烈的炎症反应，而糖皮质激素虽然可以抑制肺部炎症，但同时也抑制了人体免疫系统对病毒的清除作用。在新冠肺炎暴发后，世界卫生组织在 2020 年 1 月 28 日发布的新冠肺炎诊疗指南中提到，建议不要使用糖皮质激素，除非有明确证据证实使用糖皮质激素有益。《新型冠状病毒肺炎诊疗方案（试行第七版）》也指出，酌情短期内（3～5 天）使用糖皮质激素，建议剂量不超过相当于甲泼尼龙 1～2mg/（kg·d），并提醒注意较大剂量糖皮质激素的免疫抑制作用会延缓病毒的清除。

对于孕妇来说，糖皮质激素治疗对胎儿具有明显影响，因此必须非常慎重。《中华结核和呼吸杂志》给出了新冠肺炎使用糖皮质激素的建议，指出其适应证需同时满足以下 4 个条件：①成人（年龄≥18 岁）；②经过 PCR 或血清抗体确诊的新冠病毒感染患者；③症状（包括发热、咳嗽或其他相关感染症状）发生 10 天以内，影像学证实为肺炎且病情快速进展；④静息未吸氧状态下患者血氧饱和度（SpO_2）≤93%或呼吸急促（呼吸频率≥30 次/分）或氧合指数≤300mmHg。并且在以下情况时慎用：①糖尿病患者正在接受口服药物或胰岛素治疗；②对甲泼尼龙、氢化可的松、地塞米松或其他赋形剂过敏；③难治性高血压；④癫痫或谵妄状态；⑤青光眼；⑥已知的近 3 个月内活动性消化道出血；⑦已知的难以纠正的低钾血症；⑧已知继发细菌或真菌感染；⑨已知的免疫抑制状态（如化疗、放疗或术后 1 个月内，HIV 感染）；⑩严重淋巴细胞减少（外周血淋巴细胞绝对值<300/μl）。有临床报道，妊娠早期使用过糖皮质激素的妇女，分娩出婴儿的腭裂发生率为 1.5%，而腭裂的自然发生率仅为0.04%～0.1%。动物实验发现，糖皮质激素类药物如地塞米松、倍他米松和曲安西龙可使仔鼠产生腭裂。临床治疗剂量的地塞米松不仅会导致胎儿低体重，还会引起出生后的追赶性生长、多器官发育不良及成年后易患多种慢性疾病。因此，妊娠和分娩期应用激素类药物治疗新冠肺炎时需谨慎。

4. 支持类药物　在新冠肺炎中的使用比较常见，如镇静镇痛药物、肌松药、血管活性药物、非甾体抗炎药和护肝药等。

（1）镇静镇痛药物：是妊娠和分娩期患者常用的一类药物，其中巴比妥类药物易通过胎盘，由于胎儿体内消除有限，故药物水平在胎儿体内可达到甚至超过母体。妊娠早期应用巴比妥类药物是否致畸，目前争议较大，但小剂量、短期应用对胎儿可能无明显不良影响。苯二氮䓬类均属亲脂性药物，可快速通过胎盘进入胎儿体内。有研究表明，妊娠早期使用地西泮与新生儿口裂有关，但发生率较低。妊娠后期重复应用苯二氮䓬类可导致药物在胎儿体内蓄积，造成新生儿肌张力减退。妊娠期长期使用此类药物可造成新生儿戒断综合征，因此应避免习惯性使用。而妊娠期单独使用苯妥英钠或合用其他抗惊厥药物，胎儿唇裂和腭裂、小头畸形或先天性心脏损害发生的危险性可升高 2～3 倍。由于苯妥英钠是叶酸拮抗剂，因此在使用时可适当补充叶酸，以降低胎儿畸形发生率。

在新冠肺炎的治疗中，接受有创机械通气的患者常使用镇静镇痛药物。近日美国《分子与细胞蛋白质组学》杂志上的一项研究称，给孕妇应用镇静剂、麻醉药及抗惊厥类药物时，需要特别慎重。对新生小鼠的研究显示，产科和儿科的一些常用镇静剂或麻醉药，即使减少剂量也会造成严重且长期的不良反应，因发育中的神经系统尤其脆弱。这一报道，使大家更加关注麻醉药品和精神类药品对孕产妇和胎儿的影响。麻醉药物种类繁多，但用途与用法却有很大差异。局部麻醉药和全身麻醉药的致畸作用、胚胎毒性不尽相同。一些麻醉药如局部麻醉药物，在一些常规剂量动物实验中未发现明显致畸作用，但对动物使用高剂量后，则会出现对母体的毒性作用，且可能影响胚胎或胎儿发育。国外相关机构也规定，禁止在妊娠和分娩期试验性用药。麻醉药品和精神类药品对母体及胚胎（胎儿）不良影响的研究数据主要来源于两方面：一是已出现病例的统计学和流行病学相关研究，二是药物的动物实验，包括大鼠、兔、犬、猴等。虽然动物实验并不能完全代表药物对人体的影响，也不能等同于人体对药物的反应，但它可以提示相关的信息。人类胚胎期已经出现了中枢神经系统的活动。母亲服用镇静、麻醉、抗组胺、镇痛等中枢神经抑制剂，都可能抑制胚胎（胎儿）的神经活动，并造成新生儿神经系统发育异常。流行病学及毒理研究表明，妊娠期使用阿片类药品如吗啡、罂粟碱和可待因等，会引起胎儿呼吸抑制。孕妇有药物依赖的，新生儿还可能出现戒断反应。母亲使用巴比妥类药物和三环类抗抑郁药等精神药品，可能造成新生儿出现先天性畸形、心脏病、神经系统疾病和戒断反应等发生的危险。

（2）肌松药：对于妊娠期重型新冠肺炎患者，在使用呼吸机时，使用镇静药物后仍存在人机不同步，无法控制潮气量，或出现顽固性低氧血症或高碳酸血症时，应及时使用肌松药。肌松药又称 N_2 胆碱受体阻滞药，能选择性地作用于运动神经终板膜上的 N_2 受体，阻断神经冲动向骨骼肌传递，导致肌肉松弛。肌松药包括去极化型和非去极化型两大类。琥珀酰胆碱是去极化型代表药物，用药后，由于不同部位的骨骼肌在药物作用下去极化出现的时间先后不同，首先出现不协调的肌束颤动，然后逐渐转为肌肉松弛，以颈部、四肢和腹部肌肉松弛最明显，作用快而短暂，常用于气管插管、气管镜；筒箭毒碱是非去极化型代表药物，筒箭毒碱与乙酰胆碱竞争阻断 N_2 胆碱受体，产生明显的肌肉松弛、促进组胺释放和阻断神经节作用，可作为全身麻醉辅助用药。由于筒箭毒碱作用多为不可逆，维持时间长且不良反应多，现已很少使用。肌松药同时可以通过兴奋或抑制周围自主神经，释放组胺和产生血管活性物质而导致血流动力学显著变化。琥珀酰胆碱可导致高钾血症而引起心血管不良反应。除此之外，许多局部麻醉药、抗生素能增强肌松药作用，如利多卡因可增强阿库氯铵作用，庆大霉素和丁胺卡那霉素可增强去极化型与非去极化型两类肌松药作用。因此，在应用时应注意其相互作用。

（3）血管活性药物：对于重型新冠肺炎患者，在《新型冠状病毒肺炎诊疗方案（试行第七版）》中明确提出，在充分液体复苏基础上使用血管活性药物，必要时进行血流动力学监测。血管活性药物可通过调节血管舒缩状态，改变血管功能和改善微循环血流灌注从而达到抗休克目的。血管活性药物可分为血管收缩药和血管扩张药两类。β受体阻滞剂治疗妊娠期高血压具有一定的疗效。其中，普萘洛尔的疗效明显，但可导致胎儿宫内发育迟缓。阿替洛尔半衰期较长，对血压控制较稳定，但有关对孕妇及胎儿的安全性临床资料较少。阿贝洛尔有α、β受体阻断作用，不会导致胎儿畸形，但由于其可阻断新生儿的交感神经效应，故其在妊娠和分娩期使用的影响有待确定。噻嗪类利尿剂不宜用于妊娠期，一方面妊娠早期使用有致畸作用，另一方面其可引起水电解质失衡。妊娠期可用钙通道阻滞药（如硝苯地平）与血管舒张药（如肼屈嗪）。去甲肾上腺素可通过激动α肾上腺素受体起到血管加压作用，是血管收缩药物。但使用去甲肾上腺素时，患者常出现心悸、烦躁、头痛、血压升高、心律失常等不良反应，故禁用于高血压、器质性心脏病、糖尿病和甲状腺功能亢进等。孕妇应在医师指导下慎重使用。

（4）非甾体抗炎药：妊娠期新冠肺炎患者出现发热时可能会考虑使用非甾体抗炎药。总体而言，非甾体抗炎药包括阿司匹林、对乙酰氨基酚、吲哚美辛、萘普生、双氯芬酸、布洛芬、尼美舒利、罗非昔布、塞来昔布等，该类药物具有抗炎、镇痛、抗风湿、退热和抗凝血等作用，广泛用于退热和镇痛。非甾体抗炎药可以导致消化系统、神经系统和心血管系统等多系统多种不良反应。此外，非甾体抗炎药对胎儿不利，母亲经常使用某些解热镇痛药物（如阿司匹林、吲哚美辛、布洛芬、双氯芬酸钠等），也可能对胚胎（胎儿）造成不良影响，因此妊娠和分娩期应慎重使用。

（5）护肝药物：又称保肝药，是肝功能保护药物的总称。妊娠期新冠肺炎患者使用的干扰素和使用洛匹那韦/利托那韦等均有一定程度的肝功能损伤作用，因此肝功能不全者慎用，重度肝功能不全者应禁用。在新冠肺炎患者的病程中后期也会因病毒感染出现多器官功能衰竭，因此护肝治疗在妊娠期新冠肺炎患者中非常重要。常用的护肝药物有还原型谷胱甘肽、甘草酸二铵等。护肝药特点主要是促进肝细胞的再生和肝细胞修复，保护肝细胞免于损伤或减轻损伤。甘草酸二铵是甘草有效成分的提取物，其分子结构类似于甾体激素，可提高内源性和外源性糖皮质激素的活性，抑制过度的免疫反应，还具有保护肝脏的作用，可抑制新冠病毒引起的过度免疫反应和肝损伤。然而，甘草酸二铵可引起食欲缺乏、恶心、呕吐、腹胀、头痛等不良反应，但症状轻微，一般不影响治疗。同时，甘草酸二铵可影响胎儿，因此妊娠和分娩期患者不宜使用。

二、妊娠和分娩期中药与天然药物的应用及安全性

中药是指在中国传统医药理论指导下，进行采集、炮制及制剂，点明其作用机制，并指导其临床应用的一类药物，主要用于预防、诊疗疾病及康复保健。中药材多为植物药，因而有"诸药以草为本"的说法。天然药物不同于中药或中草药。天然药物是指经过现代医药体系证明具有一定药理活性的动物药、植物药和矿物药等。

新冠肺炎属于中医疫病范畴，病因为感受疫戾之气，正虚邪陷，疫毒阻肺，甚至闭而不宣。其基本病机特点为"湿、热、毒、瘀"。而妊娠期是女性的特殊生理时期，妇女妊娠后血聚胞宫养胎，机体易出现气血失调，因抗病能力低而易染疫病，染病后又易变生他症，多症齐发危及母体及胎儿。因此，中药或天然药物在治疗新冠肺炎时，应根据孕妇的生理和病理特点合并西药，治病与安胎兼并，尽可能规避妊娠禁忌药物的使用。如用药则须依照"有故无殒，亦无殒也"的原则，在妊娠病患知情同意后方可应用，但应严格控制用药剂量及时间，"衰其大半而止"，以免伤胎、动胎。

2020 年 1 月 23 日，国家卫生健康委员会发布了《新型冠状病毒感染的肺炎诊疗方案（试行第三版）》，首次提出了中医治疗的方案。2 月 12 号，国家卫生健康委员会和国家中医药管理局联合发文要求，在防控新冠肺炎等传染病的工作过程中，要建立健全成熟的中西医协作机制，以提升临床效果。3 月 4 日国家卫生健康委办公厅颁布了《新型冠状病毒肺炎诊疗方案（试行第七版）》，但诊疗方案里有些中药明确属于妊娠期禁用药物。因此，中华中医药学会妇科分会专家充分发挥中医药在救治新冠肺炎中的特色与优势，并考虑到孕妇特殊的病理生理特点，制定了《妊娠期新型冠状病毒肺炎中医药治疗专家建议（试行）》，供妊娠期新冠肺炎中医临床诊疗时参考使用。

1. 辨证治疗　中医施治时一般采用辨证治疗。只有根据具体的情况进行中医的望闻问切，通过确定病症是什么类型、什么性质，才可以更准确地选择中草药或中成药治疗。中华中医药学会根据新冠病毒感染的妊娠期患者症状，将其分为以下五种类型：轻型（疫邪犯表证）、普通型（寒湿疫毒郁肺证）、重型（疫毒闭肺证）、危重型（内闭外脱证）及恢复期（肺脾气虚证），并给出了具体的中药用药指导意见。具体如下。

（1）轻型（疫邪犯表证）：当妊娠患者临床表现为妊娠期低热、鼻塞、咽稍痛或痒，或轻微干咳、乏力，舌淡红，苔薄白微腻或微黄，脉浮时，治法为解表疏风，扶正散邪。推荐处方：葱豉汤合玉屏风散加味。

（2）普通型（寒湿疫毒郁肺证）：当妊娠患者临床表现为恶寒发热或无热、干咳、咽干、倦怠乏力、胸闷、脘痞，或呕恶、便溏，舌质淡或淡红、苔白腻、

脉濡滑时，治法为散寒祛湿，宣肺解表。推荐处方：藿香正气散加减。

（3）重型（疫毒闭肺证）：当妊娠患者临床表现为身热不退或往来寒热、咳嗽痰少，或有黄痰、腹胀便秘、胸闷气促、咳嗽喘憋、动则气喘，舌质红、苔黄腻或黄燥，脉滑数时，治法为清热泄毒，透热达邪。推荐处方：麻杏石甘汤合葶苈清肺汤加减。

（4）危重型（内闭外脱证）：当妊娠患者临床表现为呼吸困难，动辄气喘或需要辅助通气，伴神昏、烦躁、汗出肢冷，舌质紫暗、苔厚腻或燥、脉浮大无根时，治法为回阳救逆，益气固脱。推荐处方：参附汤加减。

（5）恢复期（肺脾气虚证）：当妊娠患者临床表现为气短、倦怠乏力、纳差、呕恶、痞满、大便无力、便溏不爽，舌淡胖、苔白腻，脉缓滑无力时，治法为益肺健脾，清泄余邪。推荐处方：人参白术散加减。

2. 常用中成药　中成药是以中药材为原料，在中医药理论指导下，为了防治疾病，按规定的处方及制剂工艺加工制备的中药制品，可制成多种剂型，包括片、膏、胶囊、颗粒剂等。随着疫情的发展，国家卫生健康委员会和国家中医药管理局总结了疫情防治病例经验，提出临床应实行中西医结合治疗，并发函推荐了对控制疫情进展起到了重要作用的中成药及中药复方汤剂。其中一些中成药可供妊娠期患者参考使用，如连花清瘟胶囊、清肺排毒汤、藿香正气（胶囊、丸、水、口服液）、喜炎平注射剂、疏风解毒胶囊（颗粒）、金花清感颗粒、金叶败毒颗粒、清开灵口服液、参苓白术、参附注射液、参麦注射液、生脉注射液、生脉饮、热毒宁注射液等。

（1）连花清瘟胶囊：主要成分为连翘、金银花、炒苦杏仁、大黄、薄荷脑、炙麻黄、板蓝根、石膏、鱼腥草、绵马贯众、广藿香、红景天、甘草，功效为清瘟解毒，宣肺泄热，用来治疗流感所致的热毒袭肺证。此前，中国工程院院士钟南山表示，连花清瘟胶囊在体外实验中有抑制新冠病毒的趋势。自《新型冠状病毒感染的肺炎诊疗方案（试行第四版）》到《新型冠状病毒肺炎诊疗方案（试行第七版）》，连花清瘟胶囊成为推荐中成药，用于医学观察期临床表现为乏力伴发热的新冠肺炎患者的治疗。目前尚无实验表明连花清瘟胶囊在妊娠期的安全性或危害性，建议在临床医师的指导下使用。

（2）清肺排毒汤：来源于中医经典方剂，在抗击新冠肺炎疫情中，清肺排毒汤有良好效果，已在多地被作为通用方推广使用。其方剂和加减原则已有参考，并在跟进治疗进程中不断更新。国家卫生健康委员会办公厅发函提出，清肺排毒方加减亦适用于轻型、普通型、重型患者；在危重型患者救治中可结合实际情况酌情使用。但应注意，清肺排毒汤为疾病治疗方剂，并不建议作预防用。方中麻黄、桂枝、枳实三味药材属于妊娠期慎用药，其使用剂量也应有衡量，中病即止。

（3）藿香正气（胶囊、丸、水、口服液）：主要成分为藿香、茯苓、白芷、橘皮、桔梗、白术、生半夏、甘草、紫苏叶、大腹皮、厚朴（姜炙）等。其主要功效为止吐、镇痛、解痉，并可抑菌和加强机体细胞免疫功能。感染新冠病毒的妊娠期患者若乏力伴胃肠不适，可选用此中成药。藿香正气可制成多种剂型，因其水剂经水煮及酒浸制而成，故孕妇、幼儿及酒精过敏者应慎用，或改用其他剂型。

（4）喜炎平注射剂：主要成分为穿心莲内酯磺化物。其功效为清热解毒，用于治疗扁桃体炎、支气管炎、细菌性痢疾等。其不良反应主要表现为瘙痒、皮疹、恶心呕吐，但发生率较低，安全性好。临床上可将喜炎平与青霉素合并使用，用于妊娠期患者下呼吸道细菌性感染的辅助治疗。在《新型冠状病毒感染的肺炎诊疗方案（试行第五版）》中，喜炎平注射剂首次被提及。妊娠期新冠肺炎患者应在临床医师指导下使用。

（5）疏风解毒胶囊（颗粒）：主要成分为连翘、虎杖、板蓝根、败酱草、柴胡、芦根、马鞭草、甘草。其功效为疏风清热，解毒利咽。临床研究显示，其对急性上呼吸道感染属风热证有效。自《新型冠状病毒感染的肺炎诊疗方案（试行第四版）》开始，到《新型冠状病毒肺炎诊疗方案（试行第七版）》，疏风解毒胶囊均为推荐中成药。目前尚无疏风解毒胶囊的妊娠期循证医学研究。普通型妊娠期新冠肺炎患者可在临床医师指导下使用。

（6）金花清感颗粒：主要成分为金银花、浙贝母、黄芩、牛蒡子、青蒿等。其功效为疏风宣肺，清热解毒。用于外感时邪引起的各种发热、恶寒或咳嗽症状，适用于各类流感包括甲型 H1N1 流感所引起上述症候者。自《新型冠状病毒感染的肺炎诊疗方案（试行第四版）》到《新型冠状病毒肺炎诊疗方案（试行第七版）》，金花清感颗粒均为推荐中成药，用于医学观察期临床表现为乏力伴发热患者的治疗。目前尚无金花清感颗粒的孕妇用药的安全性资料，建议慎用。

（7）金叶败毒颗粒（原名热毒清）：主要成分为金银花、大青叶、蒲公英、鱼腥草。其可抗炎、抗免疫，具有清热解毒的效果，用于风温肺热病热在肺卫证的治疗。临床实践显示其可用于治疗急性上呼吸道感染，可显著减少人巨细胞病毒引起的免疫炎症反应及母婴垂直传播。实验研究也证实，金叶败毒颗粒可改善小鼠免疫功能，改善其腹腔巨噬细胞的吞噬功能并提高血清溶菌酶的含量。金叶败毒颗粒已在深圳市被用于轻型新冠肺炎患者的临床治疗，妊娠患者应在临床医师指导下使用。

（8）清开灵口服液：为清热剂，具有清热解毒、镇静安神之功效。其主要用于治疗上呼吸道感染、病毒性感冒、急性咽炎、气管炎、化脓性扁桃体炎及高热等病症属证候者。其已在《海南省中医院新型冠状病毒中医药防控方案》中作为推荐用药。目前尚无实验表明清开灵口服液在妊娠期的安全性或危害性，妊娠期新冠肺炎患者应在临床医师指导下使用。

（9）参苓白术（散、丸、颗粒）：主要成分为人参、茯苓、白术（麸炒）、山药、白扁豆（炒）、莲子、薏苡仁（炒）、砂仁、桔梗、甘草。主要功效为健脾、益气。参苓白术丸出自《和剂局方》（公元 1151 年），实为六神散的加味方，原方有益气安胎之剂，后发展加减，衍化成多种方剂，用于治疗脾胃虚弱。参苓白术散其中一味白术具有安胎之效，其颗粒剂在治疗婴儿胃食管反流中也有所成效。在《妊娠期新型冠状病毒肺炎中医药治疗专家建议（试行）》中，参苓白术被提出用于恢复期新冠肺炎妊娠患者的辅助治疗。

（10）参附注射液：主要成分为红参、附片（黑顺片）。其功效为益气固脱，回阳救逆。主要用来治疗感染性及失血性休克等。临床研究显示，子痫前期患者在剖宫产手术时用参附注射液，能有效稳定血压，改善心肌供氧。其治疗围生期心肌病的临床安全性已被研究，发现其对孕妇及胎儿并无副作用。在《新型冠状病毒肺炎诊疗方案（试行第七版）》中，参附注射液为推荐中成药，但目前仍属于孕妇慎用药。

（11）参麦注射液：主要成分为红参、麦冬。其用于治疗气阴两虚型休克、冠心病、病毒性心肌炎、慢性肺源性心脏病、粒细胞减少症。其与化疗药物合用时，有一定的增效作用，并能减少化疗药物所引起的毒副作用。在《新型冠状病毒肺炎诊疗方案（试行第七版）》中，参麦注射液为推荐中成药。由于其极易引起全身性过敏反应，严重时可导致过敏性休克，因此孕妇和产妇应谨慎使用。

（12）生脉注射液：主要成分为红参、麦冬、五味子。其用于治疗心肌梗死、心源性休克、感染性休克患者。不良反应主要为速发型发热伴皮肤及附件、心血管系统、胃肠系统或全身性损害，警惕过敏性休克。在《新型冠状病毒肺炎诊疗方案（试行第七版）》中，生脉注射液成为推荐中成药。孕妇应十分谨慎使用。

（13）生脉饮：属于非处方药，主要成分为红参、麦冬、五味子。生脉饮可保护心肌，改善心功能，还具有免疫调节、促进生长发育及学习记忆的作用。在《妊娠期新型冠状病毒肺炎中医药治疗专家建议（试行）》中，生脉饮被提出用于恢复期新冠肺炎妊娠患者的治疗。目前尚无临床或动物实验表明生脉饮在妊娠期的安全性或危害性，应在临床医师指导下使用。

（14）热毒宁注射液：主要成分为青蒿、金银花、栀子。其功效为清热、疏风、解毒，用于上呼吸道感染（外感风热证）所致的高热、微恶风寒、头身痛、咳嗽、痰黄等症。个别患者使用后出现头晕、胸闷、口干、腹泻、恶心呕吐，严重可致过敏性休克。动物实验证实，热毒宁注射液对小鼠肺流感病毒感染有一定的保护作用。在《新型冠状病毒肺炎诊疗方案（试行第七版）》中被推荐用于重型病毒感染或合并轻度细菌感染患者的治疗。目前尚无孕妇、儿童用药相关临床研究资料。

3. 用药评价及注意事项　在上述药物中，藿香正气胶囊、连花清瘟胶囊、清肺排毒汤等在多个部门的最新版中西结合诊疗方案中继续被推荐。然而，由于孕妇体质的特殊性，临床已广泛使用的药物用于孕妇时一定要慎重考虑。例如，由于孕妇和婴幼儿在使用痰热清注射液时极易出现不良反应，故妊娠期禁用。中药血必净注射液虽然可以治疗因病毒感染诱发的全身炎症反应综合征，也可配合治疗多器官功能障碍综合征的脏器功能受损，但该药物的有效成分"红花、赤芍、川芎、丹参、当归"有活血行气、刺激宫缩的作用，会给孕妇带来流产等潜在危险，因此孕妇禁用。中成药醒脑静、处方药苏合香丸和安宫牛黄丸虽被《新型冠状病毒肺炎诊疗方案（试行第七版）》推荐，但其成分中含有人工麝香，可致孕妇流产，因此孕妇禁用。

由于妊娠期体质改变，妊娠期新冠肺炎患者用药治疗应明确以下注意事项：①对重型及危重型妊娠患者，应密切观察母体病情进展，并同步监测胎儿状况。感染科、产科、ICU 等相关科室应共同管理评估患者病情，当病情危重时应以孕妇生命安全为先。②在发病期间如果出现妊娠并发症或不良妊娠结局，应尽快上报并予以处理。③若患者有复发性流产或高龄妊娠情况，或出现腰酸腹痛、阴道出血等症状，应根据病情加用安胎之品。④《妊娠期新型冠状病毒肺炎中医药治疗专家建议（试行）》中列出的所有妊娠禁忌药（包括禁用药与慎用药），应在患者知情同意后在上级医师指导下正确使用，尤其是在妊娠早期。确诊感染孕妇，若采用《妊娠期新型冠状病毒肺炎中医药治疗专家建议（试行）》的中医药治疗方法，须在临床医护指导、中西医结合治疗和急救措施保障下进行。

三、妊娠和分娩期生物药的应用及安全性

生物药是指综合利用物理学、化学、生物化学、生物技术和药学等学科的原理和方法，利用生物体、生物组织、细胞和体液等制造的一类用于预防、治疗和诊断的制品。生物药包括生物技术药物和原生物制药。生物药用途广泛，在某些疾病具有较好的治疗效果。值得一提的是，生物药物在呼吸系统疾病中针对性用药相对较少。

目前生物药对新冠肺炎的治疗仍在尝试阶段，缺乏实验室及临床试验证据支持。对于新冠肺炎，目前不主张单独应用生物药，需要与其他药物联合使用。目前研究表明，新冠肺炎患者的病情发展可能与"细胞因子风暴"的出现相关，对于"细胞因子风暴"的控制也将是生物药研究的重点。目前正在积极研发的新冠病毒疫苗也属于生物药的范畴。根据妇产科用药经验，针对妊娠与分娩期新冠肺炎患者，目前临床采用的生物药的种类有 α-干扰素、丙种球蛋白、胸腺肽、恢复期血液制品、人血白蛋白、微生物调节剂等。除 α-干扰素可明确用于抗病毒治疗，其他生物药的主要用途在于对症支持治疗、预防继发性感染与增强免疫

能力。

1. α-干扰素　干扰素（IFN）为一组以细胞信号转导为主要功能的蛋白，是细胞受到病毒感染后产生并分泌的具有抗病毒功能的特异性糖蛋白。细胞感染病毒后分泌的 IFN 主要通过与未感染病毒的细胞相关受体相互作用，诱导这些细胞合成抗病毒蛋白，防止进一步感染，从而起到有效抗病毒的作用。目前在人体内共发现 α、β、γ 三种类型，分别由白细胞、成纤维细胞（纤维母细胞）及 T 细胞和自然杀伤细胞产生。这三种类型的 IFN 都是有效的病毒抑制剂，并具有免疫调节的作用，IFN-α 和 IFN-β 的抗病毒作用强于 IFN-γ。研究表明，IFN-α 具有广谱抗病毒作用、免疫调节作用、抗肿瘤作用。使用已建立的针对人类 H5N1 高致病性流感病毒感染的非人类灵长类动物模型，通过低剂量口服天然人类 IFN-α（62.5U/kg 体重）可保护食蟹猕猴免受 H5N1 高致病性流感病毒感染引起的肺组织损害。IFN-α 血浆半衰期为 2 小时，主要在肝和肾发生生物转化。在妊娠期，IFN 的应用受到了广泛的关注。从《新型冠状病毒感染的肺炎诊疗方案（试行第四版）》到目前最新发布的《新型冠状病毒肺炎诊疗方案（试行第七版）》中均建议 IFN-α 以雾化吸入方式使用，成人每次 500U 或相当剂量，加无菌生理盐水 2ml，每天 2 次。然而，绝大多数患者在 IFN-α 用药 1 周内都会出现流感样表现，如发热、畏寒、身痛、头痛、出汗、恶心、呕吐等，部分患者用药 1 个月后出现消化道症状、皮肤过敏样症状或精神症状。使用 IFN-α 的患者约 23%会出现外周血白细胞和血小板减少等严重并发症。IFN-α 妊娠用药的安全级别药物分类为 C 级，妊娠早期使用 IFN-α 雾化吸入有抑制胎儿生长发育的风险。但研究发现 IFN-α 对妊娠期间原发性血小板增多症具有明显的疗效，且没有发现不良事件发生。目前也有专家考虑交叉感染的问题，不建议 IFN-α 雾化吸入，尤其是对妊娠期妇女及新生儿。目前尚缺乏随机对照试验研究妊娠期使用 IFN-α 抗病毒治疗的有效性及安全性，需要进一步的临床研究。

2. 丙种球蛋白　是临床上常用的一种血液制品，含有人体血清中的各种抗体。丙种球蛋白注入体内一般可以潴留 2～3 周，可起到非特异性增强免疫力作用。按球蛋白来源可分为两种：健康人体的静脉血来源和胎盘血来源。研究显示，丙种球蛋白联合布地奈德，能对病毒或细菌所致血管壁损伤的肺炎产生良好的效果。丙种球蛋白应用于新冠病毒感染孕产妇，可能对肺炎的控制起到作用。在分娩后丙种球蛋白的应用也具有重要的临床意义，但目前尚无相关临床研究报道，仍需要进一步研究。孕产妇用药需要注意的是，健康人体的静脉血来源和胎盘血来源制备的丙种球蛋白中可能含有少量 A 或 B 血型抗原。O 型血孕产妇使用时，丙种球蛋白中含有的 A 或 B 血型抗原可能产生高滴度的抗 A、抗 B 抗体，有可能导致新生儿溶血。除此之外，对于 IgA 缺乏症患者，丙种球蛋白也存在过敏反应，这与其中含有少量 IgA 有关。丙种球蛋白的常见不良反应有发热、寒战、皮疹、恶心、头痛、胸闷、脱发、眼葡萄膜炎等。妊娠与分娩期新冠肺炎患者在应用丙种球蛋白时，同样需注意以上不良反应。

3. 胸腺肽（thymosin，又称胸腺素） 是动物胸腺内产生并分泌的一组具有生理活性的蛋白多肽，是从小牛或胎牛胸腺中提纯的非特异性免疫效应的蛋白多肽，是临床生物药物胸腺肽的主要来源。胸腺肽可以诱导 T 细胞分化成熟并调节成熟 T 细胞的多种功能。胸腺肽通过非特异性作用，增强机体免疫力，用于治疗某些自身免疫性疾病、原发或继发性免疫缺陷病、细胞免疫功能低下的疾病及肿瘤的辅助治疗等。临床上已开始普遍应用胸腺肽进行毛细支气管炎的辅助治疗并得到良效。对于孕产妇，胸腺肽通常用于提高患者免疫力。新冠病毒感染的孕妇，可在分娩后进行尝试性用药，以辅助预防和治疗病毒所致的肺炎。在胸腺肽临床应用中，发现少数患者可有恶心、发热、头晕、胸闷、无力等不良反应。胸腺肽作为生物药可导致严重的过敏反应，这与其本身作为一种免疫原相关。在使用胸腺肽前，需要询问患者是否有过敏史，并在给药期间密切观察患者。若出现过敏症状，则应立即停药并进行必要的救治。目前尚无研究表明胸腺肽影响生育能力或对胚胎（胎儿）具有发育毒性。但本药只能在十分必要时才给孕妇使用。对于哺乳期妇女，尽管胸腺肽没有研究证实可经母乳排出，但仍应特别慎重。

4. 恢复期血液制品（convalescent blood product，CBP） 是从特定病原体感染的幸存者中，获取引起特定病原体产生体液免疫的全血或血浆，经过处理后而获得的血液制品，是人源化特异性抗体的可能来源。CBP 主要通过中和特异性病原体，随后在体液循环清除病原体。CBP 主要用于实现机体的被动免疫，现在用于临床的主要包括恢复期全血、恢复期血浆与恢复期血清。CBP 作为一种生物药，其疗效及安全性尚未得到充分证明，但其可与其他多种药物共同用于预防和治疗各类传染病。CBP 已经在多种病毒性传染病中起到了显著的效果，CBP 具有对新冠病毒感染、麻疹、细小病毒 B19 感染、阿根廷出血热、水痘、MERS、巨细胞病毒感染、H1N1 和 H5N1 禽流感和流感的治疗功效。目前在缺乏疫苗和特效治疗药物的前提下，采用 CBP 治疗新冠病毒感染是较为有效的方法，其可大幅降低危重型患者的病死率。根据《新冠肺炎康复者恢复期血浆临床治疗方案（试行第二版）》，目前对于病情进展较快、重型及危重型患者，需要根据患者体重及临床情况输注恢复期血浆（4～5ml/kg），并且需要注意进行常规交叉配血试验、输注速度与多次输注时的输注间隔。CBP 作为一种血液制品，也具有多种不良反应，主要的不良反应包括但不限于循环负荷过重、急性肺损伤、呼吸困难、过敏反应、低血压、非溶血性发热、急性溶血、延迟性溶血、迟发性血浆反应与输血后紫癜等。对孕产妇的应用目前尚缺乏临床案例，仍需进一步研究并探讨其有效性与安全性。

5. 人血白蛋白 是人体细胞外液中的重要蛋白质。根据 1995 年美国医院联合会推荐的白蛋白指南（*A Paradigm for Consensus - the University Hospital Consortium Guidelines for the Use of Albumin*，*Nonprotein Colloid*，*and Crystalloid Solutions*），人血白蛋白具有增加个体血容量、维持血浆胶体渗透压、改善血管通透性、清除自由基和提供营养供给等多种重要作用。人血白蛋白在临床中广泛应用，可用于治疗失血、烧伤及创伤等因素所致的低血容量性休克、脑水肿、脑出血颅内压升高、低蛋白血症、肝硬化引起的水肿和腹水等。在妊娠期，人血白蛋白一般无不良反应，偶可出现发热、颜面潮红和过敏反应等症状，但需要注意的是，本品不可输注过快，尤其是对于有潜在肺损伤可能的孕产妇，过快的输注人血白蛋白可能导致肺水肿，在临床使用中需要格外关注。在新冠肺炎中常用于营养支持。对于重型新冠肺炎孕产妇，同时伴有严重的低蛋白血症者，考虑输注人血白蛋白用于全身的支持治疗。特别对于分娩后，新冠肺炎合并低蛋白血症的产妇，需要人血白蛋白的营养支持来辅助治疗，以提高机体功能。

6. 微生态调节剂　是微生物及其稳态学理论下，结合微生物工程所产生的具有生理活性的微生物制品，具有保持微生态平衡、调节肠道微生态均衡、提高人类健康水平的功能。微生态调节剂主要包括活菌体、菌体成分、死菌体、微生物代谢物及生长促进物质。有学者认为，微生态调节剂能够对各种原因引起的肠道局部微生态失衡起到调节作用，并且随着现代微生态学的研究与发展，微生态调节剂可用于人体的种类越来越多。微生物制剂能够调节新冠肺炎孕产妇肠道菌群，目前临床使用中的微生物制剂一般无不良反应，在妊娠期应用微生物制剂暂无生殖与发育毒性相关不良反应的研究报道。妊娠期的新冠肺炎患者抵抗力低，易合并其他感染。对重型患者，有专家建议留置空肠营养管，行幽门后喂养并建议行肠道菌群分析，监测肠道微生态，减少肠源性感染的发生。对于新冠病毒感染的孕产妇，微生态调节剂的主要作用在于维持肠道微生态平衡及预防继发性感染。

7. 抗病毒疫苗　是指用各类病毒制作的用于预防接种的生物药，是将病毒及其代谢产物经过人工减毒、灭活或利用转基因等方法制成的用于预防传染病的自动免疫制剂。抗病毒疫苗保留了病毒对个体免疫系统的刺激性，在个体受到刺激后免疫系统会做出相应的特异性反应，产生免疫活性物质。当个体再次接触到特异性病毒时，机体会根据免疫记忆而制造更多的免疫活性物质来抑制病毒的损伤作用。目前已经有多种针对病毒性传染病的疫苗研发并投入使用，而这些疫苗对人类抗击传染病起到了功不可没的作用。抗病毒疫苗接种可在妊娠期妇女感染疾病时为母体和胎儿提供保护。妊娠期妇女接种抗病毒疫苗，必须综合评估以下内容：疾病暴露风险，疾病对母亲、胎儿造成的风险，不良反应发生的风险及孕妇不良妊娠和出生结局的风险。妊娠妇女接种抗病毒疫苗，理论上对发育中的胎儿存在危险，但没有证据表明孕妇接种灭活的病毒疫苗或类毒素有额外风险。然而，活疫苗可能会对胎儿造成不良影响，妊娠期禁用。

8. 其他类型

（1）间充质干细胞（mesenchymal stem cell，MSC）：是一种多能干细胞，存在于骨髓、骨骼肌、骨外膜、骨小梁等组织内，具有多向分化的潜能。有研究表明，MSC 具有调节免疫与抗炎功能，可以用于抑制"细胞因子风暴"的发生发展。MSC 可能通过免疫调节、再生修复、抗纤维化、抑制急性肺损伤进程与预防继发感染等机制介入新冠肺炎的治疗。MSC 用于治疗危重型新冠肺炎患者及其在孕产妇中的应用都将是未来研究的重点及难点。

（2）单克隆抗体：是通过杂交瘤细胞生成针对某一特异性抗原的抗体，具有纯度高、特异性强、灵敏度高的特性。对于新冠肺炎患者，单克隆抗体可能与某些特异性的炎症因子进行抗原抗体反应，来减轻"细胞因子风暴"对机体的损伤，用于干预及治疗新冠肺炎。根据《新型冠状病毒肺炎诊疗方案（试行第七版）》，对于双肺广泛病变者及重型患者，且实验室检测 IL-6 水平升高者，可以试用托珠单抗治疗。单克隆抗体在新冠肺炎孕产妇的治疗中也有待进一步研究。

（刘可欣　李庆贤　刘　亮　朱家永　陈雅文　汪　晖）

第三节　妊娠和分娩期新冠病毒感染的用药原则和困境

妊娠和分娩期用药需权衡利弊，严格掌握用药时间、用药剂量并注意药物对胎儿的不良反应。因此，合理制订新冠病毒感染孕产妇的药物治疗原则是十分必要的。同时，通过归纳新冠病毒感染孕产妇的临床案例也有望指导药物治疗。尽管目前已有不少药物应用于治疗新冠病毒感染的孕产妇，且临床治疗效果显著，但是仍需通过临床试验来进一步评价其安全性。而且，新冠病毒感染孕产妇的药物治疗仍有待进一步研究，如特异性药物和疫苗研发等。

一、妊娠和分娩期药物治疗的原则和案例

当孕产妇患新冠肺炎需药物治疗时，应综合考虑孕产妇的疾病状态和药物对胎儿发育的影响，谨慎地选择对胎儿无损害且对孕产妇治疗效果显著的药物。而且，不同妊娠周期使用药物治疗新冠肺炎对胎儿发育的影响也不尽相同。此外，用药前需收集详细的妊娠和疾病相关信息，而且要限制用药时间和剂量。现将妊娠和分娩期运用药物治疗新冠肺炎的原则和案例归纳如下。

（一）妊娠和分娩期药物的治疗原则

在妊娠和分娩过程中，一旦孕产妇确诊为新冠病毒感染患者，应综合考虑孕

产妇和胎儿的健康状况。在此前提下，使用药物进行抗病毒和对症支持治疗，并注意药物对胎儿的发育毒性。而且，由于妊娠期情况比较复杂，治疗时通常不是单一用药，可能是很多药联合应用，因此也需要关注药物与药物之间的相互作用。此外，孕产妇确诊为新冠肺炎后用药也与所处的妊娠周数有关。因此，妊娠和分娩期药物治疗的原则如下。

1. 综合孕妇情况规划妊娠　孕妇确诊为新冠病毒感染，能否继续妊娠，需要综合孕妇和胎儿具体情况，包括孕周、新冠肺炎分型，必要时结合产科、感染科、ICU 和新生儿科共同意见，在保证孕产妇生命安全的前提下决定是否终止妊娠，最大程度地降低新冠肺炎孕产妇的妊娠风险。

2. 根据妊娠阶段合理用药　新冠肺炎的孕产妇在不同妊娠阶段其治疗药物也不同。由于妊娠早期用药可引起胎儿畸变，中后期用药则会造成胎儿发育迟缓。因此用药要特别关注对胎儿发育的影响，能够推迟治疗的要尽可能推迟治疗。即使不能推迟治疗，一般也仅仅给予对症营养支持治疗和常规抗病毒药物治疗。在分娩期，由于新冠肺炎的产妇一般不推荐母乳喂养，所以其治疗原则与其他成人一致，可综合抗病毒治疗、中药和营养支持治疗等。

3. 慎重选择用药种类　在治疗新冠肺炎的孕产妇时应尽量减少用药种类，避免不必要的用药和药物安全性不明的新药。可根据药物对胎儿发育的影响程度，从选择对胎儿危害最小的药物开始，如在抗病毒药物方面，可选择无明显致畸作用的奥司他韦，而避免使用尚难确定对胎儿发育是否有不良影响的阿比多尔。同时，可以小剂量控制新冠肺炎病情发展时就应避免使用大剂量，一种药物有效时应避免联合用药。

（二）妊娠和分娩期治疗的案例

案例 1：患者，女，33 岁，孕 1 产 0。因"停经 34^{+2} 周，发现肝功能异常 1 天"于 2020 年 1 月 20 日入院。入院时患者无发热，无咳嗽，无厌食，无乏力，无咽痛。2020 年 1 月 23 日孕妇出现发热，体温达 38.7℃，偶有干咳，遂结合患者病史，考虑新冠病毒感染疑似患者，立即行胸部 CT 及咽拭子检查。胸部 CT 提示双肺多发斑片状磨玻璃影且以胸膜下为著，双侧胸腔可见明显积液。咽拭子检测新冠病毒核酸结果阳性，静脉采血查甲型及乙型流感病毒 IgM 抗体结果阴性，其余呼吸道病原体，包括呼吸道合胞病毒、副流感病毒和腺病毒及肺炎支原体、衣原体和嗜肺军团菌 IgM 抗体结果均为阴性。给予奥司他韦（每次 75mg，2 次/天）抗病毒治疗和一般营养对症治疗。1 周后患者自觉胎动减少，遂急行剖宫产。术后给予洛匹那韦/利托那韦片，每次 2 片，口服，2 次/天，联合阿比多尔片，每次 200mg，口服，3 次/天。治疗 1 周后患者体温恢复正常，复查咽拭子，新冠病毒核酸结果阴性，行胸部 CT 见明显好转。

案例 2：患者，女，33 岁，孕 1 产 0。因"停经 37^{+2} 周，咳嗽 3 天"于 2020 年 1 月 20 日入院。入院时患者伴乏力和呼吸困难，无厌食，无咽痛。未进食过任何特殊药物和食物，自觉胎动正常。立即行胸部 CT 及咽拭子检查。胸部 CT 提示双肺多发斑片状磨玻璃影且以胸膜下为著，双侧胸腔可见明显积液。咽拭子检测新冠病毒核酸结果阳性，静脉采血查甲型及乙型流感病毒 IgM 抗体结果阴性，其余呼吸道病原体，包括呼吸道合胞病毒、副流感病毒和腺病毒及肺炎支原体、衣原体和嗜肺军团菌 IgM 抗体结果均为阴性。给予奥司他韦（每次 75mg，2 次/天）抗病毒等治疗。1 周后患者自觉胎动减少，遂急行剖宫产。术后给予洛匹那韦/利托那韦片，每次 2 片，口服，2 次/天，联合阿比多尔片，每次 200mg，口服，3 次/天。治疗 1 周后患者体温恢复正常，复查咽拭子，新冠病毒核酸结果阴性，行胸部 CT 见明显好转。

案例 3：患者，女，27 岁，孕 1 产 0。因"停经 37^{+2} 周，发热、咳嗽 1 天"于 2020 年 1 月 25 日入院。入院时患者伴肌肉酸痛、乏力，无呼吸困难，无厌食，无咽痛。未进食过任何特殊药物和食物，自觉胎动正常。立即行胸部 CT 及咽拭子检查。胸部 CT 提示双肺多发斑片状磨玻璃影且以胸膜下为著，双侧胸腔可见明显积液。咽拭子检测新冠病毒核酸结果阳性，静脉采血查甲型及乙型流感病毒 IgM 抗体结果阴性，其余呼吸道病原体，包括呼吸道合胞病毒、副流感病毒和腺病毒及肺炎支原体、衣原体和嗜肺军团菌 IgM 抗体结果均为阴性。给予奥司他韦（每次 75mg，2 次/天）抗病毒等治疗，甘草酸二胺（每次 50mg，2 次/天）对症支持治疗。治疗 9 天后患者体温恢复正常，复查咽拭子，新冠病毒核酸结果阴性，行胸部 CT 见明显好转。

案例 4：患者，女，26 岁，孕 1 产 0。因"停经 36^{+2} 周，发热 4 天"于 2020 年 1 月 26 日入院。入院时患者发热伴乏力，无咳嗽和呼吸困难，无厌食，无咽痛。未进食过任何特殊药物和食物。立即行胸部 CT 及咽拭子检查。胸部 CT 提示双肺多发斑片状磨玻璃影且以胸膜下为著，双侧胸腔可见明显积液。咽拭子检测新冠病毒核酸结果阳性，静脉采血查甲型及乙型流感病毒 IgM 抗体结果阴性，其余呼吸道病原体，包括呼吸道合胞病毒、副流感病毒和腺病毒及肺炎支原体、衣原体和嗜肺军团菌 IgM 抗体结果均为阴性。由于患者自觉胎动减少，遂急行剖宫产术。术后继续给予洛匹那韦/利托那韦片，每次 2 片，口服，2 次/天，联合阿比多尔片，每次 200mg，口服，3 次/天。同时给予甲泼尼龙琥珀酸钠，每天 0.75～1.5mg/kg，剂量分 1～2 次/天静脉注射，每 3～5 天激素减半，减至每天 20mg/d 后序贯甲泼尼龙口服。治疗 10 天后患者体温恢复正常，复查咽拭子，新冠病毒核酸结果阴性，行胸部 CT 见明显好转。

案例 5：患者，女，26 岁，孕 1 产 0。因"停经 38^{+2} 周，发热伴咳嗽 2 天"于 2020 年 1 月 26 日入院。入院时患者伴肌肉酸痛、乏力，无呼吸困难，无厌食，无咽痛。未进食过任何特殊药物和食物，自觉胎动正常。立即行胸部 CT 及咽拭子检查。胸部 CT 提示双肺多发斑片状磨玻璃影且以胸膜下为著，双侧胸腔可见明显积液。咽拭子检测新冠病毒核酸结果阳性，静脉采血查甲型及乙型流感病毒 IgM 抗体结果阴性，其余呼吸道病原体，包括呼吸道合胞病毒、副流感病毒、腺病毒及肺炎支原体、衣原体和嗜肺军团菌 IgM 抗体结果均为阴性。急行剖宫产，术后给予洛匹那韦/利托那韦片，每次 2 片，口服，2 次/天，联合阿比多尔片，每次 200mg，口服，3 次/天。治疗 8 天后患者体温恢复正常，复查咽拭子，新冠病毒核酸结果阴性，行胸部 CT 见明显好转。

案例 6：患者，女，40 岁，孕 4 产 2。因"停经 38^{+2} 周，发热伴咳嗽 3 天"于 2020 年 1 月 27 日入院。入院时患者无明显肌肉酸痛、乏力、呼吸困难，无厌食，无咽痛。未进食过任何特殊药物和食物，自觉胎动正常。立即行胸部 CT 及咽拭子检查。胸部 CT 提示双肺多发斑片状磨玻璃影且以胸膜下为著，双侧胸腔可见明显积液。咽拭子检测新冠病毒核酸结果阳性，静脉采血查甲型及乙型流感病毒 IgM 抗体结果阴性，其余呼吸道病原体，包括呼吸道合胞病毒、副流感病毒、腺病毒及肺炎支原体、衣原体和嗜肺军团菌 IgM 抗体结果均为阴性。并给予奥司他韦，每次 75mg，2 次/天抗病毒，以及营养支持治疗。治疗 1 周后患者体温恢复正常，复查咽拭子，新冠病毒核酸结果阴性，行胸部 CT 见明显好转。

二、妊娠和分娩期药物治疗的研究现状与困境

目前治疗新冠病毒感染的有效药物包括化学药物、中药及天然药物、生物药，化学药物如利巴韦林、洛匹那韦/利托那韦、磷酸氯喹，中药如血必净注射剂、喜炎平注射剂。生物药康复者血浆治疗效果明显。至今新冠肺炎的治疗并无特效药，然而药物联合使用的不良反应及孕产妇用药对胎儿的可能影响还需要进一步重视。

（一）药物的不良反应

药物不良反应包括药物副作用、毒性作用、后遗反应、过敏反应、特异质反应等。本次新冠病毒感染中常用的化学药物利巴韦林口服 1～2 周后，易引起溶血性贫血，会使已经存在的心脏疾病恶化，导致相关并发症发生，其中有心脏疾病的患者应用此类药物时应更加注意。动物研究表明，利巴韦林有明显的胎儿致畸作用，因此妊娠期禁用利巴韦林。洛匹那韦/利托那韦在治疗新冠肺炎时常与利巴韦林联合使用，患者刚开始服用会出现腹泻、恶心、呕吐等症状，使用一段时间后，高甘油三酯血症与高胆固醇血症相继出现。IFN-α 雾化吸入在治疗中取得较好效果，其不良反应主要是发热、疲乏、肌肉痛、头痛等流感样症状，有严重心脏病史者禁用。抗疟疾药物氯喹口服使用时会出现头晕、头痛、食欲缺乏、皮炎、皮肤瘙痒等症状，反应大多数较轻，停药后可自行消失，但由于其具有致

畸性，目前在新冠肺炎的治疗中孕妇禁用。法拉西韦与瑞得西韦目前正在临床实验研究中，但目前结果表明，这两种药物不良反应较少，相对安全。

中药制剂如血必净注射剂、喜炎平注射剂等在临床治疗新冠肺炎中取得了很好的效果，部分重型患者服用中药制剂后转为轻型。血必净注射剂不良反应主要是皮肤瘙痒，停药后可恢复。喜炎平注射剂不良反应包括心悸、腹泻、发热、疼痛等，绝大多数症状停药后可恢复。生脉注射剂不良反应较多，包括过敏反应（皮疹、瘙痒、过敏性休克等）、全身反应（寒战、高热、乏力）及恶心、呕吐、心悸、胸闷、血压升高、心律失常等。患者使用参附注射剂后，偶有心动过速、过敏反应、头晕头痛、恶心、呼吸困难、肝功能异常等症状。中药注射剂不良反应较多，其中血必净注射剂在新生儿、孕妇等禁止使用，新冠肺炎患者应根据自身情况，并结合临床实际情况适当使用中药制剂缓解病情。

生物药中康复者血浆治疗效果明显，新冠肺炎特免血浆制品是由康复者捐赠的含高效价新冠病毒特异性抗体的血浆，经过病毒灭活处理，多重病原微生物检测后制备而成。然而血浆疗法并不是针对所有肺炎患者，目前血浆治疗仅仅使用于重型与危重型患者，由于血浆疗法临床数据较少，就目前危重型患者的治疗效果来看，所有已治愈的患者并未发生任何不良反应，各项重要检测指标全面偏好，然而目前血浆治疗原料的缺少、不良反应不明确、妊娠及分娩期感染者是否可以使用等问题还需要进一步确定。

（二）药物对胚胎（胎儿）的影响

人体的免疫力是自身非常重要的防御机制，包括面对新冠病毒，免疫力较高的人群感染的概率就比较小。对于妊娠期和分娩期妇女来说，免疫力处于相对抑制状态，更容易感染新冠病毒。目前大多数抗病毒药物在妊娠期用药是相对安全的，但有某些例外，如利巴韦林动物实验观察到明显的胚胎致死及致畸作用，妊娠期禁止使用。但是由于妊娠期用药相对比较复杂，如正常妊娠时某些孕妇会服用叶酸、维生素等药物。若妊娠和分娩期感染新冠肺炎，治疗过程中使用不止一种药物，联合用药的概率大大增加，因此应密切注意药物相互作用所致不良反应。上文提及的某些中药制剂如参附注射液、生脉注射液对孕妇具有较大的毒性，易造成流产、胎儿畸形等。妊娠早期使用 IFN-α 有影响胎儿生长发育的风险，因此孕妇感染新冠病毒后，其用药应密切注意，并在医师指导下进行。

（肖 浩 柳 毅 汪 晖）

第十三章

妊娠和哺乳期新冠病毒感染的医学营养防治

妊娠及哺乳期的营养，不仅要满足胎儿生长发育和乳汁分泌所必需的各种营养素，还要满足自身的营养需要，从而达到预防可能出现的母体、胎儿和婴幼儿营养缺乏及某些并发症的目的。一旦合并感染性疾病，机体的消耗更大，营养需求更高，营养缺乏容易诱发各种并发症，对母婴健康不利。因此，新冠肺炎疫情期间应合理安排和管理孕产妇营养及食物，必要时行医学营养治疗，以期能更好地度过疫期和达到疾病恢复，促进和保障母婴健康。

第一节　妊娠期新冠病毒感染的营养预防

新冠肺炎已被纳入《中华人民共和国传染病防治法》规定的乙类传染病，由于强传染性和致病严重性，按甲类传染病管理。疫情期间的防控采取了各种应急措施，政府竭力保证疫情区域人民的食品及日用品等的优先供应，并尽量线上供应和集中采购，但由于出行不便，一定程度上影响了食物采购和品种多样性选择，笔者结合《中国居民膳食指南（2016）》《中国妇幼人群膳食指南（2016）》和疫情防控工作要求，对妊娠期及哺乳期新冠病毒感染患者的营养预防提出如下建议。

一、把握吃动平衡，做好体重管理

1. 食物多样　尽管疫情期间食物品种选择范围稍有受限，但首先保证食物的多样性，选取食物参见营养素的食物来源（表 13-1）及"中国孕期妇女平衡膳食宝塔"，每天膳食能覆盖各种大营养类别的食物。合理烹调，合理搭配，以保证合理摄入各种食物，保障妊娠期营养。例如，摄入的蛋白质是机体免疫功能的物质基础，从动物肝脏、鸡蛋等获取的维生素 A 有助于保持呼吸道黏膜的完整等。但特殊时期供应时效影响最突出的首先是新鲜绿叶蔬菜、水果，其次是新鲜鱼虾肉类、新鲜乳品，可以通过适当的措施加以弥补，如添加单一或复合营养素补充剂或配方奶粉来补充新鲜蔬菜缺乏引起的维生素不足，掌握选购技巧如购置冰冻的虾、鱼或者耐储存的蔬菜（如胡萝卜、洋葱及青椒）、干菌类如木耳等，来实现食物的多样性。

表 13-1　营养素的日常食物来源

营养素	营养成分	食物来源
蛋白质	植物蛋白	花生、米、大豆、面等
	动物蛋白	瘦肉、奶、鱼、蛋类等
脂类	油脂	大豆、花生、芝麻等；猪肉、牛肉、鸡肉等
	磷脂	蘑菇、蛋黄、核桃、大豆，动物脑、心、肝等
	亚油酸	核桃、花生等
	亚麻酸	深海鱼油及坚果类等
碳水化合物	碳水化合物	谷类、薯类和根茎类及其制品如面包、饼干、糕点等
矿物质	钙	乳及乳制品、豆类及豆制品、虾皮、奶酪、榛子仁、紫菜等
	磷	大豆、黑豆、奶酪、海产品、坚果类等
	钾	鲜蚕豆、马铃薯、山药、菠菜、苋菜等
	钠	食盐、海产品、鱼类等
	镁	坚果、豆类、海产品、肉类等
	铁	肝脏、大豆、黑豆、黑木耳、紫菜、芝麻等
	锌	鲜扇贝、牡蛎、蘑菇等
	硒	海产品、鸡蛋、瘦肉、坚果类、黄豆、紫菜等
	铜	牡蛎及其他贝壳类等
	锰	坚果类、豆类、绿叶菜、茶叶等
	碘	海产品、加碘食盐
	铬	肉及肉制品、鱼贝类、奶酪、全谷等
维生素	维生素 A	鱼肝油、鱼卵、全乳、禽蛋等
	维生素 B_1	谷类、豆类、干酵母、坚果等
	维生素 B_2	动物肝脏、蛋黄、乳类、绿色蔬菜等
	维生素 B_5	肉类、动物内脏、全谷物、牛乳等
	维生素 B_{12}	肉类、动物内脏、肉制品、海产品等
	维生素 C	新鲜蔬菜、水果
	维生素 D	海水鱼、肝脏、蛋黄、鱼肝油等

续表

营养素	营养成分	食物来源
	维生素 E	植物油、麦胚、坚果等
	维生素 K	绿色蔬菜
	烟酸及烟酰胺	瘦畜肉、鱼、坚果等
	叶酸	动物肝脏、鸡蛋、豆类、绿色蔬菜等
膳食纤维	膳食纤维	谷类制品如全麦面包等

2. 食物均衡　不要过度饮食，尤其要控制高热量、高油脂食物的摄入，禁忌过多进食甜食、油腻食品等，参见表 13-2。

表 13-2　妊娠期营养素摄入量建议

营养素	妊娠期摄入量
蛋白质	美国医学研究所建议妊娠期妇女每千克体重每天增加 1.1g 蛋白质的摄入
	WHO 建议妊娠早期蛋白质每天摄入量增加 1g、妊娠中期增加 9g、妊娠晚期增加 31g
	蛋白质每天摄入量的供能不超过摄入总能量的 25%
脂类	脂肪每天摄入量的供能应占总能量的 15%～30%，与妊娠前一致。必要时需额外补充不饱和脂肪酸
碳水化合物	妊娠期妇女每天碳水化合物摄入量应增加到 175g
矿物质	妊娠晚期妇女需较妊娠前每天额外补充 9～12mg 铁元素，妊娠期全程为 1000～1240mg。贫血高发国家的妇女每天补充 60mg 铁元素，并同时补充叶酸。贫血发生率较低的国家，推荐妊娠期采取间断补铁方案（每周补充 120mg 铁元素）
	钙元素摄入不足的妇女从孕 20 周至分娩，每天补充 1500～2000mg 钙元素
	妊娠期妇女每天补充 65μg 硒元素
	妊娠期妇女对锌元素的需求量较非妊娠期增加 40%
	对于碘缺乏、土壤缺碘或未推广加碘盐的地区，建议妊娠期妇女尽早补充碘元素：每天口服 200～250μg 碘元素，或每年摄入 1 次碘油 400mg
维生素	妊娠早期妇女必须补充叶酸、维生素 B_{12}、维生素 B_6 和胆碱
	妊娠期妇女对 B 族维生素的摄入量是妊娠前的 2～3 倍
	妊娠期妇女维生素 D 普遍缺乏，建议饮食和补充摄入的维生素 D 总量为每天 1000～2000U
	对于维生素 A 缺乏发生率低的地区，不建议妊娠期妇女额外补充维生素 A
膳食纤维	妊娠期妇女每天摄入纤维素 28g

3. 适度运动 妊娠期合理运动也很重要，疫情期间可通过适当的室内运动减少精神上的紧张以增加心血管功能及免疫力。可根据个人喜好选择一般的家务劳动、慢步跳舞、孕妇体操、瑜伽等方式进行活动。

4. 严格体重管理 按照妊娠期体重增长要求进行体重控制，重视体重个性化管理，如妊娠前体重指数（BMI）<18.5kg/m^2，孕妇每周体重增加0.51kg；妊娠前 BMI 25～29.9kg/m^2 者，每周体重增加 0.28kg；肥胖者每周体重增加0.22kg。合并糖尿病孕妇要按照糖尿病饮食严格控制体重增长。

二、安全选购食材，注重饮食卫生

新冠肺炎传染性强，可经过呼吸道飞沫和接触传播，须重视食材选购和食物卫生。注意查看生产日期和保质期，尽量购买正规渠道的食物，打包好的食物，选购时避免与商品直接接触，食材烹饪前流水冲洗，避免生食。食材应按食物特性分类储藏，如水分高的食材进行冷藏或冷冻。

日常生活加强食物卫生意识，对于餐具、砧板、刀具等一定要生熟用途分开。处理生熟食物之间要洗手。坚持分餐及公筷使用，各人专勺专筷，餐具要彻底清洗并消毒。

三、保障重点食物补充，提高抵抗力

根据中国营养学会妇幼营养分会营养指导建议，妊娠期重点营养摄入要保证，如每天 1～2 个鸡蛋，100g 红肉（瘦猪肉、牛肉等），含碘盐，妊娠早期每天奶量 300ml，妊娠中晚期每天 400～500ml 液体奶（优先推荐配方奶），最好每天摄入 500g 新鲜蔬菜（深绿色蔬菜为佳），200～400g 水果，每周最好进食 1～2 次海鱼、海带、紫菜等海产品。保证足够的饮水量，多次少量饮水，每天总饮水量 1500～2000ml。

以食物为基础的营养补充往往吸收效果更好，也易于做到全面补充以提高抵抗力。推荐服用含复合维生素的叶酸或配方奶进行营养补充，适量补充钙，合理选用益生菌制剂，有助于提高抵抗力。

当然饮食的合理搭配是相对的，尽管妊娠期膳食指南有具体要求，强调了食物种类的全面覆盖，但是即使短期内不能完全达到，也不用过于焦虑，保持愉悦心情、拥有良好心态也是对抗疾病的重要环节，妊娠期营养尽量安排合理即可。

（瞿鑫兰　芦　琪　刘文惠　樊冠兰）

第二节　哺乳期新冠病毒感染的营养预防

哺乳期妇女处于泌乳、哺喂婴儿、身体恢复、心理适应等多种状态中，因此比非哺乳妇女需要更多的营养。哺乳期膳食仍是由多样化食物组成的营养均衡的膳食。疫情期间的居家面临食物来源、照顾人员受限等诸多影响，产妇遭受更多精神压力。因此哺乳期新冠病毒感染的营养预防除了与妊娠期相同的三个方面外，尚需特别强调调整心态、放松心情、轻松哺乳。除此以外，与照护人充分沟通，或自己动手，在食材相对有限的条件下，按照自己的饮食喜好，同时兼顾膳食指南对平衡膳食的要求，选择合适的烹调方式，制备饮食。

在食物种类上，尽量确保每天膳食中获得 220g 左右的鱼、禽、蛋、肉类（含动物内脏），每天牛奶 400～500ml（推荐选用营养强化的孕产妇奶粉），平均每天能有相当于 25g 干大豆的豆制品，炒制或烤制的坚果 10～15g。每天蔬菜类 500g，其中绿叶蔬菜和红黄色等有色蔬菜占 2/3 以上，水果类 200～400g。如新鲜蔬菜供应受限，可以多选耐储存的绿黄色根茎、茄果类蔬菜（如绿萝卜、胡萝卜、莴笋、茄子等）及干的菌菇类蔬菜。为适应不同地域的"月子"文化，蔬菜、水果可以蒸、煮、烫后温热食用。需要选用碘盐满足自身及婴儿生长需要。具体参见"中国哺乳期妇女平衡膳食宝塔"。

祖国传统医学一向认为药食同源，一旦出现咽痒、轻咳等不适，在积极诊治的同时，食用雪梨和冰糖，生姜和红糖，银耳和糖水橘，胡萝卜和红枣，各自配伍服用可以帮助化痰止咳，有利于疾病的康复。

（瞿鑫兰　芦　琪　刘文惠　曹　婧）

第三节　新冠病毒感染的营养治疗

新冠肺炎根据其病情严重程度及疾病进展可分为普通型、轻型、重型及危重型病例。其中，重型及危重型患者的营养不良状态会对其呼吸肌功能造成一定的损害，使呼吸肌强度逐渐减弱，致通气动力进一步发生变化，还会影响感染控制效果，使多器官功能衰竭的发生风险增大。因此，需重视营养支持治疗在重型及危重型患者治疗中的作用。哺乳期患者应停止哺乳，挤出乳汁、排空乳房、疾病治愈后继续母乳喂养。

新冠肺炎无特效治疗药物，采取以对症处理、支持治疗及提高免疫力为主的综合治疗措施。营养是人体免疫力的关键。营养治疗是基础治疗手段，是新冠肺炎综合治疗措施的一项重要核心内容，良好的营养治疗可以缩短病程，促进机体功能恢复，节省医疗费用。营养治疗应该基于营养诊断。营养不良评定（诊断）的第一步是进行营养筛查，在筛查阳性的基础上，可采用 BMI 和相应体重降低指标，考虑使用饮食摄入降低和炎症指标中已经得到明确的部分，根据医院或科室情况，有条件者使用人体组成相关指标及炎症状态等综合进行营养不良评定（诊断）。一般情况下，住院患者应在入院 24～48 小时以营养风险筛查量表（表13-3）行营养风险筛查与评估。营养风险筛查量表较多，可根据实际情况进行选择（营养风险筛查 2002、微型营养评定简表等）。目前影像学技术也可以作为营养评估的重要手段。通常情况下，选择一种量表进行评分，重点关注患者过去1 周膳食摄入情况、胃肠道症状和大小便，近期体重变化，以及是否存在低体重（BMI＜18.5kg/m^2）情况等，以便综合评估患者营养状况。若存在营养风险，应尽早给予营养支持。营养治疗基本方式有四种：基本膳食、治疗膳食、肠内营养（enteral nutrition，EN）、肠外营养（parenteral nutrition，PN）。

表 13-3　临床营养风险筛查

项目	评分分值			
	0 分	1 分	2 分	3 分
营养状况受损评分（0～3 分）	BMI≥18.5kg/m^2	—	—	BMI＜18.5kg/m^2，伴一般临床状态差
	近 1～3 个月体重无下降	近 3 个月内体重下降>5%	近 2 个月内体重下降>5%	近 1 个月内体重下降>5%或近 3 个月内体重下降>15%
	近 1 周进食量无变化	近 1 周进食量减少25%～50%	近 1 周进食量减少51%～75%	近 1 周进食量减少 76%以上
疾病严重程度评分（0～3 分）	—	髋部骨折、慢性疾病急性发作并有并发症、慢性阻塞性肺疾病、血液透析、肝硬化、一般恶性肿瘤、糖尿病	腹部大手术、卒中、重度肺炎、血液系统恶性肿瘤	颅脑损伤、骨髓移植、急性生理学和慢性健康状况评价Ⅱ（APACHEⅡ）评分>10 分的 ICU患者
年龄评分（0～1 分）	18～69 岁	70 岁以上	—	—

注：每项评分内容的最后得分为该项目最高评分分值，临床营养风险筛查总分（0～7 分）为上述三项评分之和，大于 3 分者需要营养治疗

一、轻型和普通型新冠肺炎患者的营养治疗

轻型和普通型患者重在健康宣教，接受营养治疗的理念，遵循"合理膳食、

食物多样、营养均衡"原则，在维持膳食习惯的前提下，增强免疫力，增加机体抵抗能力，缩短康复期。每天的膳食应包括谷薯类、蔬菜水果类、畜禽肉蛋奶类、大豆和坚果类等食物。建议平均每天至少摄入 12 种食物，每周至少 25 种，通过适当搭配满足人体的营养需求。孕产妇要适当口服补充钙剂。文献提示，对于在早期确诊感染无症状时，可直接增加肠内营养 500kcal，采用经口或鼻饲给予，可增加抵抗力。建议每天增加新鲜蔬菜如菠菜、菜花、白菜等，增加富含维生素 C 的水果如柑橘、橙子、梨等，增加润肺生津食物如银耳、百合、莲藕、山药等摄入量。哺乳期患者暂停哺乳，隔离治疗。

1. 轻型患者

（1）由于膳食成分有限，如有需要，可服用多种维生素片，力求营养多样化。

（2）营养摄入中要保证足够能量和蛋白的摄入，特别是优质蛋白，推荐每天摄入 150～200g。

（3）适量增加必需脂肪酸的摄入量，其中包括通过多种烹调油增加必需脂肪酸摄入，特别是单不饱和脂肪酸的植物油，总脂肪供能比达到膳食总能量 25%～30%。

（4）保证充足饮水量，总量不少于每天 1500ml。

2. 普通型患者

（1）保证规律的一日三餐，保证足够的热量摄入，对于普通饮食即能满足目标能量和目标蛋白质需要量的患者，可给予均衡膳食。需要保证三餐定时，根据胃肠功能情况可增加上午及下午间餐；体重轻者建议晚上加餐；肠内营养制剂、水果、奶类、坚果等可作为间餐或加餐。

（2）对经口进食不能满足能量和营养素需求总量 75% 的患者，建议予以口服营养补充；不能进食或进食不能满足目标能量 60% 的患者，可给予管饲肠内营养；低白蛋白血症患者可在标准整蛋白制剂基础上额外补充乳清蛋白。可适量口服复方维生素、矿物质制剂及深海鱼油等营养补充剂。

（3）关注体重变化，尽量维持体重或仅有轻度下降（1 个月体重下降＜2%）。少量多次饮水，建议每天 1500～2000ml。可以选择饮温开水或淡茶水，不喝碳酸饮料。

（4）作息要规律，保证每天睡眠时间不少于 7 小时，保持适量室内活动。

二、重型和危重型新冠肺炎患者的营养治疗

重型患者蛋白质分解代谢严重、能量消耗多。推荐采用五阶梯营养治疗方案，循序渐进以更大化卫生经济效益和临床治疗效果，首先进行饮食及营养教育，继而饮食加口服营养补充，不能提供营养则行肠内营养，必要时肠内营养与

肠外营养相结合，最后危重阶段则行肠外营养。以期能减轻代谢负荷，抑制过激炎症反应，维持内环境的相对稳定，防止高代谢器官功能障碍综合征（hypermetabolism organ failure complex，HMOFC）的发生。

1. 选择合适的营养治疗途径　在重型患者中，肠内营养具有十分重要的地位。

（1）若患者能够主动进食，那么应首选口服正常进食，而非进行肠内营养或肠外营养支持。根据病情选择方便吞咽和消化的流质食物，随病情好转可摄入易于咀嚼和消化的半流质食物，逐步向普通膳食过渡，饮食不足者，增加口服营养补充。

（2）若患者无法经口进食，应尽早（48 小时内）开始肠内营养支持，而非尽早开始肠外营养治疗。不能经口进食，或者经口进食不足目标能量 60%的危重型患者可进行鼻胃管或鼻空肠管肠内营养。

（3）患者如存在肠内营养禁忌证，考虑采用肠外营养进行支持（3～7 天）；或一直无法进行肠内营养或口服营养支持，可以考虑采用肠外营养进行支持。肠内营养或肠外营养的重型患者尤其应密切监测血磷水平，必要时补充磷酸盐。

（4）肾功能受损患者需适当减少蛋白质的摄入，但需保证优质蛋白占 50%以上。

（5）ICU 的运动康复训练同样有助于恢复肠道功能，有助于尽早过渡到正常饮食。危重型患者病情逐渐缓解的过程中，可摄入半流质状态、易于咀嚼和消化的食物；少量多餐，每天 5 或 6 餐，补充足量优质蛋白质，随病情好转逐步向普通饮食过渡。

2. 肠内营养　在准备采用肠内营养方式对患者进行营养支持时，应评估患者消化道情况。

（1）若患者存在肠道不耐受的情况，应首选静脉注射红霉素作为一线促动力治疗药物；应用红霉素，或促胃动力药后仍无法缓解者，应考虑幽门后管饲的方式。

（2）对于存在呼吸困难的患者，应首先考虑幽门后（空肠）管饲喂养。

（3）肠内营养注意事项

1）肠内营养中不应添加谷氨酰胺。

2）不常规推荐 ω-3 鱼油脂肪乳，应适量增加含有 n-3 多不饱和脂肪酸的配方，可使用肠道微生态调节剂，维持肠道微生态平衡，预防继发感染。

3）推荐患者在血流动力学稳定的前提下，如无肠内营养禁忌证，24～48 小时应启动肠内营养。

4）对存在危及生命的低氧血症、高碳酸血症的患者，推迟肠内营养时间；在稳定性低氧血症及代偿性或允许性高碳酸血症时，可开始肠内营养。

5）对于接受 ECMO 及俯卧位通气的患者，建议早期开展肠内营养。

6）若患者发生了不可控制的休克，血流动力学与组织灌注均未达到目标容量，可以尽快开始低剂量的肠内营养，若患者存在危及生命的低氧血症、酸中毒，也需要及时启动肠内营养支持；若患者上消化道有出血状况，需在其没有明显出血指征时启动肠内营养。

7）患者若存在急性肝衰竭，无论患者是否采取了护肝措施，均应采取低剂量的肠内营养进行支持。

8）若患者已发生急性呼吸衰竭，不使用高脂/低糖的特殊配方，以期减少CO_2的产生；若有条件，建议使用高能量密度的肠内营养制剂。

9）肠内营养的并发症主要有胃肠道并发症、代谢并发症及置管相关并发症，应密切关注其胃肠道功能（如监测胃残留量，记录每天出入量等），监测电解质、血糖等变化。

3. 肠外营养　只有在任何提升肠内营养耐受程度的方式都尝试过后，仍无法进行肠内营养支持时，才考虑开始进行肠外营养；若肠内营养实施后 3～5天无法达到目标能量 60%，即可采取部分肠外营养（PPN）或补充性肠外营养（SPN）；对于存在经口进食或肠内营养禁忌证的患者，需在 3～7 天启动肠外营养。

（1）患者若需进行肠外营养支持（肠内营养不耐受等情况），需制订个体化的肠外营养方案并进行风险评估。

（2）如无条件进行全合一（all in one，AIO）输注，可以单瓶脂肪乳加葡萄糖进行慢速串输，同时监测肝酶，若发现谷丙转氨酶＞100U/L，更换为 AIO 进行输注。

（3）肠外营养方案制订

1）患者蛋白质的供给逐步缓慢提升至 1.3g/（kg·d）。

2）葡萄糖的输注不应超过 5mg/（kg·min）。

3）脂肪乳的输注不应超过 1.5g/（kg·d），并应根据患者的耐受情况进行调整。

4）关于谷氨酰胺的使用：对于不稳定及复杂的重型患者，尤其是存在肝肾衰竭的患者，肠外营养中不应加入谷氨酰胺二肽。

5）关于鱼油/ω-3 脂肪乳的使用：可以在配方中添加鱼油［0.1～0.2g/（kg·d）］。

6）每天应在肠外营养中添加微量元素及维生素，尤其注意维生素B_1的补充。

7）应关注患者的电解质平衡，如有可能，建议对患者至少在第 1 周每天进行离子浓度测定（尤其是钠、镁、磷、钙、铁的补充）；长期接受肠外营养的患者应常规监测血糖、血常规、凝血指标及肝肾功能、电解质变化。

8）肠外营养的能量需求及总液体量应根据患者个体化进行制订：总能量每天 25～30kcal/kg，总液量每天 40～60ml/kg。

9）肠外营养液的配制应遵循新冠肺炎患者静脉药物配置中心的清洁调配要求。

无论是肠内营养还是肠外营养，都要注意护理细节，及时发现和处理并发症。

（瞿鑫兰　芦　琪　刘文惠）

第十四章

新冠病毒感染疫情期间的心理调节

在新冠肺炎疫情中，人们面临着巨大的精神心理压力。在这场没有硝烟的战争中，人们不仅要应对疾病本身，还要面对因疾病的众多未知而产生的焦虑和恐惧。对于新冠肺炎的确诊或疑似患者及前线医护人员和家属来说，他们正在被突如其来的新冠病毒的阴霾笼罩，面临着极大的心理挑战，导致出现心因性精神障碍的可能性明显增高。为了增强人们对新冠肺炎疫情下不良情绪反应的理解和调节能力，迅速、有效、科学、规范地开展新冠肺炎疫情相关的心理危机干预工作非常重要。本章为新冠肺炎疫情下孕产妇及其家属、前线医护人员提供心理防护与应对措施。

第一节　新冠病毒感染疫情期间孕产妇的心理指导

面对新冠肺炎疫情，相比于普通人群，处于生理和心理特殊时期的孕产妇面临更多的挑战。除了对宝宝生长发育情况的关注，新冠肺炎疫情对妊娠期产检和住院分娩的影响给孕产妇造成了极大的心理困扰。因此对于孕产妇，不仅要做好疫情防护，同时应关注心理健康，为安全健康地妊娠分娩创造良好的自然环境，并为预防产后抑郁做出努力。

一、心理特征

1. 认知改变　首先会产生被冲击的感觉，随着确诊人数不断增多，会越来越担忧。同时感到茫然失措，不知道该做什么。

2. 情绪改变　在妊娠期间，孕妇及其家属都非常关注孕妇本身和胎儿的健康，疫情期间这种关心和担心会加倍增加，如担心自己会不会被感染，病毒会不会对宝宝有影响？同时分娩方式的不确定性也会导致孕妇紧张与焦虑。由于孕妇处于妊娠期，激素的变化会导致情绪不稳定，加之疫情所带来的压力，更容易出现持续烦躁、焦虑、恐慌、坐立不安等表现，严重者可能会出现持续的情绪低落、兴趣减退甚至会产生抑郁情绪。

3. 行为变化 最常见的行为改变是频繁刷手机，过分关注疫情。女性在妊娠期本身就很敏感，对胎儿健康、分娩后新生儿的喂养都充满各种担忧，加上对新冠肺炎疫情的担忧，更增添了焦虑等情绪，有些个体会出现注意力难以集中和警觉性增高，如周围人出现打喷嚏或咳嗽，或者是自己出现咳嗽、流鼻涕症状，便惴惴不安，担心自己被感染，可能出现活动减少、体力下降、食欲缺乏、体重下降甚至是睡眠紊乱，如入睡困难、睡眠浅易醒、噩梦、失眠等。

4. 躯体症状 突如其来的疫情对所有人都会产生一定程度的心理应激反应，这种压力不仅会给孕产妇及其家属带来心理上的困扰，同时也会产生一系列生理反应，进而出现躯体症状，如食欲缺乏、头痛、胸闷气短、心率加快、腹痛腹泻、尿频、肌肉紧张、发抖、乏力等。

二、应对方法

1. 心理评估 疫情期间，孕产妇及其家属可利用心理评估量表进行心理评估，及时了解自己的心理状况，初步判断自己是否患有心理疾病或者存在潜在的心理健康问题，便于早期识别和预防心理疾病的发生。常见的自评量表有世界卫生组织心理健康自评问卷（self-reporting questionnaire，SRQ-20，表14-1）、抑郁自评量表（self-rating depression scale，SDS，表14-2）、焦虑自评量表（self-rating anxiety scale，SAS，表14-3）和睡眠状况自评量表（self-rating scale of sleep，SRSS，表14-4）。

表14-1 世界卫生组织心理健康自评问卷

指导语：以下问题与某些痛苦和问题有关，在过去30天内可能困扰您。如果您觉得问题适合您的情况，并在过去30天内存在，请回答"是"。另外，如果问题不适合您的情况或在过去30天内不存在，请回答"否"。在回答问卷问题时请不要与任何人讨论，如您不能确定该如何回答问题，请尽量给出您认为的最恰当回答

Q1：您是否经常头痛

□是

□否

Q2：您是否食欲差

□是

□否

Q3：您是否睡眠差

□是

□否

Q4：您是否易受惊吓

□是

□否

Q5：您是否手抖

□是

□否

Q6：您是否感觉不安、紧张或担忧

□是

□否

Q7：您是否消化不良

□是

□否

Q8：您是否思维不清晰

□是

□否

Q9：您是否感觉不快乐

□是

□否

Q10：您是否比原来哭得多

□是

□否

Q11：您是否发现很难从日常活动中得到乐趣

□是

□否

Q12：您是否发现自己很难做决定

□是

□否

Q13：日常工作学习是否令您感到痛苦

□是

□否

Q14：您在生活中是否不能起到应起的作用

☐是

☐否

Q15：您是否丧失了对事物的兴趣

☐是

☐否

Q16：您是否感到自己是个无价值的人

☐是

☐否

Q17：您头脑中是否出现过结束自己生命的想法

☐是

☐否

Q18：您是否什么时候都感到累

☐是

☐否

Q19：您是否感到胃部不适

☐是

☐否

Q20：您是否容易疲劳

☐是

☐否

注：世界卫生组织心理健康自评问卷（SRQ-20）是世界卫生组织发布的简易快速筛查工具，被翻译为十多种语言在全球相应地区使用，该问卷被《灾难心理危机干预培训手册》收录，作为评估受灾群众心理健康状况的专业工具。问卷共20题，"是"计1分，"否"计0分，总分超过7分表明存在情感痛苦，建议寻求专业帮助

表 14-2 抑郁自评量表

1. 我觉得闷闷不乐，情绪低沉	A. 没有或很少时间	B. 小部分时间	C. 相当多的时间	D. 绝大部分时间
2. 我觉得一天之中早晨最好	A. 没有或很少时间	B. 小部分时间	C. 相当多的时间	D. 绝大部分时间
3. 我一阵阵哭出来或觉得想哭	A. 没有或很少时间	B. 小部分时间	C. 相当多的时间	D. 绝大部分时间
4. 我晚上睡眠不好	A. 没有或很少时间	B. 小部分时间	C. 相当多的时间	D.绝大部分时间
5. 我吃得跟平常一样多	A. 没有或很少时间	B. 小部分时间	C. 相当多的时间	D. 绝大部分时间
6. 我与异性密切接触时和以往一样感到愉快	A. 没有或很少时间	B.小部分时间	C. 相当多的时间	D. 绝大部分时间

续表

7. 我发觉我的体重在下降	A. 没有或很少时间	B. 小部分时间	C. 相当多的时间	D. 绝大部分时间
8. 我有便秘的苦恼	A. 没有或很少时间	B. 小部分时间	C. 相当多的时间	D. 绝大部分时间
9. 我心跳比平时快	A. 没有或很少时间	B. 小部分时间	C.相当多的时间	D. 绝大部分时间
10. 我无缘无故地感到疲乏	A. 没有或很少时间	B. 小部分时间	C. 相当多的时间	D. 绝大部分时间
11. 我的头脑跟平常一样清楚	A. 没有或很少时间	B. 小部分时间	C. 相当多的时间	D. 绝大部分时间
12. 我觉得经常做的事情并没有困难	A. 没有或很少时间	B. 小部分时间	C. 相当多的时间	D. 绝大部分时间
13. 我觉得不安而平静不下来	A. 没有或很少时间	B.小部分时间	C.相当多的时间	D.绝大部分时间
14. 我对将来抱有希望	A. 没有或很少时间	B.小部分时间	C.相当多的时间	D.绝大部分时间
15. 我比平常容易生气激动	A. 没有或很少时间	B.小部分时间	C.相当多的时间	D.绝大部分时间
16. 我觉得做出决定是容易的	A. 没有或很少时间	B.小部分时间	C.相当多的时间	D.绝大部分时间
17. 我觉得自己是个有用的人，有人需要我	A. 没有或很少时间	B.小部分时间	C.相当多的时间	D.绝大部分时间
18. 我的生活过得很有意思	A. 没有或很少时间	B.小部分时间	C.相当多的时间	D.绝大部分时间
19. 我认为如果我死了别人会生活得好些	A. 没有或很少时间	B.小部分时间	C.相当多的时间	D.绝大部分时间
20. 平常感兴趣的事我仍然感兴趣	A. 没有或很少时间	B.小部分时间	C.相当多的时间	D.绝大部分时间

注：该量表目前广泛应用于个体抑郁情绪的评定和初筛，共 20 个项目，分为 4 级评分。每一条文字后有 4 个选项，分别为没有或很少时间、小部分时间、相当多的时间、绝大部分时间。计分：正向计分题 A、B、C、D 按 1、2、3、4 计分；反向计分题按 4、3、2、1 计分。反向计分题号：2、5、6、11、12、14、16、17、18、20。将 20 个项目的各个得分相加，即得粗分；用粗分乘以 1.25 以后取整数部分，就得到标准分。≥50 分表示有抑郁症状，其中 50～59 分为轻度抑郁，60～69 分为中度抑郁，70 分以上为重度抑郁。在此注意：抑郁症状≠抑郁症

表 14-3　焦虑自评量表

	没有或者几乎没有	少有	常有	几乎一直有
1. 我觉得比平常容易紧张和着急	1	2	3	4
2. 我无缘无故地感到害怕	1	2	3	4
3. 我容易心里烦乱或觉得惊恐	1	2	3	4
4. 我觉得我可能将要发疯	1	2	3	4
5. 我觉得一切都很好，也不会发生什么不幸	4	3	2	1
6. 手脚发抖打战	1	2	3	4
7. 我因为头痛、颈痛和背痛而苦恼	1	2	3	4

续表

	没有或者几乎没有	少有	常有	几乎一直有
8. 我感觉容易衰弱和疲乏	1	2	3	4
9. 我觉得心平气和，并且容易安静坐着	4	3	2	1
10. 我觉得心跳很快	1	2	3	4
11. 我因为一阵阵头晕而苦恼	1	2	3	4
12. 我有晕倒发作或觉得要晕倒似的	1	2	3	4
13. 我呼气、吸气都感到很容易	4	3	2	1
14. 我手脚麻木和刺痛	1	2	3	4
15. 我因为胃痛和消化不良而苦恼	1	2	3	4
16. 我常常要小便	1	2	3	4
17. 我的手常常是干燥温暖的	4	3	2	1
18. 我脸红发热	1	2	3	4
19. 我容易入睡并且一夜睡得很好	4	3	2	1
20. 我做噩梦	1	2	3	4

注：该量表目前广泛应用于个体焦虑情绪的评定和初筛，共20个项目，分为4级评分。每一条文字后有4个选项，分别表示没有或者几乎没有、少有、常有、几乎一直有。将20个项目的各个得分相加，即得粗分；用粗分乘以1.25以后取整数部分，就得到标准分。≥50分表示有焦虑症状，其中50～59分为轻度焦虑，60～69分为中度焦虑，70分以上为重度焦虑。在此注意焦虑症状≠焦虑症。反向计分题号：5、9、13、17、19

表14-4 睡眠状况自评量表

1. 您觉得平时睡眠足够吗

①睡眠过多了　②睡眠正好　③睡眠欠一些　④睡眠不够　⑤睡眠时间远远不够

2. 您在睡眠后是否已觉得充分休息过了

①觉得充分休息过了　②觉得休息过了　③觉得休息了一点　④不觉得休息过了　⑤觉得一点儿也没休息

3. 您晚上已睡过觉，白天是否打瞌睡

①0～5天　②很少（6～12天）　③有时（13～18天）　④经常（19～24天）　⑤总是（25～31天）

4. 您平均每个晚上大约能睡几小时

①≥9小时　②7～8小时　③5～6小时　④3～4小时　⑤1～2小时

5. 您是否有入睡困难

①0～5天　②很少（6～12天）　③有时（13～18天）　④经常（19～24天）　⑤总是（25～31天）

6. 您入睡后中间是否易醒

①0～5天　②很少（6～12天）　③有时（13～18天）　④经常（19～24天）　⑤总是（25～31天）

续表

7. 您在醒后是否难于再入睡

①0～5 天　②很少（6～12 天）　③有时（13～18 天）　④经常（19～24 天）　⑤总是（25～31 天）

8. 您是否多梦或常被噩梦惊醒

①0～5 天　②很少（6～12 天）　③有时（13～18 天）　④经常（19～24 天）　⑤总是（25～31 天）

9. 为了睡眠，您是否吃催眠药

①0～5 天　②很少（6～12 天）　③有时（13～18 天）　④经常（19～24 天）　⑤总是（25～31 天）

10. 您失眠后心情（心境）如何

①无不适　②无所谓　③有时心烦、急躁　④心悸、气短　⑤乏力、没精神、做事效率低

注：此量表适用于筛选不同人群中有睡眠问题者。总共有 10 个项目，每个项目 5 级评分（1～5 分）。根据近 1 个月内实际情况，在最合适您的状况序号上打√。总分范围为 10～50 分；总分数越低，说明睡眠问题越少；总分数越高，说明睡眠问题越严重、越多

2. 自我应对

（1）了解疫情，理性面对：及时了解并学习官方发布的新冠肺炎疫情报告，加深对疾病的了解，缓解对病毒感染的焦虑、恐惧情绪。不信谣、不传谣，对新冠肺炎疫情不盲目害怕，按要求做好防控措施。

（2）接纳情绪，自我调节：学习接纳不良情绪，并学会自我调节，舒缓不良情绪，因为不良情绪积累得越多对宝宝的生长影响越大。与家人保持信息沟通，相互了解健康状况，倾诉内心的真实想法，互相鼓励。

（3）规律作息，均衡饮食：研究显示，87%的孕产妇经历了睡眠障碍，一般孕产妇的睡眠质量会下降。良好的睡眠及均衡的饮食有助于提高机体免疫力。新冠肺炎疫情期间，孕产妇更应保证充足的睡眠和健康饮食。因为睡眠障碍会影响身体健康的各个方面，长期睡眠不足还可导致情感障碍。

（4）相互交流，学会放松：做一些有助于稳定自己情绪和身体放松的事情，如通过视频或者语音与家人保持联络，从他们那里获取支持，汲取安全感，增强战胜疾病的信心，尽可能适当运动，或者专注于自己的爱好，如听音乐、看书、绘画、做手工、看喜欢的视频节目，尽量让自己处于相对放松的状态，改善情绪。

3. 心理治疗　如果运用各种方法调节，仍然出现睡眠状况恶化、恐惧、无法感觉安全，则需要精神卫生工作者的帮助，进行专业的心理咨询或心理治疗，症状严重时，可在专业医师指导下使用抗精神病药物。

（卢　静　肖劲松　王　珣）

第二节　新冠病毒感染疑似及确诊孕产妇的心理指导

一、心理特征

1. 认知改变　首先表现为排斥，拒绝接受现实，如会觉得为什么是我感染了这个疾病，当意识到事实之后会产生焦虑、慌张甚至愤怒。一部分人可能会随着自己对压力的逐渐适应而缓解，尝试说服自己，接受现实并且能够积极配合医护人员的治疗，一部分孕妇可能因为治疗效果不佳，加上对胎儿的担心，情绪更加不稳定，转向消极。

2. 情绪改变　疑似或者确诊新冠肺炎孕产妇会因为担心病情恶化甚至无法治愈而感到焦虑和恐惧。孕产妇处于严格封闭的病房环境中，为了减少交叉感染，不能出病房，不能与她们交流，会感到无比孤独和寂寞。因为孕妇是特殊的患者，住院允许 1 名家属陪同，对家属因为跟自己亲密接触而有感染的风险感到深深的自责和担心。而且产后不能母乳喂养，新生儿需到新生儿科隔离观察室或者治疗室至少隔离 14 天。这一系列的问题可能引发严重的抑郁情绪，甚至抑郁症。

3. 行为变化　刚确诊的患者可能会茫然失措，不愿面对现实。长期高压会产生焦虑和恐惧的应激反应，出现睡眠紊乱，如入睡困难、睡眠浅易醒、噩梦甚至失眠等。更极端的行为是因愤怒和排斥而逃避检查，抵触情绪极强，不配合医师的治疗，甚至想要逃离医院。

4. 躯体症状　疑似或者确诊新冠肺炎的孕产妇在住院隔离治疗期间，除了妊娠本身带来了身体不适感，还有疾病带来的胸闷、呼吸困难、乏力、发热、咳嗽等症状。长期处于紧张、焦虑的情绪，很容易引起宫缩，表现为腹部发紧或疼痛感。

二、应对方法

1. 心理评估　疫情期间，孕产妇及其家属可利用心理评估量表进行心理评估，及时了解自己的心理状况，初步判断自己是否患有心理疾病或者存在潜在的心理健康问题，便于早期识别和预防心理疾病的发生。常见的自评量表有世界卫生组织心理健康自评问卷（表 14-1）、抑郁自评量表（表 14-2）、焦虑自评量表（表 14-3）和睡眠状况自评量表（表 14-4）。

2. 自我心理调节

（1）接受现实，客观评估。降低对疫情的关注频率，通过正确的渠道了解真实可靠的信息与知识。因为恐惧源于未知，不能道听途说，可以定时查看最新信息，但不要时刻都关注，积极面对客观现实，保持良好心态。

（2）接纳和宣泄负面情绪。理性看待恐惧情绪，允许并接受自己的负面情绪，学会慢慢消化。尽可能保持正常的生活规律，按时休息，按时进餐。不能因为心态崩溃而导致健康状况异常。不怨天尤人，不极端愤怒，从思想上减轻自己的负担。相信国家和政府，相信医护人员，坚定必胜的信念。

（3）规律作息，健康饮食，适当锻炼。良好的睡眠和均衡的饮食有利于提高免疫力，更何况胎儿也需要丰富的营养才能更好地生长发育，因此，多进食新鲜蔬菜、水果、肉类，另外要适当运动，做一些令自己感到愉快的事情，在疫情中更好地与自己相处。

（4）保持人际关系，学会放松。虽然被隔离接受治疗，但在封闭的空间内，也可以保持与外界的联系，如和家人、朋友打电话或者视频沟通，彼此了解健康状况，从他们那里获得支持，增强战胜疾病的信心。

3. 心理治疗　如果自我调节效果不佳，则需要专业的心理医师进行专业的心理咨询或心理治疗，症状严重时，可在专业医师指导下使用抗精神病药物。

三、预防产后抑郁

产后抑郁是围生期女性最常合并的情感障碍之一，分娩后由于激素水平变化，产妇容易出现抑郁、焦虑、易激惹、失眠等情况。这就要求家属或医务工作者及时给予关心、支持、理解和陪伴。在此提出以下建议。

1. 提供舒适安静的环境，保证充足营养的饮食　舒适安静的环境可以让人更好地建立安全感，无论是居家隔离还是住院隔离，均需为孕产妇提供熟悉且稳定的环境，帮助增加舒适度。尽量按照平素正常的节奏生活，规律作息，均衡饮食，避免暴饮暴食。

2. 鼓励宣泄情绪，给予精神支持　面对产妇，无论是家属还是医护人员，均需认真倾听其对疾病的内心感受，认可其表现出来的恐惧、紧张、焦虑等情绪，积极给予支持与陪伴。多向其传递正能量的信息，还可以播放其喜欢的音乐，引导患者放松等。

3. 家属及时调整自身情绪　在严峻的环境下，每个人都可能出现焦虑、抑郁等情绪。陪同产妇的家属如果感到焦虑、恐慌，被照顾者也会受到影响。当家属自己出现上述情绪时，首先要承认情绪存在的合理性，积极面对并进行调整，利用科学的放松方法，必要时寻求专业人员的帮助。

（卢　静　肖劲松　王　珣）

第三节　医护人员的心理应对

一、医务人员的心理特征

　　新冠肺炎是一种传染性强的传染病，其会引起部分医务人员产生强烈的心理应激反应。面对大量的新冠肺炎疑似和确诊患者，面对患者和家属的各种不理解，以及诊疗中诸多未知因素带来的担忧、恐惧，使医务人员精神高度紧张，除了和普通群众一样会出现焦虑、恐惧、悲伤、抑郁等情绪，以及乏力、心悸、胸闷、食欲缺乏、睡眠障碍等躯体症状外，还可能会出现以下心理表现。

　　1. 愧疚和担忧　面对严峻的疫情局面，医务人员一方面因工作原因不能细致地照顾家庭，因而产生对家人的愧疚；另一方面担心自己或家人被感染，同时也害怕家人担心自己被感染。

　　2. 同情和无奈　治病救人是医务人员的本职工作，医务人员希望每个患者都能得到及时有效的救治和护理。当疾病突发，短时间内，激增的重型患者及临床救治容量的冲突，让医务人员倍感焦急，出现无力感，同情患者和家属，同时还会自责，怀疑或否定自身职业价值。

　　3. 孤独和厌恶　工作中要穿戴严密的隔离衣、口罩和眼罩，不能按时吃饭、如厕等，给身体造成严重的不适感。高强度的工作，让人身心疲惫。下班不能回家，只能住宿医院或酒店，还会感到孤独寂寞，特别是在家人需要却不能提供帮助时，还会感到无助、委屈，进而对工作产生厌恶情绪。

　　4. 悲伤和抑郁　由于疾病突发，个体差异，临床无特效治疗药物，医疗资源的限制等综合因素，有的患者病情进展迅速，虽经全力救治却难以挽回生命，特别当患者还是自己非常熟悉的同事或者亲戚朋友时，目睹悲欢离合，经历情绪低谷，悲伤痛苦，甚至期待出现奇迹。若难以走出情绪的低谷，持续压抑难以自拔，无法交流，就会产生抑郁情绪，甚至怀疑自己或同行的能力和价值等。

二、应对方法

　　1. 心理评估　经历新冠肺炎疫情的医务人员，可利用心理评估量表进行心理评估，及时了解自己的心理状况，初步判断自己是否患有心理疾病或者存在潜在的心理健康问题，便于早期识别和预防心理疾病的发生。常见的自评量表包括世界卫生组织心理健康自评问卷（表 14-1）、抑郁自评量表（表 14-2）、焦虑自评量表（表 14-3）、睡眠状况自评量表（表 14-4）。

2. 心理调节

（1）规律作息，专注工作：利用现有的条件，合理排班，安排相对舒适的隔离休息区，保证充足的睡眠和健康饮食。因为睡眠障碍会影响身体健康的多个方面，对智能、记忆力、精神状态、情绪等行为表现和心血管、免疫、内分泌、代谢等生理功能都有广泛影响，甚至引起不可逆损伤。长期睡眠不足还可导致情感障碍。保持工作专注力，合理安排好工作节奏，尽量避免长时间不眠不休的工作状态。紧张时学会深呼吸放松，暂停一下，让思想放空，身体伸展放松，然后更好地投入工作。

（2）相互交流，分享体验：工作中身穿防护装备，语言交流困难，可多使用肢体语言，相互鼓励和交流，如比心、点赞或者拥抱等。若担心工作或害怕自己被传染，可与同事多沟通交流工作经验和感受，同事之间都是可以相互理解的。与家人、朋友保持信息沟通，相互了解健康状况，倾诉不良情绪，坦诚各自的真实想法，让彼此更放心。

（3）了解疫情，理性面对：工作之余，及时了解并学习官方、院方发布的疫情报告及治疗指南，不断加深对疾病的了解，掌握疾病的传播途径，做好感染控制工作，降低感染率，缓解对新冠病毒感染的焦虑、恐惧情绪。不信谣、不传谣，对疫情不盲目害怕，按要求做好防护措施，若仍然担心防护措施不到位，可以告知领导寻求帮助。

（4）接纳情绪，自我调节：学习接纳这些不良情绪，并学会自我调节，舒缓不良情绪，因为不良情绪积累得越多越容易出问题。自我激励，与同事、朋友、家人之间相互鼓励，提升自我认同感和作为医务工作者的崇高价值感，以此作为自己工作的强大动力。面对不良结局，不轻易否定自己或同行，需要时可相互拥抱、安慰或痛哭来发泄不良情绪，随着时间的推移，伤痛会逐渐抚平，不勉强自己遗忘，痛苦和悲伤一段时间是很正常的。同时从失败中汲取经验教训，为救治更多的患者做好准备。不建议过度使用咖啡因、烟草、酒精类物质，或者暴饮暴食作为安慰。

（5）适当运动，劳逸结合：利用下班时间，尽可能适当运动，有助于睡眠，提高免疫力，也有助于心理健康。或者专注于自己的爱好，如听音乐、看书、绘画、做手工、看喜欢的视频节目，或和朋友家人聊一些工作以外的轻松话题，转移注意力，以暂时摆脱不良情绪的影响。

（6）评估调适，寻求帮助：如发现自己莫名出现心悸、胸闷、坐立不安，对任何事情提不起兴趣，睡眠困难，不愿与人交谈，莫名悲伤，甚至想自杀等表现，可能已经出现焦虑、抑郁情绪，尽早发现这些不良情绪，进行及时的心理调整，或尝试心理调适技术，如平缓呼吸法、肌肉放松练习、蝴蝶拍等，进行自我放松。或者积极寻求专业心理医师的帮助，如线上心理咨询平台、防疫心理咨询热线、精神科医师门诊等。

3. 心理治疗 在新冠肺炎疫情造成的持续压力和负面情绪影响下，医务人员处于易激惹状态，情绪不稳定，工作效率会降低，影响正常生活。若自我心理调节效果欠佳，则需要精神卫生工作者的帮助，进行专业的心理咨询或心理治疗，症状严重时，可使用抗精神病药物。

（杨凌云　肖劲松）

第十五章

妊娠或产褥期合并新冠肺炎患者功能调适及康复治疗

第一节　妊娠期新冠肺炎患者功能调适及康复治疗

一、妊娠期功能评估

按照目前的治愈标准，部分妊娠或产褥期合并新冠肺炎患者治愈后肺部炎症并未完全吸收，可能存在肺纤维化，主要注意患者心肺功能的评估。对于患者的评估从以下几个方面进行。

（1）询问患者是否仍有气促、呼吸困难、心悸、胸闷、干咳、咳痰、疲劳、食欲欠佳、腹泻、肌肉酸痛、腹泻等症状，采用量表（如 Borg 评分量表）进行评估。

（2）对患者的生命体征、肺功能、肺部 CT 进行监测。

（3）少部分危重型及重型患者因活动减少，需对患者的活动能力进行评估，可使用主观用力程度分级（rating of perceived exertion，RPE）量表，查看患者的肌力等级、能否行走、日常生活能否自理等。

（4）妊娠合并新冠肺炎患者的心理评估，通过与患者的交流及利用量表来判断患者抑郁、焦虑、恐惧等心理问题的严重程度。妊娠期患者的营养状况、妊娠期体重增长情况、妊娠期宫高和腹围的增长等也要进行评估。

二、疑似或确诊新冠肺炎患者功能调适

确诊或疑似新冠肺炎孕妇的功能调适要从生理和心理上同时进行，达到身心康复。

1. 生理功能调适

（1）充足休息：在与病毒斗争过后处于恢复期的孕妇，身体由应激状态慢慢恢复正常，患者会感觉疲劳，因此充足的睡眠对患者至关重要，患者应合理安排休息时间，正常作息，不可熬夜。

（2）保暖与通风：因病毒对患者的呼吸道造成一定程度的损伤，大部分患者在受凉后咳嗽、胸闷的症状加重，因此，对于确诊或疑似新冠肺炎的孕妇，穿衣

及睡眠时注意保暖很重要。室温发生变化时及时增减衣物，不可长期处于空调房，同时不要忽略房间通风。

（3）合理饮食：恢复期的患者在饮食上要注意营养均衡、食物多样，每天要保证 12 种以上食物，每周保证 25 种以上，增加摄取维生素 C 含量高的食物。妊娠期患者可以根据不同孕周胎儿对食物种类及量的需求，适当增加食物的摄入量，在提高机体免疫力的同时也利于胎儿的发育，一部分利于疾病恢复但不利于胎儿发育的食物（如山楂等）要谨慎食用。

2. 心理调适

（1）心理表现：患者从确诊或疑似开始就会出现不同程度的焦虑、恐惧、抑郁、极度悲观等心理问题，随着病情逐渐好转，一部分患者心理问题可以得到改善，但仍有一部分患者心理问题逐渐加重，甚至出现感知障碍、记忆力减退、思考及理解障碍，对生活与工作积极性降低，更有极个别患者出现精神崩溃、自杀、自残等不良行为。

（2）处理方式：①患者可以通过线上问诊的方式咨询专业的心理医师，根据医师给出的建议进行心理治疗；②应选择性阅读与疫情相关的新闻报道，从新闻中获取正能量，提高自信心；③妊娠期患者还可以采用听音乐、胎教、与腹中胎儿互动、准备待产包等方式来转移自己的注意力；④注意与其他人沟通，可以对亲近的家人或朋友进行倾诉，医院专业医师的微信朋友圈是很好的交流平台。

（魏 璇 廖维靖 张 蔚 赵凯迪）

第二节 产褥期新冠肺炎患者的康复治疗

一、产后功能评估

产褥期新冠肺炎患者的功能评估与妊娠期患者类似，以心肺功能为评估重点，监测生命体征、肺功能、肺 CT，并进行心理评估，在此基础上对患者的盆底肌功能进行评估，评估方法包括手法评估、形态学评估和功能评估。

1. 手法评估 患者取仰卧位，外展髋关节，屈髋屈膝。测试者戴手套及涂抹石蜡油，一手分开小阴唇，另一手两指插入阴道进行检查，嘱患者收缩会阴，评估收缩的力量和持续时间，并对深部盆底肌进行指诊。

2. 形态学评估 利用 X 线检查、MRI、CT、肌肉超声进行评估，经会阴 B 超可观察残余尿量、逼尿肌厚度、膀胱颈活动、尿道完整性、脏器脱垂、肌肉解剖及活动时的变化。

3. 功能评估　主要是表面肌电图（surface electromyography, sEMG）和膀胱压测定评定系统（SY-PY500），sEMG 评估内容包括静息状态下的肌肉激活、快速收缩状态下的肌肉暴发力、持续收缩状态下的肌肉耐疲劳、快速收缩与短时间持续收缩交替情况下的肌肉激活、长期收缩后静息状态下的肌肉激活情况。

二、产后心理疏导

在妊娠分娩的过程中，内分泌系统发生很大变化，特别是产后 24 小时内，体内激素水平的急剧变化是产后抑郁症发生的生物学基础。生产过程的不确定性及生产的疼痛会让患者紧张、焦虑和恐惧，合并新冠肺炎的产妇这些表现则更为突出，更易诱发产后抑郁。感染和发热本身对产后抑郁的促发也有一定影响，因此对于产褥期合并新冠肺炎患者的心理问题要早发现、早干预。应及时给予患者产后心理课程的辅导和家属关怀式心理干预。

（1）患者在隔离期间可线上参与产后心理课程来进行自我调节。

（2）通过写日记、记录抗疫心得等方式来释放自己的情绪和压力。

（3）还可以通过学习育儿知识、观赏影视作品、阅读书籍等来分散自己的注意力。

（4）同时与家属取得密切联系，通过视频来缓解对新生儿的思念之情。

（5）已经解除隔离观察的患者可以投入到新生儿护理及喂养的工作中，体会当母亲的幸福感。

三、产褥期运动指导

产褥期新冠肺炎患者的康复治疗目的是促进肺功能康复、预防肺纤维化的发生，减轻因肺纤维化带来的呼吸困难、喘憋等症状。根据康复治疗的治疗原则，运动的指导需因地制宜、因人而异、针对性开展。

1. 轻型和普通型患者　轻型和普通型患者在康复阶段一般在隔离点隔离，可以通过线上指导、康复科普等方式指导患者进行适当的运动。

（1）呼吸训练：采取以胸式呼吸为主的深呼吸训练，同时配合躯干的柔韧运动以增加肺的顺应性，提高肺容量，延长呼吸末的时间，使正常肺组织或轻度受损部位有足够的时间进行气体交换。其包括：①坐位呼吸操（颈部运动、肩胛运动、转身运动、抬腿运动、勾脚运动）；②站位呼吸操（颈部运动、扩胸运动、转身运动、旋腰运动、侧屈运动、蹲起运动、原地踏步）；③中医的太极、八段锦、五禽戏等传统功法，呼吸操或传统功法每次练习 10~15 分钟，每天 2~3 次。

（2）有氧运动：适当的有氧运动可以提高骨骼肌利用氧的效率，减轻心慌气短的症状，还可以提高体力，产褥期合并新冠肺炎患者可以进行适当的产后瑜伽、散步、原地踏步等运动来改善心肺功能。

2. 重型和危重型患者　重型和危重型患者的运动主要需要康复医师在床边进行指导，借助适合患者体能的各种物理因子恢复患者的呼吸、吞咽、站立、关节活动等功能。

四、盆底康复训练

一般产妇的盆底康复治疗主要包括运动治疗、电刺激、磁刺激，产褥期合并新冠肺炎恢复期的患者可能处于社区医院、学校或酒店隔离点，或是居家，不具备电刺激、磁刺激的治疗条件，因此这一部分患者的盆底康复训练以运动治疗为主，有如下方式。有条件的患者也可以口服中药补气固元方进行综合治疗。

1. 普拉提式呼吸训练　吸气时胸廓扩大、肺部膨胀、横膈下降、腹部放松；呼气时腹部收缩同时有意识地收缩盆底肌。

2. Kegel 运动训练　首先排空膀胱，卧位、坐位、立位均可进行，吸气时收缩肛门、会阴及尿道，腹部、臀部及大腿保持放松均不需用力，持续收缩 3～5 秒，然后呼气时放松肌肉 5 秒，每次 20～30 分钟，3 次/天，呼吸保持深而缓。

3. Bobath 球训练　患者取仰卧位时，双手撑地、双足置于球上，患者取俯卧位时双手支撑于球上、双足蹬地，在做上述两组动作时患者需保持腰背挺直、收腹、双腿夹紧并拢，呼吸均匀；患者取坐位时，坐在 Bobath 球上，进行上下颠动或左右摇晃活动，每个体位维持 15～30 秒，2 组/天，每组间休息 5～10 秒，3～5 次/周。

五、产褥期功能调适

确诊或疑似新冠肺炎产褥期妇女的功能调适和运动训练与妊娠期妇女类似，主要区别在于哺乳的功能调适。有研究表明，确诊新冠肺炎的产妇母乳中未检测出新冠病毒，这一研究为患者继续哺乳提供了临床医学证据。

（1）患者在方舱医院会使用中西医结合的抗病毒治疗，此阶段是不可以哺乳的，患者应保持乳汁分泌通畅，将乳汁用吸奶器吸出后废弃，避免乳腺导管堵塞引起乳腺炎。

（2）部分疑似患者在隔离点时，服用中药汤剂，同样不可哺乳，但也要保持乳汁分泌通畅。

（3）解除隔离患者，在停药观察 14 天后，无发热、咳嗽等病毒感染症状的患者可以考虑正常哺乳。严重的乳腺炎患者，可采用物理治疗。

（魏　璇　廖维靖　张　蔚　魏晓燕）

第十六章

妇科危急重症合并新冠病毒感染的管理

第一节　妇科急症合并新冠病毒感染

一、妇科急腹症合并新冠病毒感染

（一）急诊科内设置妇科急诊分诊台

所有妇科急腹症患者在急诊科接受预检分诊。急诊初步分诊流程必须包括了解患者是否有流行病学史，是否存在发热、头痛、咽痛、咳嗽、乏力、肌肉酸痛及腹泻等相关临床症状。测量体温及监测其他生命体征，并行肺部 CT 筛查，同时请妇科医师会诊评估病情。

（二）预检分诊后急诊患者分类管理

1. 筛查阴性妇科急腹症患者　患者经以上初步分诊排查无异常，按妇科常规急诊流程进行治疗。

2. 疑似新冠病毒感染妇科急腹症患者　如患者有发热（体温≥37.3℃）和（或）头痛、乏力、肌肉酸痛等新冠肺炎相关临床症状和（或）肺部 CT 筛查提示病毒性肺炎，尚未行新冠病毒核酸咽拭子检测或检测结果尚未报告，按照新冠肺炎疑似患者流程立即进行隔离及急诊治疗。于急诊科隔离区完成血常规、C 反应蛋白、降钙素原、肝肾功能、电解质、输血前全套检查、备血、妇科肿瘤标志物、人绒毛膜促性腺激素（human chorionic gonadotropin，HCG）与孕酮、尿常规、血清学新冠病毒特异性抗体检测、急诊影像学检查，同时排查呼吸道病原学 8 项及新冠病毒核酸咽拭子检查。妇科会诊医师评估患者病情做出初步诊断，进一步确定治疗方式，判断是否需要相关妇科操作及妇科手术治疗。

如为需药物保守治疗患者（如盆腔炎性疾病患者），通知妇科隔离病区护士长完善隔离病房准备工作。启动新冠肺炎患者转运专用隔离通道（与普通患者通道区别明显），由医护人员于病房外围通道经专用隔离通道及专用隔离电梯转运至妇科隔离病区，与病区值班人员进行交接后启动相关治疗。专用隔离通道及专用隔离电梯均需与普通患者通道及电梯分区隔离，并定时消毒。

如为需要进行清宫术、诊刮术等妇科操作的患者（如流产、异常子宫出血等），通知妇科隔离病区护士长完善病房及病区隔离操作间相关准备工作。由医护人员经专用隔离通道及专用隔离电梯将患者转运至妇科隔离病房，与病房值班人员交接。于妇科隔离病区内手术操作室（应为负压手术操作室，如病房内无负压手术操作室，在手术室的负压手术间进行操作）进行妇科相关操作，为了减轻患者操作过程中的疼痛感，可单独或联合采用双氯芬酸钠栓塞肛门、宫颈局部注射利多卡因、宫颈及操作器械涂抹盐酸丁卡因凝胶等方式局部镇痛。术中给患者双眼滴入抗病毒眼药水并贴上眼部保护膜避免眼部感染。操作者应进行三级防护（表 16-1）。

如为需要立即进行妇科手术治疗的患者（如异位妊娠、黄体囊肿破裂等），于急诊科内完成术前准备工作，由妇科住院总医师提前通知手术室麻醉科做好手术防护相关准备。由医护人员经专用隔离通道及专用隔离电梯将患者转运至手术室，与手术室工作人员交接。于负压隔离手术间完成手术操作。插管麻醉医师、术者、器械护士应进行三级防护，巡回护士及助手麻醉医师可进行二级防护（必要时三级防护）。

表 16-1　防护级别及个人防护用品选用

防护级别	使用环境	防护用品									
		一次性圆帽	医用外科口罩[a]	医用防护口罩[b]	防护面罩/防护面屏或护目镜	工作服	一次性隔离衣	一体式防护服	鞋套	乳胶手套	全面型呼吸防护器
普通级防护	低风险区域[c]	+	+	−	−	+	−	−	−	必要时	−
一级防护	预检分诊处、内科门诊、急诊科、感染科门诊及病房、放射科 CT 室、检验科医务人员，以及在院内帮助转运患者的辅助人员	+	−	+	+	+	+	−	+	+	−
二级防护	发热门诊、留观室、隔离病房，转运疑似或确诊患者的医务人员和司机，疑似或确诊病例的终末消毒、处理患者尸体的工作人员[d]	+	−	+	+	+	+	−	+	+	−

续表

防护级别	使用环境	防护用品									
		一次性圆帽	医用外科口罩ᵃ	医用防护口罩ᵇ	防护面罩/防护面屏或护目镜	工作服	一次性隔离衣	一体式防护服	鞋套	乳胶手套	全面型呼吸防护器
三级防护	气溶胶操作ᵉ	+	－	+	+	+	－	+	+	+	+

a. 每 4 小时更换或污染时及时更换；b. 佩戴时注意气密性检测，最长使用 6~8 小时；c. 低风险区域指直接接触患者或患者的污染物及其污染物品和环境表面概率较低的人员，如普通门诊（发热门诊、内科门诊、急诊科、感染科门诊除外）、普通病房（感染科病房、呼吸内科病房除外）、医技科室（放射科 CT 室、检验科除外）医务人员，工勤人员如保洁员、保安，以及转运标本的辅助人员等；d. 尸体处理人员加穿长袖加厚橡胶手套和防水围裙或防水隔离衣；e. 产生气溶胶的操作，如气管插管及相关操作、心肺复苏、支气管镜检、吸痰、咽拭子采样及采用高速设备（如钻、锯、离心等操作）

妇科操作或手术结束后患者经专用隔离电梯及隔离通道转入妇科专用隔离病房进行术后常规治疗护理，同时启动感染预防及隔离控制措施（infection prevention and control，IPC）。

新冠肺炎疑似患者住院期间请感染科及呼吸内科医师会诊协助诊断及治疗，并连续行新冠病毒核酸咽拭子检测，如 2 次结果均为阴性（两次检查间隔 24 小时以上），肺部 CT 显示肺部病灶无明显进展，且无其他并发症，妇科隔离病房治疗结束后出院，嘱患者出院后统一接受社区管理，进行 14 天的医学隔离，自行监测体温及相关临床症状，必要时于发热门诊或新冠肺炎定点医院监测治疗；如患者新冠病毒核酸咽拭子检测结果为阳性，立即通过传染病监测系统进行新冠肺炎上报，妇科相关操作或手术后由妇科隔离病房转入感染科或转至新冠肺炎指定就诊医院，必要时妇科医师会诊协助后续治疗。

3. 确诊患者 新冠肺炎疑似患者，具备以下病原学证据之一：①呼吸道标本或血液标本实时荧光 RT-PCR 检查新冠病毒核酸呈阳性。②呼吸道标本或血液标本病毒基因测序，与已知的新冠病毒高度同源。③血清新冠病毒特异性 IgM 抗体和 IgG 抗体阳性；血清新冠病毒特异性 IgG 抗体由阴性转为阳性或恢复期较急性期 4 倍及以上升高，为确诊患者，按照新冠肺炎确诊患者流程进行急诊治疗，仅需进行药物保守治疗的新冠肺炎确诊患者由急诊科直接转入感染科治疗；需进行妇科操作或妇科手术的患者管理流程同新冠肺炎疑似患者，妇科相关操作或手术后患者由手术室立即经专人护送，由专用隔离通道和专用隔离电梯转入感染科或新冠肺炎指定医院；确诊患者于感染科住院期间均由妇科医师会诊指导妇科疾病术后治疗（图 16-1）。

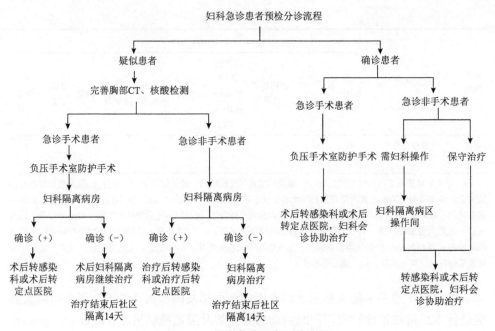

图 16-1　妇科急诊患者分诊流程

4. 妇科危急重症患者　妇科急腹症相关的腹腔内出血或阴道大量出血造成出血性休克的患者，经妇科医师会诊评估需立即进行急诊手术抢救治疗，则立即启动院内抢救绿色通道及多学科紧急会诊协作模式。必要时行胸腹部 CT 联合扫描，疫情发生地如无法及时确认是否为新冠病毒感染的妇科危急重症患者，其转运及手术操作均应严格按照新冠病毒感染疑似患者流程进行。手术后转入重症监护室隔离病房治疗，并进一步排查新冠肺炎。

二、异常子宫出血合并新冠病毒感染

异常子宫出血（abnormal uterine bleeding，AUB）是妇科常见的症状之一，是指原来正常月经的周期频率、月经量、规律性、经期持续时间这几项中任意一项出现异常，并且是来源于宫腔的异常出血。本部分所述的异常子宫出血仅限于没有妊娠的育龄期妇女，因此不包括与妊娠和产褥期相关的出血。

（一）异常子宫出血患者的门诊接诊流程

1. 设立妇科门诊预检分诊台　首先常规了解异常子宫出血患者有无新冠肺炎患者（核酸阳性）密切接触史及流行病学史，有无发热、咳嗽等症状，并测量体温，进行预检分诊并记录登记，所有患者分诊之后再进入诊疗区域。

2. 分诊流程　分诊之后，发热患者（体温≥37.3℃）由专门人员引至发热门诊就诊。发热门诊详细询问患者的流行病学史（如起病前 14 天内有无新冠病毒感染病例地区居住或旅行史，14 天内有无与新冠肺炎确诊或疑似患者接触史，有无聚集性发病史等）及临床症状，并完善相关检查，如胸部 CT、C 反应蛋白、血常规、肝肾功能、血电解质、血清新冠病毒特异性抗体检测、盆腔超声，同时进行新冠病毒核酸咽拭子及呼吸道病原学八项检查。检查结果出来后，发热门诊请妇科医师会诊，并进行妇科检查，若为新冠肺炎确诊或高度疑似的病例，患者病情不同，处理不同。

（1）若新冠肺炎确诊或高度疑似患者阴道出血量不多，病史、妇科检查及盆腔超声检查怀疑良性病变者，如子宫内膜息肉、子宫肌瘤、子宫腺肌瘤、排卵障碍、宫内节育器、子宫内膜增生不伴有非典型增生、子宫切口憩室、性激素药物引起者，这些疾病暂不需要紧急处理，则建议转至感染科或新冠肺炎定点医院就诊，可同时针对异常子宫出血给予药物治疗。推荐的药物治疗的先后顺序如下：①非甾体抗炎药或氨甲环酸抗纤溶治疗，可用于有妊娠要求者或不能使用性激素治疗者；②短效口服避孕药；③孕激素，可用于子宫内膜萎缩治疗，如炔诺酮连续使用，或甲羟孕酮、甲地孕酮等。待患者新冠肺炎痊愈及新冠肺炎疫情过去之后，必要时再行宫腔镜检查活检或诊刮术明确诊断，排除恶性疾病。若在此治疗过程中，患者出现阴道出血量增多及其他紧急情况需要紧急处理时，再按照妇科急诊患者入院治疗流程处理。

（2）若新冠肺炎确诊或高度疑似患者阴道出血量多，出血时间长，或者是病史、妇科检查及超声检查怀疑恶性病变需要紧急入院者，由会诊医师联系妇科值班总住院医师及妇科护士长，再由护士长联系妇产科住院部，启用新冠肺炎确诊或疑似患者专用隔离通道及专用隔离电梯，由专人负责转运至妇科隔离病房，并与值班医护人员交接，尽可能减少家属陪护，通道及电梯定时消毒，消毒标准参照国家卫生健康委员会《医疗机构内新型冠状病毒感染预防与控制技术指南（第一版）》。

（3）若非新冠肺炎确诊及疑似患者，阴道出血量不多，病史、妇科检查及超声检查提示良性病变，无其他并发症，可进行药物治疗，采取互联网线上指导及QQ、微信、电话指导等，具体药物治疗方案参照上述（1）。若药物治疗无效，必要时行宫腔镜检查活检或者诊刮术，进一步明确诊断。根据病理检查结果再进行下一步治疗。

（二）异常子宫出血患者住院管理

1. 病房接诊流程 所有已确诊新冠肺炎的患者，如需急诊宫腔镜检查或诊刮术，则直接送入负压手术室进行手术，术后如果病情平稳，直接转送感染科病房隔离治疗。如病情不稳定，则转入 ICU 隔离病房进行治疗。如为高度疑似的患者则入住妇科隔离病房,立即启动感染预防与控制措施。

2. 病房管理　所有患者均尽可能收住单间隔离病房。床位紧张时,同一间隔离病房可收住 1 个以上确诊新冠肺炎的患者,患者床位之间要相隔至少1.1m,并以床帘或屏风相隔。但疑似新冠肺炎患者则需在单间隔离,不得将疑似患者与确诊患者收治在同一房间。病房确保良好通风,关闭中央空调,封闭空调风口。配置专人专用的检查器械并定时消毒,清洗消毒标准按照《医疗机构内新型冠状病毒感染预防与控制技术指南(第一版)》进行。医护人员应正确穿脱防护用品才能进出隔离病房。每次均需进行严格的消毒,避免接触患者的分泌物或体液。

所有患者只允许 1 名家属陪同,患者与陪同家属应佩戴医用外科口罩,鼓励并限制患者及其家属在病房内活动,严格限制普通病房与隔离病房间的人员流动。指导患者在打喷嚏或咳嗽时用手肘或纸巾捂住口鼻,并马上洗手消毒。患者与家属便器、食具及其他个人用品需分开使用,便器每次使用后消毒。患者的排泄物、呕吐物必须进行消毒后才能倾倒。

患者入院后快速完善相关检查:所有患者住院前行胸部 CT 检查。住院后需完善的检查有血常规、肝肾功能、血电解质、凝血功能、D-二聚体、尿常规、C反应蛋白、降钙素原、乳酸脱氢酶、心肌酶、肌钙蛋白、红细胞沉降率、血/呼吸道病毒八项病原体检测,必要时再次复查血清新冠病毒特异性抗体、肺部 CT及新冠病毒呼吸道核酸检测。视患者失血量的多少及生命体征稳定情况判断是否备血。

确诊的重型或危重型患者直接转入 ICU。重型病例标准(符合以下任何 1条):①呼吸频率≥30 次/分;②血氧饱和度静息状态下≤93%;③动脉氧分压≤300mmHg。危重型病例标准(符合以下条件之一):①出现呼吸衰竭,且需要机械通气;②出现休克;③合并有其他器官功能衰竭需 ICU 监护治疗。

多学科诊疗小组专家会诊共同负责治疗妇科隔离病房所有确诊及疑似的新冠肺炎患者。对于疑似患者至少需 2 次(间隔 24 小时)核酸检测阴性,并复查肺部 CT 病情无进展,再次请新冠肺炎诊治小组专家会诊进行确诊或疑似患者的甄别,再确定是否出院。

(三)手术室管理

对于阴道出血量多,或者是怀疑恶性病变的新冠肺炎确诊或疑似患者,需紧急止血及明确诊断,预防并发症是主要的治疗措施。诊断及止血的措施有宫腔镜检查活检和(或)诊刮术。急诊手术时预防术中交叉感染是重要的防护工作。

1. 术前评估　新冠肺炎确诊或疑似患者需要急诊手术时,需要多学科诊疗小组及医务处共同参与决定。阴道大出血的新冠肺炎确诊或疑似患者采取急诊诊刮术和（或）宫腔镜检查术，原则上不允许为新冠肺炎患者实施限期或择期手术。术前手术医师、麻醉医师及手术配合护理人员要协调沟通，并报备医院感染部门，按照新冠病毒感染手术流程处理。

2. 手术间准备 手术应首选在负压手术室进行，手术间的负压值应在-5Pa以下，手术室外悬挂特殊警示标识。手术间内与本次手术无关物品需移出，备三级防护用品，包括医用防护口罩、医用防护服、一次性手术衣、护目镜或防护面屏、全面型呼吸防护器/正压生物头套、一次性鞋套、一次性手套等。根据手术需要准备宫腔镜及诊刮术所需的无菌器械包、一次性使用无菌医疗用品、一次性无菌敷料包等。宫腔镜的部分设备是不能高温高压消毒的，如纤维导光束、摄像头等，故除了进入患者体内的镜头部分，其他设备尽可能套保护套，减少设备与患者的直接接触。手术间提前准备好清洁器械的密闭容器，容器内垫有含有效氯2000mg/L 的消毒液湿纱布，或者是准备 75%乙醇及干纱布。缓冲间护理人员实施二级防护，负责向手术室内传递所需物品。手术医师、麻醉医师及巡回护士进入缓冲间（因宫腔镜检查及诊刮术复杂程度低，为精减参与手术人员，故不设器械护士），进行手卫生，实施三级防护。参与手术的医护人员穿戴医用防护用品的穿戴流程及方法按照国家卫生健康委员会发布的《医疗机构内新型冠状病毒感染预防与控制技术指南（第一版）》执行。

3. 手术转运 由专人完成患者的隔离转运，转运途中备抢救用品，转运前操作人员需做好手卫生，实施二级防护（必要时三级防护）。患者需佩戴一次性医用外科口罩，使用专用隔离通道路线，专用隔离电梯，尽可能减少其他人员同行。到达手术室后，通过专用隔离通道送入负压手术间，中途避免停留，防止交叉感染。在负压手术间内完成患者的术前准备工作。转运途中使用的设备要特殊标记，转运车上的一次性床单、被罩需要更换。设备使用完毕后按照国家卫生健康委员会发布的《医疗机构内新型冠状病毒感染预防与控制技术指南（第一版）》进行消毒处理。使用后的一次性物品及擦拭布巾置于双层医疗废物袋内，分层封扎，做好特殊标识，按照感染性医疗废物处理。

4. 术中管理 根据拟行手术的类型，尽量精减参与手术的人数。严格限制与手术无关人员进入手术房间内。手术间内备齐相关手术用品及耗材，减少手术间的开门次数，手术人员实施三级防护，术中不得离开手术间，室外人员进入手术间之前需穿戴好防护用品。为减少手术参与人数，实施宫腔镜手术的新冠肺炎确诊或疑似患者尽量不选择麻醉，若因患者病情需要麻醉，可选择硬膜外麻醉、腰硬联合麻醉或者非气管插管静脉麻醉，尽量避免气管插管静脉麻醉，如必须行气管插管静脉麻醉，麻醉师需行三级防护。术中给予患者双眼滴入抗病毒眼药水并贴上保护膜。手术医师戴双层乳胶手套，佩戴医用防护口罩，做好对患者血液、体液的防护，如果患者血液、体液污染口罩、护目镜或防护面罩/防护面屏，应及时更换。术中重在为异常子宫出血患者止血，尽量避免扩大手术，如宫腔镜下电切术、开腹手术等。术后根据诊断结果再决定是否需要择期手术。

5. 标本处理 如果行诊断性刮宫术或活检，有手术标本，要收集、核对并登记标本，标本袋要双层密封，密闭于转运箱内转运。巡回护士需在标本袋、手术标本信息登记本及转运箱外标记新冠肺炎相关警示标识，交由手术缓冲后室穿戴医用防护服的专门送检人员送检。

6. 术后手术间管理 手术结束后医务人员按国家卫生健康委员会《医疗机构内新型冠状病毒感染预防与控制技术指南（第一版）》要求依次脱去医用防护用品才能离开隔离手术室，并再次实施手卫生。术后要对手术间及室内设备进行彻底消毒，避免交叉感染。除了做好房间内所有物体表面及地面的处理之外，还需要净化维护工程师更换净化机组内部过滤器及排风口和回风过滤网。做好医疗废物分类和处理，手术产生的所有医疗废物需用双层医疗废物袋密封，严禁挤压，分层封扎，做好标识，单独存放，按照感染性医疗废物处理。

7. 术后患者管理 患者手术结束再次评估，符合出手术间条件者，按照手术转运流程送至隔离病房治疗。加强患者的生命体征监测及呼吸支持，在多学科诊疗小组的指导下针对新冠肺炎选择合适的治疗方案。观察患者阴道出血情况，根据术中的初步诊断给予专科的药物治疗。建议患者在妇科隔离病房观察 24 小时，若术后 24 小时后阴道出血不多，建议患者转至感染科或新冠肺炎定点医院治疗。

8. 术后手术器械的管理 手术结束后要对手术室重复使用的手术器械、物品和器具进行预处理和回收。手术结束后，由手术医师（如有器械护士则由器械护士）将使用过的宫腔镜镜头、诊刮术器械及放置器械的器械篮等放入提前准备的清洁容器内，避免器械污染容器外表面。取 2000mg/L 含氯消毒液或 75%乙醇覆盖在器械表面，然后马上盖好密封容器，并于容器外面标注"新冠"特殊标识，放入手术间外。手术室去污区工作人员实施手卫生及三级防护，至手术间外取走密闭容器，经专用通道到达手术器械清洗处理间，对器械进行消毒和预处理。将器械浸泡在 2000mg/L 含氯消毒液中，浸泡 30 分钟以上，经浸泡处理后的器械在流水下冲洗干净残留的消毒液，再按照一般手术宫腔镜及其辅助器械的清洗流程清洗，包括预洗、酶洗+超声、精洗、干燥四个步骤，在清洗的过程中注意将宫腔镜器械的各关节拆卸到最少单位，管鞘的内外面及器械的咬合面要反复刷洗，不能留有死角。更换乳胶手套，将清洗好的器械按照其消毒灭菌要求进行灭菌处理。清洗消毒工作结束后，按照国家卫生健康委员会发布的《医疗机构内新型冠状病毒感染预防与控制技术指南（第一版）》要求对环境物体表面、使用过的清洗消毒工具进行处理。置于手术间的宫腔镜其他设备，如适配器、光缆线、电凝线、主机、冷光源等，作为手术间的固定设备，按照术后手术间管理进行处理。

（廖　菁　董迪荣　陈　红　白文佩　汪　莎）

第二节　妇科恶性肿瘤合并新冠病毒感染

一、临床特点

（1）肿瘤的发生发展与患者自身免疫功能有着密切联系。普遍来说，妇科恶性肿瘤患者对新冠病毒的抵抗能力较差，更易患这种传染性疾病。

（2）妇科恶性肿瘤患者需接受放化疗，治疗同时不可避免会损伤自身细胞，其中也包括免疫细胞，进一步损伤自身免疫系统。

（3）妇科恶性肿瘤患者由于肿瘤疾病本身的问题，增加了患者确诊新冠肺炎的难度。常规检查中，受疾病本身及放化疗的影响，患者的白细胞数目普遍偏低，而感染新冠病毒者也可出现白细胞降低的情况。另外，恶性肿瘤患者常出现癌性发热，而在放化疗不良反应中，粒细胞减少也容易引起发热症状，而发热、乏力也是诊断新冠病毒感染的重要临床表现。因此，更容易将两者混淆，使确诊难度进一步增加。

二、预防

（1）劳逸结合，调整心态，健康饮食，提高自身免疫力，注意防寒保暖，避免受寒，保持良好积极的心态；饮食方面，加强营养，食用蛋白质丰富的食物及新鲜蔬菜水果，增强机体抵抗力。

（2）正确佩戴口罩、勤洗手消毒，切断传播途径，应尽可能减少或不与患者近距离接触，必要时在家也可戴口罩，选用医用外科口罩或 N95 口罩。为肿瘤患者保留独立空间，居室保持清洁，勤开窗通风。随时做好家庭成员及肿瘤患者的健康监测。患者及其家属尽量不外出，若必须外出，要正确佩戴口罩，手部则可以戴手套防护，尽量不要接触公共物品，避免到人员密集的公共场所活动。

三、化疗

1. 疫情期间妇科恶性肿瘤患者化疗安排　疫情期间化疗及维持治疗不建议中断，患者可采取在当地非新冠病毒感染治疗指定医院就近治疗，并按原治疗方案进行治疗。在不影响病情的前提下可适当延长化疗周期间隔时间，大部分化疗疗程间隔时间为 2～4 周，最初根治性化疗的几个疗程不建议推迟，以免影响疗效，巩固化疗期后，可根据患者情况适当延后。

2. 疫情期间恶性肿瘤化疗患者并发症的防治

（1）疫情期间恶性肿瘤化疗患者发热的防治：化疗患者发热常见原因如下。①粒细胞减少性发热，化疗期间白细胞减少引起的发热，单次口腔温度≥38.3℃，或≥38.0℃持续超过 1 小时以上；伴有中性粒细胞<0.5×10^9/L。粒细胞减少性发热的患者极易发生感染，不及时处理有可能危及生命。②癌性发热，见于大部分终末期恶性肿瘤患者，中低度发热为主，病程长，以对症治疗为主，诊断中需要注意排除其他病毒、细菌感染所致发热。对于出现发热的恶性肿瘤患者，在病史采集中，首先询问有无新冠病毒感染病例地区直接或间接接触史及新冠病毒感染人员接触史，建议有新冠病毒感染病例地区接触史或新冠病毒感染人员接触史的患者到当地发热门诊就诊；对于已排除新冠病毒感染引起发热的患者，则由肿瘤专科医师治疗，必要时联合呼吸内科、感染科、重症医学科等多学科会诊。

（2）疫情期间恶性肿瘤化疗患者其他并发症的防治：恶性肿瘤化疗患者其他并发症包括白细胞减少、胃肠道功能紊乱等。对于有白细胞降低且曾经有过Ⅲ度以上骨髓抑制的患者，应在化疗结束后 48 小时内皮下注射长效升白针，或连续 5 天注射短效升白针，白细胞上升达 10.0×10^9/L 或血象中见到幼稚粒细胞时停药；对于白细胞轻度偏低的患者建议口服升白药物。化疗后 2～3 天，部分患者会出现明显的恶心、呕吐、乏力等反应，可口服药物止吐，如昂丹司琼等，另外，需注意清淡饮食，充足饮水，保证每天尿量至少达 2000ml。既往有便秘症状的患者，可使用乳果糖，必要时用开塞露，嘱患者适当活动，多吃水果、蔬菜。如患者出现肛门排气停止、腹痛不缓解的情况则建议患者及时至非新冠病毒感染治疗指定医院就诊并注意防护。

3. 疫情期间肿瘤患者化疗后复查 恶性肿瘤患者在化疗期间仍有必要定期复查血常规、肝肾功能及其他相关血液指标，尤其是第 1 次化疗后，对患者骨髓抑制及肝肾损伤的发生风险尚不清楚时，需每 3 天复查 1 次血常规及肝肾功能。为避免交叉感染，建议患者就近到人口密度较小的社区服务中心或一级医院、二级医院进行检查，若出现明显异常，需到就近医院处理并及时与主管医师联系，指导治疗。对于妇科 B 超、CT、MRI 等影像学检查，若非紧急情况或有与疫情相关症状，建议适当推迟检查时间。

四、放疗

放疗是妇科恶性肿瘤综合治疗的重要手段之一，尤其是中晚期子宫颈癌和子宫内膜癌患者，60%～80%的患者在治疗过程中需要接受放疗或同步放化疗。放疗可显著提高肿瘤患者的无瘤生存期和总生存期，新冠肺炎疫情期间安排好恶性肿瘤患者的放疗工作也显得尤为重要。对于在新冠病毒感染病例地区的需要放疗的恶性肿瘤患者，首先建议患者与主治医师密切沟通，评估其自身所患疾病的风险，以及延迟放疗的可能性。如果病情允许，可以适当延迟放疗，待疫情结束后再进一步评估治疗。倘若疾病本身发展迅速，放疗等辅助治疗刻不容缓，则建议联系好非定点医院，安排放疗。

　　总之，妇科恶性肿瘤患者自身抵抗力较差，接受化疗或放疗等综合性辅助治疗过程中，会造成自身免疫力进一步损伤，建议患者劳逸结合，保证休息和睡眠，饮食方面做到健康饮食，荤素搭配，以提高自身免疫力。由于新冠病毒感染主要经呼吸道飞沫传播和密切接触传播，也可能通过粪-口和气溶胶途径进行传播。因此可以通过正确佩戴口罩、勤洗手消毒、疫情期间不出门等方式切断传播途径。此外，尽量保证肿瘤患者不与新冠病毒感染确诊或疑似患者接触，如有条件，尽量保证肿瘤患者具有独立生活空间。若肿瘤患者不幸染上新冠病毒，则需按照各地区关于新冠病毒感染的防治要求及时至定点医院就诊。

（易跃雄　江敬红　张　蔚　彭　翼　刘晓燕）

参 考 文 献

陈烁，黄博，罗丹菊，等，2020. 新型冠状病毒感染孕妇三例临床特点及胎盘病理学分析. 中华病理学杂志，49. [2020-03-02]. http://rs.yiigle.com/yufabiao/1183280.htm.

程民，蒋春海，黄萍，2011. 1012 例生脉注射液不良反应/事件分析. 安徽医药，15（2）：250-225.

丁伟，祝晓璐，王倩，等，2020. 新型冠状病毒肺炎与眼的关系及防护建议. 医学新知，30（2）：29-33.

郭佑民，陈欣，牛刚，等，2020. 新型冠状病毒肺炎影像学诊断指南. 西安：西安交通大学出版社.

国家卫生健康委员会，2020. 新型冠状病毒肺炎诊疗方案（试行第七版）. [2020-03-04]. http://health.people.com.cn/n1/2020/0304/c14739-31616706.html.

何俊美，魏秋华，任哲，等，2020. 在新型冠状病毒肺炎防控中口罩的选择与使用.中国消毒学杂志，37（2）：137-141.

华中科技大学同济医学院附属同济医院儿科学系，湖北省儿童医学中心，2020. 2019-nCoV 病毒感染流行期间儿童分级防控建议. 中国儿童保健杂志，1-11. [2020-03-02].http://kns.cnki. net/kcms/detail/61.1346.R.20200205.1708.002.html.

华中科技大学同济医学院附属协和医院专家小组，2020. 新型冠状病毒感染肺炎重症患者的营养支持及监护建议. 中国医院药学杂志，40（5）：1-5.

姜毅，徐保平，金润铭，等，2020. 儿童新型冠状病毒感染诊断、治疗和预防专家共识（第一版）. 中华实用儿科临床杂志，35（2）：80-85.

雷子乔，史河水，梁波，等，2020. 新型冠状病毒（2019-nCoV）感染的肺炎的影像学检查与感染防控的工作方案. 临床放射学杂志，1-6. [2020-03-02].https://doi.org/10.13437/j.cnki. jcr.20200206.001.

李成修，2017. 科学解读夏季"万能药"藿香正气水. 中国食品，（17）：152.

李凡，徐志凯，黄敏，等，2016. 医学微生物学. 8 版. 北京：人民卫生出版社.

李思聪，冯祥，毕磊，等，2020. 新型冠状病毒肺炎诊疗方案中成药选用分析与药理研究进展. 中药材，1-9.

李晓同，2019.重大自然灾害后心理干预行为教育对策. 灾害学，34（4）：181-184.

李映桃，陈敦金，2009. 妊娠合并肺炎诊治研究进展. 国际妇产科学杂志，36（3）：217-220.

刘茜，王荣，屈国强，等，2020. 新型冠状病毒肺炎死亡尸体系统解剖大体观察报告. 法医学杂志，36（1）：1-3.

刘晓，朱郭婷，胡保红，等，2020. 妊娠合并新型冠状病毒感染管理方案的构建. 护理研究，4：553-557.

刘娅静，陈张兵，尹仁龙，2019. 补气固元方联合盆底康复治疗仪在产妇盆底肌功能康复中的应用. 中国中医药科技，26（5）：791-792.

陆林，王高华，2020. 新型冠状病毒肺炎全民心理健康实例手册. 北京：北京大学医学出版社.

欧阳振波，尹倩，全松，等，2016. 美国妇产科医师学会关于妊娠期及哺乳期影像学检查安全性指南的解读. 现代妇产科进展, 25（9）：712-714.

申昆玲, 尚云晓, 张国成, 等, 2018. α 干扰素在儿科临床合理应用专家共识. 中华实用儿科临床杂志, 33（17）：1301-1308.

沈铿, 马丁, 狄文, 等, 2015. 妇产科学八年制. 3 版. 北京：人民卫生出版社.

史艳侠, 邢镨元, 张俊, 等, 2019. 肿瘤化疗导致的中性粒细胞减少诊治专家共识（2019 年版）. 中国医学前沿杂志（电子版）, 11（12）：86-92.

苏长花, 2019. 产后抑郁症的发病原因及治疗. 实用妇科内分泌电子杂志, 6（19）：15-17.

谭虎, 曾迎春, 贺芳, 等, 2020.《妊娠期与产褥期新型冠状病毒感染专家建议》解读. 实用妇产科杂志, 36（2）：104-107.

王赫然, 王茜, 2020. 新型冠状病毒有关药品和生物制品研究进展. 药学学报, 1-13. [2020-03-02]. http://kns.cnki.net/kcms/detail/11.2163.R.20200226.1702.007.html

吴鸿云, 成晓燕, 刘维韦, 等, 2019. 普拉提训练配合盆底康复治疗对产后盆底康复的影响. 中外医疗, 38（16）：168-170.

杨月欣, 葛可佑, 等, 2019.中国营养科学全书. 2 版. 北京：人民卫生出版社.

詹菁, 刘倩, 张雨竹, 等, 2020. 新型冠状病毒 2019-nCoV 的一些初步认识. 环境化学, 2：1-9.

张伟, 潘纯, 宋青, 2020. 新型冠状病毒肺炎呼吸治疗过程中应关注的问题. 解放军医学杂志, 1-6.

中国疾病预防控制中心新型冠状病毒肺炎应急响应机制流行病学组, 2020. 新型冠状病毒肺炎流行病学特征分析. 中华流行病学杂志, 41（2）：145-151.

中国新生儿复苏项目专家组, 2018. 国际新生儿复苏教程更新及中国实施意见. 中华围产医学杂志, 21（2）：73-80.

中国医师协会妇产科分会母胎医师专业委员会, 中华医学会妇产科分会产科学组, 中华医学会围产医学分会, 等, 2020. 妊娠期与产褥期新型冠状病毒感染专家建议. 中华围产医学杂志, 23（2）：73-79.

中国医师协会新生儿科医师分会, 中国妇幼保健协会新生儿保健专业委员会, 中华医学会围产医学分会, 等, 2020. 新生儿 2019 新型冠状病毒感染防控专家建议.中华围产医学杂志, 23（2）：80-84.

中国营养学会, 膳食指南修订专家委员会妇幼人群膳食指南修订专家工作组, 2016. 2016 哺乳期妇女膳食指南. 中华围产医学杂志, 19（10）：721-726.

中国营养学会, 膳食指南修订专家委员会妇幼人群膳食指南修订专家工作组, 2016.孕期妇女膳食指南. 中华围产医学杂志, 19（09）：641-648.

中国营养学会, 2016. 中国居民膳食指南（2016）. 北京：人民卫生出版社.

中国营养学会妇幼营养分会, 2016. 中国妇幼人群膳食指南（2016）. 北京：人民卫生出版社.

中华医学会儿科学分会, 中华儿科杂志编辑委员会, 2020. 儿童 2019 新型冠状病毒感染的诊断与防治建议（试行第一版）. 中华儿科杂志, 58（3）：169-174.

中华医学会妇产科学分会产科学组, 2018. 孕前和孕期保健指南（2018）. 中华围产医学杂志, 21（3）：145-152.

中华医学会计划生育学分会, 2020. 新型冠状病毒肺炎疫情下终止早期妊娠的专家指导建议. 中华生殖与避孕杂志, 40.

中华医学会心血管病学分会心力衰竭学组, 中国医师协会心力衰竭专业委员会, 中华心血管病杂志编辑委员会，2018. 2018 中国心力衰竭诊断和治疗指南. 中华心血管病杂志，46（10）：760-789.

左双燕，陈玉华，曾翠，等，2020. 各国口罩应用范围及相关标准介绍. 中国感染控制杂志，19（9）：99-106.

Brites C, Nobrega I, Luz E, et al, 2018. Raltegravir versus lopinavir/ritonavir for treatment of HIV-infected late-presenting pregnant women.HIV Clin Trials, 19: 94-100.

Chen HJ, Guo JJ, Wang C, et al, 2020. Clinical characteristics and intrauterine vertical transmission potential of COVID-19 infection in nine pregnant women: a retrospective review of medical records.The Lancet, doi.org/10.1016/S0140-6736(20)30360-31.

Chen N, Zhou M, Dong X, et al, 2020. Epidemiological and clinical characteristics of 99 cases of 2019 novel coronavirus pneumonia in Wuhan, China: a descriptive study. Lancet, 395(10223): 507-513.

Chen Y, Liu Q, Guo D, 2020. Emerging coronaviruses: genome structure, replication, and pathogenesis. J Med Virol, 92(4): 418-423.

Colebunders RL, Cannon RO, 2015. Large-scale convalescent blood and plasma transfusion therapy for Ebola virus disease.J Infect Dis, 211: 1208-1210.

Guo W, Ni Z, Hu Y, et al, 2020. Clinical characteristics of 2019 novel coronavirus infection in China.BMJ, 9.

Hahn-Holbrook J, Cornwell-Hinrichs T, Anaya I, 2018. Economic and Health Predictors of National Postpartum Depression Prevalence: A Systematic Review, Meta-analysis, and Meta-Regression of 291 Studies from 56 countries.Front Psychiatry, 8: 248.

Hijano DR, Siefker DT, Shrestha B, et al, 2018. Type I interferon potentiates IgA immunity to Respiratory Syncytial Virus infection during infancy.Sci Rep, 8(1): 11034.

Hu B, Zeng LP, Yang XL, et al, 2017. Discovery of a rich gene pool of bat SARS-related coronaviruses provides new insights into the origin of SARS coronavirus.PLoS Pathog, 13(11): e1006698.

Huang C, Wang Y, Li X, et al, 2020. Clinical features of patients infected with 2019 novel coronavirus in Wuhan, China.Lancet, 395(10223): 497-506.

International Committee on Taxonomy of Viruses, 2020. Naming the 2019 coronavirus. [2020-03-03]. https://talk.ictvonline.org/.

Jiang S, Shi ZL, 2020. The first disease x is caused by a highly transmissible acute respiratory syndrome coronavirus.Virol Sin, 14.

King AMQ, Adams MJ, Carstens EB, et al, 1995. Virus taxonomy: ninth report of the international committee on taxonomy of viruses.Arch Virol, 140(2): 391-392.

Lu R, Zhao X, Li J, et al, 2020. Genomic characterisation and epidemiology of 2019 novel coronavirus: implications for virus origins and receptor binding. Lancet, 395(10224): 565-574.

Manni ML, Mandalapu S, McHugh KJ, et al, 2016. Molecular mechanisms of airway hyperresponsiveness in a murine model of steroid-resistant airway inflammation.J Immunol, 196(3): 963-977.

Mc Lachlan JA, 2016. Environmental signaling: from environmental estrogens to endocrine-disrupting chemicals and beyond. Andrology, 4(4): 684-694.

Sakai K, Ueda A, Hasegawa M, 2018. Efficacy and safety of interferon alpha for essential thrombo-cythemia during pregnancy: two cases and a literature review.Int J Hematol, 108: 203-207.

Schwartz DA, Graham AL, 2020. Potential maternal and infant outcomes from (Wuhan)coronavirus 2019-nCoV infecting pregnant women: lessons from SARS, MERS, and other human coronavirus infections.Viruses, 12(2), e194.

Shakya M, Ahmed SA, Davenport KW, et al, 2020. Standardized phylogenetic and molecular evolu-tionary analysis applied to species across the microbial tree of life. Sci Rep, 10(1): 1723.

Tian SF, Hu WD, Niu L, et al, 2020. Pulmonary pathology of early phase SARS-COV-2 pneumonia. J Thorac Oncol, Feb 27 [Online ahead of print], doi: 10.1016/j.jtho.2020.02.010.

Walker PJ, Siddell SG, Lefkowitz EJ, et al, 2019. Changes to virus taxonomy and the International Code of Virus Classification and Nomenclature ratified by the International Committee on Tax-onomy of Viruses(2019). Arch Virol, 164(9): 2417-2429.

Wang BX, Fish EN, 2019. Global virus outbreaks: Interferons as 1st responder.Semin Immunol, 43: 101300.

Wang D, Hu B, Hu C, et al, 2020. Clinical characteristics of 138 hospitalized patients with 2019 nov-el coronavirus–infected pneumonia in Wuhan, China. JAMA, 7.

World Health Organization, 2020. Clinical management of severe acute respiratory infection when novel coronavirus (nCoV)infection is suspected, 28.

Wrapp D, Wang N, Corbett KS, et al, 2020. Cryo-EM structure of the 2019-nCoV spike in the pre-fusion conformation.Science, pii: eabb2507.

Wu F, Zhao S, Yu B, et al, 2020. A new coronavirus associated with human respiratory disease in China. Nature, 580(7803): E7.

Xia J, Tong J, Liu M, et al, 2020. Evaluation of coronavirus in tears and conjunctival secretions of patients with SARS-CoV-2 infection. J Med Virol, doi: 10. 1002/jmv. 25725.

Xu X, Chen P, Wang J, et al, 2020. Evolution of the novel coronavirus from the ongoing Wuhan out-break and modeling of its spike protein for risk of human transmission. Sci China Life Sci, 63(3): 457-460.

Xu Z, Shi L, Wang YJ, et al, 2020. Pathological findings of COVID-19 associated with acute respira-tory distress syndrome. Lancet Respir Med, 8(4): 420-422.

Yang Y, Mao J, Ye Z, et al, 2018. Determinants of sleep quality among pregnant women in China: a cross sectional survey. J Matern Fetal Neonatal Med, 31(22): 2980-2985.

Zheng Q, Duan T, Jin L, et al, 2020. Single-cell RNA expression profiling of ACE2 and AXL in the human maternal–fetal interface. Reprod Develop Med, 18.

Zhou P, Yang XL, Wang XG, et al, 2020. A pneumonia outbreak associated with a new coronavirus of probable bat origin.Nature, 579(7798): 270-273.